国家卫生健康委员会"十三五"规划教材
全国高职高专学校教材

供口腔医学专业用

口腔正畸学

第4版

主　　编　左艳萍　杜礼安

副 主 编　易建国　史建陆　胡景团

编　　者（以姓氏笔画为序）

左艳萍　河北医科大学

卢嘉静　泰州职业技术学院

史建陆　厦门医学院

刘　昕　河北医科大学

刘　彦　昆明医科大学

许潍于　福建医科大学

杜礼安　唐山职业技术学院

李　罡　长治医学院

何　冰　广州卫生职业技术学院

陈　慧　黑龙江护理高等专科学校

陈娟娟　唐山职业技术学院

苑迎娇　皖南医学院

易建国　湖南医药学院

赵洪波　山西医科大学

胡景团　河南护理职业学院

编写秘书　刘　昕

人民卫生出版社
·北京·

图书在版编目（CIP）数据

口腔正畸学 / 左艳萍，杜礼安主编 . —4 版 . —北京：人民卫生出版社，2021.10（2024.10重印）

"十三五"全国高职高专口腔医学和口腔医学技术专业规划教材

ISBN 978-7-117-31478-7

Ⅰ. ①口… Ⅱ. ①左… ②杜… Ⅲ. ①口腔正畸学－高等职业教育－教材 Ⅳ. ①R783.5

中国版本图书馆 CIP 数据核字（2021）第 074838 号

人卫智网	www.ipmph.com	医学教育、学术、考试、健康，购书智慧智能综合服务平台
人卫官网	www.pmph.com	人卫官方资讯发布平台

口腔正畸学
Kouqiang Zhengjixue
第 4 版

主　　编：左艳萍　杜礼安
出版发行：人民卫生出版社（中继线 010-59780011）
地　　址：北京市朝阳区潘家园南里 19 号
邮　　编：100021
E - mail：pmph @ pmph.com
购书热线：010-59787592　010-59787584　010-65264830
印　　刷：北京盛通印刷股份有限公司
经　　销：新华书店
开　　本：787×1092　1/16　　印张：14
字　　数：341 千字
版　　次：2003 年 7 月第 1 版　　2021 年 10 月第 4 版
印　　次：2024 年 10 月第 8 次印刷
标准书号：ISBN 978-7-117-31478-7
定　　价：45.00 元

打击盗版举报电话：010-59787491　E-mail：WQ @ pmph.com
质量问题联系电话：010-59787234　E-mail：zhiliang @ pmph.com

出 版 说 明

为了培养合格的口腔医学和口腔医学技术专业人才,人民卫生出版社在卫生部(现国家卫生健康委员会)、教育部的领导支持下,在全国高职高专口腔医学和口腔医学技术专业教材建设评审委员会的指导组织下,2003年出版了第一轮全国高职高专口腔医学和口腔医学技术专业教材,并于2009年、2015年分别推出第二轮、第三轮本套教材,现隆重推出第四轮全国高职高专口腔医学和口腔医学技术专业教材。

本套教材出版近20年来,在我国几代具有丰富临床和教学经验、有高度责任感和敬业精神的专家学者与人民卫生出版社的共同努力下,我国高职高专口腔医学和口腔医学技术专业教材实现了从无到有、从有到精和传承创新,教材品种不断丰富,内容结构不断优化,纸数融合不断创新,形成了遵循职教规律、代表职教水平、体现职教特色、符合培养目标的立体化教材体系,在我国高职高专口腔医学和口腔医学技术专业教育中得到了广泛使用和高度认可,为人才培养做出了巨大贡献,并通过教材的创新建设和高质量发展,推动了我国高职高专口腔医学和口腔医学技术教育的改革和发展。本套教材第三轮的13种教材中有6种被评为教育部“十二五”职业教育国家规划立项教材,全套13种为国家卫生和计划生育委员会“十二五”规划教材,成为我国职业教育重要的精品教材之一。

教材建设是事关未来的战略工程、基础工程,教材体现了党和国家的意志。人民卫生出版社紧紧抓住深化医教协同全面推动医学教育综合改革的历史发展机遇期,以规划教材创新建设,全面推进国家级规划教材建设工作,服务于医改和教改。为贯彻落实《医药卫生中长期人才发展规划(2011—2020年)》《国务院关于加快发展现代职业教育的决定》等文件精神要求,人民卫生出版社于2018年就开始启动第四轮高职高专口腔医学和口腔医学技术专业教材的修订工作,通过近1年的全国范围调研、论证和研讨,形成了第四轮教材修订共识,组织了来自全国25个省(自治区、直辖市)共计52所院校及义齿加工相关企业的200余位专家于2020年完成了第四轮全国高职高专口腔医学和口腔医学技术专业教材的编写和出版工作。

本套教材在坚持教育部职业教育“五个对接”的基础上,进一步突出口腔医学和口腔医学技术专业教育和医学教育的“五个对接”:和人对接,体现以人为本;和社会对接;和临床过程对接,实现“早临床、多临床、反复临床”;和先进技术与手段对接;和行业准入对接。注重提高学生的职业素养和实际工作能力,使学生毕业后能独立、正确处理与专业相关的临床常见实际问题。

本套教材修订特点：

1. 国家规划 教材编写修订工作是在国家卫生健康委员会、教育部的领导和支持下，由全国高等医药教材建设研究学组规划，全国高职高专口腔医学和口腔医学技术专业教材建设评审委员会审定，全国高职高专口腔医学和口腔医学技术专业教学一线的专家学者编写，人民卫生出版社高质量出版。

2. 课程优化 教材编写修订工作着力健全课程体系、完善课程结构、优化教材门类，本轮修订首次将口腔医学专业教材和口腔医学技术专业教材分两个体系进行规划编写，并新增了《口腔基础医学概要》《口腔修复工艺材料学》《口腔疾病概要》3 种教材，全套教材品种增至 17 种，进一步提高了教材的思想性、科学性、先进性、启发性、适用性（"五性"）。本轮 2 套教材目录详见附件一。

3. 体现特色 随着我国医药卫生事业和卫生职业教育事业的快速发展，高职高专医学生的培养目标、方法和内容有了新的变化，修订紧紧围绕专业培养目标，结合我国专业特点，吸收新内容，突出专业特色，注重整体优化，以"三基"（基础理论、基本知识、基本技能）为基础强调技能培养，以"五性"为重点突出适用性，以岗位为导向、以就业为目标、以技能为核心、以服务为宗旨，充分体现职业教育特色。

4. 符合规律 在教材编写体裁上注重职业教育学生的特点，内容与形式简洁、活泼；与职业岗位需求对接，鼓励教学创新和改革；兼顾我国多数地区的需求，扩大参编院校范围，推进产教融合、校企合作、工学结合，努力打造有广泛影响力的高职高专口腔医学和口腔医学技术专业精品教材，推动职业教育的发展。

5. 创新融合 为满足教学资源的多样化，实现教材系列化、立体化建设，本套教材以融合教材形式出版，纸质教材中包含实训教程。同时，将更多图片、PPT 以及大量动画、习题、视频等多媒体资源，以二维码形式印在纸质教材中，扫描二维码后，老师及学生可随时在手机或电脑端观看优质的配套网络资源，紧追"互联网 +"时代特点。

6. 职教精品 为体现口腔医学和口腔医学技术实践和动手特色，激发学生学习和操作兴趣，本套教材将双色线条图、流程图或彩色病例照片以活泼的版面形式精美印刷。

为进一步提高教材质量，请各位读者将您对教材的宝贵意见和建议**发至"人卫口腔"微信公众号（具体方法见附件二）**，以便我们及时勘误，同时为下一轮教材修订奠定基础。衷心感谢您对我国口腔医学高职高专教育工作的关心和支持。

人民卫生出版社
2020 年 5 月

附件一　本轮口腔医学和口腔医学技术专业 2 套教材目录

口腔医学专业用教材（共 10 种）	口腔医学技术专业用教材（共 9 种）
《口腔设备学》（第 2 版）	《口腔设备学》（第 2 版）
《口腔医学美学》（第 4 版）	《口腔医学美学》（第 4 版）
《口腔解剖生理学》（第 4 版）	《口腔基础医学概要》
《口腔组织病理学》（第 4 版）	《口腔修复工艺材料学》
《口腔预防医学》（第 4 版）	《口腔疾病概要》
《口腔内科学》（第 4 版）	《口腔固定修复工艺技术》（第 4 版）
《口腔颌面外科学》（第 4 版）	《可摘局部义齿修复工艺技术》（第 4 版）
《口腔修复学》（第 4 版）	《全口义齿工艺技术》（第 4 版）
《口腔正畸学》（第 4 版）	《口腔工艺管理》（第 2 版）
《口腔材料学》（第 4 版）	

附件二　"人卫口腔"微信公众号

"人卫口腔"是人民卫生出版社口腔专业出版的官方公众号，将及时推出人卫口腔专培、住培、研究生、本科、高职、中职近百种规划教材、配套教材、创新教材和 200 余种学术专著、指南、诊疗常规等最新出版信息。

1. 打开微信，扫描右侧"人卫口腔"二维码并关注"人卫口腔"微信公众号。
2. 请留言反馈您的宝贵意见和建议。

注意：留言请标注"口腔教材反馈 + 教材名称 + 版次"，谢谢您的支持！

第三届全国高职高专口腔医学和口腔医学技术专业教材建设评审委员会名单

主 任 委 员 马　莉　唐山职业技术学院

副主任委员 于海洋　四川大学　　　　　　　　胡砚平　厦门医学院

口腔医学组

组　　　长 胡砚平　厦门医学院

委　　　员（以姓氏笔画为序）

马永臻　山东医学高等专科学校　　　李水根　厦门医学院

马惠萍　开封大学　　　　　　　　　李晓军　浙江大学

王　荃　昆明医科大学　　　　　　　宋晓陵　南京医科大学

左艳萍　河北医科大学　　　　　　　张清彬　广州医科大学

吕俊峰　苏州卫生职业技术学院　　　赵信义　空军军医大学

杜礼安　唐山职业技术学院　　　　　顾长明　唐山职业技术学院

李　月　深圳职业技术学院　　　　　麻健丰　温州医科大学

口腔医学技术组

组　　　长 于海洋　四川大学

委　　　员（以姓氏笔画为序）

马玉宏　黑龙江护理高等专科学校　　项　涛　四川大学

吕广辉　赤峰学院　　　　　　　　　赵　军　日进齿科材料（昆山）

任　旭　黑龙江护理高等专科学校　　　　　　　有限公司

杜士民　开封大学　　　　　　　　　胡荣党　温州医科大学

李长义　天津医科大学　　　　　　　葛秋云　河南护理职业学院

李新春　开封大学　　　　　　　　　蒋　菁　唐山职业技术学院

陈凤贞　上海医学高等专科学校　　　潘　灏　苏州卫生职业技术学院

岳　莉　四川大学

秘 书 长 刘红霞　人民卫生出版社

秘　　　书 方　毅　人民卫生出版社　　　查彬煦　人民卫生出版社

前 言

经过紧张的准备和全体参编人员的精心编撰，克服了两轮新冠疫情带来的重重困难，第4版教材终于和大家见面了！

全国高职高专教材《口腔正畸学》（第4版）是在前面几版的基础上修订完成的。前几版教材在我国高职高专口腔医学和口腔医学技术专业教学中得到了广泛的使用和认可。近年来口腔正畸学科一直保持较快的发展速度，《口腔正畸学》教材应该反映本学科成熟的新内容以体现教材的先进性。在充分调研的基础上，第4版《口腔正畸学》对新技术，如种植体支抗、无托槽隐形矫治技术、自锁矫治方法等进行了进一步充实。本版教材在每一章的开头标明学习目标，结尾附加小结和思考题，对学生的学习有一定的指导作用。教材整体尤其实训部分更加倾向于口腔正畸实用技术、技工制作。采用大量图片，通过典型病例介绍矫治技术和矫治程序。教材在结构方面结合数字化时代的要求，在每个章节加入二维码，根据学科的特点设计了一些有助于教学的小栏目，如PPT以及大量动画、习题、视频等多媒体资源，提高学生的学习兴趣，同时利用这种形式把口腔正畸领域成熟的新进展纳入教材，开拓学生的视野。另外，在教材立体化建设方面，如网络增值服务做了一些改进。

在教材修订过程中，得到了各编者所在单位的大力支持，特此致谢。

尽管我们已竭尽全力，仍难免存在错误和缺陷，恳请大家批评指正。

左艳萍　杜礼安

2021年5月

目　录

第一章 绪 论

学习目标

1. 掌握：口腔正畸学、错𬌗畸形、理想正常𬌗、个别正常𬌗等概念。
2. 熟悉：错𬌗畸形的矫治方法、错𬌗畸形的矫治目标。
3. 了解：错𬌗畸形的危害。

　　口腔正畸学（orthodontics）是研究错𬌗畸形（malocclusion）的症状、病因、发病机制、诊断分析、预防和治疗的一门科学。与口腔医学基础、生物学、口腔临床医学、应用材料、材料力学、生物力学及美学等学科有着密切的关系。它是口腔医学的一个重要组成部分。

　　错𬌗畸形是指儿童在生长发育过程中，由先天的遗传因素或后天的环境因素，如疾病、口腔不良习惯、替牙期异常等导致的牙齿、咬合、颌骨、颜面的畸形，如牙齿排列不齐、上下颌牙弓间的𬌗关系异常、颌骨的大小形态位置异常等。这些异常的机制是牙量与骨量、牙齿与颌骨、上下颌牙弓、上下颌骨、颌骨与颜面之间的不协调。世界卫生组织（WTO）把错𬌗畸形定义为"牙面异常"（handicapping dentofacial anomaly）。

　　口腔正畸学的发展是基于人类对错𬌗畸形认识的深入而不断发展的。早在公元前460—公元前 377 年，古希腊的 Hippocrates 论述了牙颌颜面畸形。约在 1900 年前，罗马人 Celsus 教导人们手指推牙齿矫正错位牙，可视为最原始的矫治技术。公元 1728 年，法国医师 Fauchard 开始采用简单的固定矫治器治疗错位牙。公元 1771 年，英国 Lfunter 人出版了第一部包含口腔正畸学科内容的书籍。近代口腔正畸学的发展是在 19 世纪末和 20 世纪初开始的。1808 年 Calalan 使用斜面导板矫治下颌后缩，随后 Kneisel 在 1836 年、Ware 于 1848 年、King-sley 于 1858 年均使用了活动矫治器矫治错𬌗畸形。美国口腔正畸奠基人 Angle 于 1899 年提出了错𬌗畸形分类法，并先后于 1907 年、1912 年、1915 年提出了 E 形弓、钉管弓、带状弓等矫治技术，直至 1928 年发表了有关方丝弓矫治技术理论，为近代口腔正畸学的发展奠定了基础，确定了固定矫治器的矫治体系。但是，Angle 医师提出的矫治体系只是强调牙列关系，忽视了面部的美观。其牙弓决定基骨的理论，即强调保存全副牙齿，通过扩大牙弓而使基骨相适应的方法，在完成矫治后，80% 的患者出现了不同程度的复发。1940 年，Tweed 医师对 Angle 矫治理论加以改进，提出了拔牙矫治方法，诞生了 Tweed 矫治技术。1956 年，澳大利亚的 Begg 医师提出了以差动力作为理论基础的 Begg 细丝弓矫治技术。20 世纪 70 年代，Andrews 医师改良了方丝弓矫治器，发明了预成序列弯曲方丝弓矫治技术，即直丝弓矫治技术，这项技术也是当前临床应用最广泛的矫治技术。近年来舌侧矫治技术、无托槽隐形矫治技术在临床中也得到了越来越广泛的应用。

在固定矫治体系发展的同时，欧洲学者则从生物学角度出发，提出了功能矫治器，用于生长引导。代表性的有 1930 年挪威的 Andresen 和 Houpl 提出的 Activator 功能矫治器，1950 年 Balters 发明的 Bionator 矫治器以及 1960 年德国的 Fränkel 设计的功能矫治器。还有两位正畸医师也作出了杰出的贡献，奥地利的 Schwartz 发明了各种分裂基托式矫治器，英国的 Adams 发明了箭头卡。目前功能矫治器已成为错𬌗畸形矫治技术中的一个重要组成部分。

我国口腔正畸学的发展始于新中国成立后，开始于活动矫治器。以毛燮均、陈华教授等为代表的老一辈开创了我国口腔正畸医学事业，他们在正畸学科建设、矫治技术临床应用、学科人才的培养等方面作出了杰出贡献。毛燮均教授提出了以症状、机制、矫治原则三结合的分类法。在临床矫治技术的应用方面，20 世纪 50 年代至 70 年代初，我国广泛应用的是活动矫治技术，并取得了许多独特经验，如设计了环托式活动矫治器。自改革开放以来，随着国际交流的增加，大量国际上先进的正畸理论和技术被引进，如直丝弓矫治技术、细丝弓矫治技术、功能矫治技术等逐渐在国内广泛开展。

活动矫治器和固定矫治器各有其优缺点，适用范围也有所不同。活动矫治器简单，主要用于替牙期的治疗、儿童或成人个别牙的移动，牙周科及修复科患者的辅助治疗以及固定治疗后的保持。近几年，固定矫治技术发展迅速，直接粘接技术的应用简化了固定矫治技术，给医患均带来了便捷，目前应用广泛。

对错𬌗畸形的矫治标准，经历了从追求"理想正常𬌗（ideal normal occlusion）"到以"个别正常𬌗（individual normal occlusion）"为标准的变化过程。Angle 提出"理想正常𬌗"，即全副牙齿完整，牙齿在上下颌牙弓上排列得十分整齐，上下牙的尖窝关系完全正确，上下颌牙弓的𬌗关系非常理想。事实上这种理想状态非常少见。经过不断探索，Tweed 医师和 Begg 医师提出了拔牙矫治观念。拔牙矫治，虽使患者的牙齿数目少于正常牙数，但通过减数维持了牙弓、颌骨和肌肉之间的生理平衡，获得了较稳定的矫治效果。人群中只有极少数个体𬌗的发育接近理想正常𬌗，而绝大多数个体符合个别正常𬌗的标准，凡轻微的错𬌗畸形，对于生理活动无大妨碍者，都可列入正常𬌗范畴。这种正常范畴内的个体𬌗，彼此之间又有所不同，故称为个别正常𬌗。这符合生物变异的客观规律，故错𬌗畸形的矫治标准是个别正常𬌗。

错𬌗畸形是口腔三大疾病（龋齿、牙周病和错𬌗畸形）之一，呈现出较高的患病率。世界各国关于错𬌗畸形患病率的报道差异甚大，究其原因，可能与种族、地理环境、饮食习惯及制订的调查标准的不同有关。1955 年，北京大学医学院口腔系（现北京大学口腔医学院）毛燮均教授等以理想正常𬌗为标准，调查统计的患病率为 91.20%。国外各国报道的错𬌗畸形的患病率约 28%～90%。1956 年—1960 年，在我国成都、西安、北京、上海四个城市中，虽以个别正常𬌗为标准，但因内容未统一，调查统计结果为 29.33%～48.87% 不等。20 世纪 80 年代以来国内另有几个城市（如天津、福州、广州等）报道的患病率为 39.91%～53.06%。2002 年，傅民魁等以个别正常𬌗为标准，对全国范围内的 25 392 人进行了调查，统计的错𬌗畸形患病率为 67.82%，呈上升趋势。

错𬌗畸形的危害分为局部危害和全身危害。局部危害除了直接影响面容面貌、口腔健康、口腔功能外，还可影响颌面生长发育；全身危害如错𬌗畸形可导致咀嚼功能降低，直接影响消化系统的功能，进而影响到全身健康。此外，错𬌗畸形还可影响容貌美观，可造成患者一定程度的心理和精神障碍。

错𬌗畸形的矫治方法可分为预防矫治、阻断矫治、一般矫治和外科矫治。①预防矫治是指在错𬌗畸形发生之前采取一些预防措施，以去除各种可能造成错𬌗畸形的因素，避免错𬌗畸形的发生；②阻断矫治是指在错𬌗畸形发生的早期，通过简单的方法进行早期矫治，阻断错𬌗畸形向严重的骨骼畸形发展，将𬌗、颌、面的发育导向正常；③一般矫治是口腔正畸临床矫治中最多见的，根据不同牙颌面畸形选用不同类型矫治器。常用的矫治器类型有可摘矫治器、固定矫治器和功能矫治器；④外科矫治是指对生长发育完成后的严重的骨性错𬌗畸形需采用外科手术的方法来矫治，通常由正畸科和颌面外科的医师合作完成，以保证颅颌面畸形及关系均能得到良好的矫治效果。

错𬌗畸形的患者经过矫治后要达到平衡、稳定和美观的矫治目标。

平衡是指𬌗、颌、颅面形态和功能取得新的平衡和协调：①上下颌牙弓排列整齐；②上下颌前牙覆𬌗、覆盖正常；③上下颌牙弓间有正常的𬌗接触关系；④牙弓、颌骨、颅面间关系协调。正畸治疗的结果应是稳定的。稳定的治疗结果与错𬌗的诊断、矫治设计、矫治技术的运用及矫治后的保持都有着密切关系。矫治后的牙体、牙周组织、颞下颌关节等应健康，以获得良好的口颌系统功能。美观是正畸治疗很重要的目标，通过𬌗、颌、面部畸形的矫治，在一定程度上改善了患者的容貌，提高了患者的生活质量。

口腔正畸工作者不但要学习好专业知识和操作技能，还要掌握有关基础知识和相关学科知识，才能对各类错𬌗畸形作出正确的诊断分析，制订出合理的矫治计划，以达到满意的治疗效果。

思考题

1. 什么是错𬌗畸形？
2. 个别正常𬌗与理想正常𬌗的区别？
3. 错𬌗畸形的矫治方法有哪些？

（左艳萍 杜礼安）

第二章 错𬌗畸形的发病机制及病因

1. 掌握：错𬌗畸形的病因分类，常见口腔不良习惯导致的错𬌗畸形的临床表现和机制。
2. 熟悉：牙列与𬌗的发育各阶段的特征、颌面部生长发育的特点。
3. 了解：错𬌗畸形的形成机制、颅面部的生长发育规律。

颅颌面生长发育是机体生长发育的一部分。错𬌗畸形是个体的颅颌面在生长发育过程中，由遗传与环境因素共同作用下出现的发育性畸形。牙列与𬌗的发育可分为乳牙期、替牙期和恒牙期。每颗牙有各自的萌出时间和顺序，其正常与否会影响错𬌗畸形的发生和发展。

错𬌗畸形是多种因素或多种机制共同作用的结果。错𬌗畸形的病因可分为遗传因素和环境因素两大类。错𬌗畸形的遗传因素来源于种族演化和个体发育两个方面。环境因素中的口腔不良习惯和替牙异常是错𬌗畸形的常见病因。

明确错𬌗畸形的病因有利于作出正确的诊疗计划和疗效预测。

第一节 颅面部生长发育的基本知识

一、概述

颅面部的生长发育是指颅、颌、面、𬌗的生长发育，它是口腔正畸学的基础知识。了解和掌握这方面的知识，对错𬌗畸形的早期诊断、预防和估计预后有重要的意义。

生长发育是生物体的基本特征之一。

生长是指活体的组织、器官等在生物学过程中的数量、形态变化，是细胞分裂、细胞增殖和细胞体积增大及间质增加的结果，是可用测量值来表示的量的变化。

发育是指细胞、组织、器官增长的程度。表现为机体组织结构和功能上的分化和完成的过程。生长和发育密切相关，在个体上不能分割，往往同时进行。虽然彼此并非同一概念，两者间在不同时期也是有差别的，但通常是以生长发育的整体概念来论述机体变化的。

生长发育并不是无限连续的，也不是随着年龄均衡增长的。在每一年龄阶段，某一部位快速成长，而另一部位则较缓慢地进行，个体不同部位各自遵循一定的规律生长，有生长的旺盛期和衰减期之分。机体的生长发育时间、速度，既受先天因素的影响，也受营养、疾病、运动等环境的影响，不同个体间存在一定的差异。但总体来说，个体从出生到5、6岁，为生长发育的快速期；儿童时期，生长渐渐变慢；而后女性10岁左右、男性12岁左右进入青春生长发育快速期；女性到14～16岁，男性到16～18岁进入生长发育缓慢期；女性到18～20岁左右，男性到24岁左右发育完成。

颅面部的生长发育是机体生长发育的一部分，既遵循全身生长发育的总规律，又存在特殊性。颅面和全身高度的比例，随着年龄的增长而不断地发生变化（图2-1）。从出生至成熟期，头部生长的比例小于身体其他部分的生长比例。刚出生时，头部约占整个身高的1/4，而成人头部约占整个身高的1/8。颅部和面部在刚出生和成年时的相应比例也是不同的。

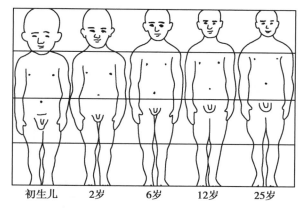

图2-1 从出生至25岁身体各部分比例变化

二、颅面的生长发育

人体颅面部由20块骨骼组成，成年人骨骼并不是婴儿骨骼的扩大或放大，成年人颅面骨骼不仅在体积上，而且在形态上与儿童均存在着差异（图2-2）。

（一）颅部的生长发育

出生后1～2岁颅部生长速度最快，到6岁时其容量完成成人的90%以上，10～12岁时颅部与成人相差很少。颅部前后径的增长，主要是靠颅底软骨生长。但枕骨大孔之前、枕骨基部与蝶骨相连之软骨的生长，比枕骨大孔后部为快，以配合面部向前下的生长。颅部上下径及左右径增大，主要靠颅骨骨缝的生长。出生后许多骨缝及软骨逐渐消失而融合，颌额缝6岁左右才消失。颅部的三维生长虽然同时进行，但不成比例，前后径比上下径及左右径生长速度快。

颅底的生长发育主要由蝶筛软骨结合、蝶骨间软骨结合和蝶枕软骨结合完成。某些因素对颅底软骨结合的生长产生影响时，可出现早期骨化，造成颅底得不到充分的生长发育而停止。在正畸临床上可出现面中部凹陷或上颌后缩形成反𬌗。对软骨结合的生长发育造成严重的影响时，可出现颅部畸形。

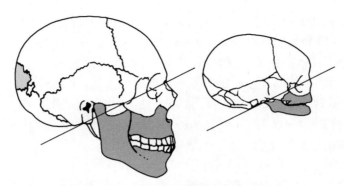

图2-2 出生后儿童与成人颅面对比

（二）上颌骨的生长发育

上颌骨是颌面部骨骼的主要组成部分之一，主要由前颌骨和上颌骨本体两部分组成，是面部中1/3的主要骨性支架。由第一鳃弓的上颌突、侧鼻突和中鼻突共同发育融合而成。

1. 长度的增长　额颌缝、颧颌缝、颧颞缝、翼腭缝沉积骨质可增加上颌骨的长度（图2-3）；唇侧增生新骨，舌侧吸收陈骨使上颌骨长度增加；上颌结节后壁区骨的沉淀，增加上颌骨后部长度；腭骨后缘有新骨增生，以维持后鼻棘的位置，使上颌骨长度增加；随颅中窝的生长发育，上颌、前颅基底、前额、颧骨向前移动，增加了上颌骨的长度（图2-4）。

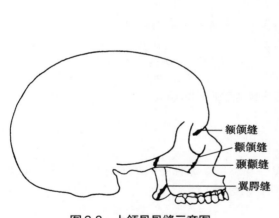

图2-3 上颌骨骨缝示意图

额颌缝
颧颌缝
颧颞缝
翼腭缝

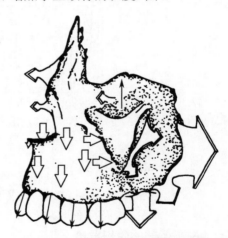

图2-4 上颌骨整体生长发育示意图

2. 宽度的增长　上颌骨两腭突部分的分离移位是上颌骨宽度增长的主要方式；腭中缝之间骨质沉积，使腭部宽度增加；牙槽骨因恒磨牙的生长在颊面增生新骨，使腭盖加宽；在颧颌缝及部分颧骨侧面增生新骨，使上颌宽度增加；乳牙和恒牙在牙槽骨唇舌向的位置变化，使上颌骨宽度增加。

3. 高度的增长　牙槽骨和牙齿垂直向上生长使上颌骨向下生长，增加上颌骨的高度；颅基底及鼻中隔的生长使上颌骨向下向前生长，高度增加；腭盖的表面增生新骨及鼻腔底面吸收陈骨，使腭盖下降。

根据 Enlow 提出的 V 字形原理，上颌牙弓呈向后方 V 字形扩大，内面骨质增生，外面骨质吸收，各自向其敞开的两端生长，从而使上颌牙弓向后方及下方移动，即长度和高度增加。

（三）下颌骨的生长发育

下颌骨是身体中唯一的具有左右联动关节的骨骼，由下颌体、下颌支及牙槽骨三部分组成（图2-5），是面下1/3的主要骨性支架。

1. 下颌骨的三维生长

（1）下颌骨长度的增长以磨牙区最多：下颌骨靠下颌支前缘吸收陈骨和后缘增生新骨而改建，使下颌体延长，提供恒磨牙的萌出位置。下颌骨外侧增生新骨，内侧吸收陈骨，可使下颌体的长度增加，且可使两侧下颌角距离增加而向四周扩大。随上颌牙弓的向前移位，下颌体也随之延长。下颌长度的增长，女孩比男孩早1年左右。

（2）下颌骨宽度的增长主要依靠下颌体部和升支的表面改建：下颌骨的外侧面增生新骨，内侧面吸收陈骨可增加宽度。随着下颌骨向后生长，由于髁突随颞凹同时向侧方生长，可使下颌支宽度增加。

（3）下颌骨高度的增长主要依靠下颌骨髁突向后、向上的生长：下颌支的喙突生长，也使下颌骨的高度增加。下颌体高度的生长主要是靠下颌牙齿萌出时牙槽突的增高及下颌骨的下缘少量增生新骨（图2-5）。

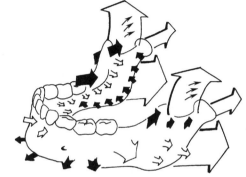

图2-5 下颌骨生长发育示意图

出生后1～1.5岁下颌骨左右两部分的骨融合完成。此后除了髁突有软骨生长外，下颌骨大小的增加，都是由骨膜下的骨表面基质的沉积形成。这种基质的沉积又与肌肉的牵拉、髁突的软骨生长和牙齿的萌出有关。

2. 髁突的生长　髁突是下颌骨生长区域之一，由于软骨的增殖性生长而向后上方移动，形成头部大颈部细的形态，从其额断面看呈V字形。根据V字形原理，髁突的位置按V字形向侧方连续开阔变化。

3. 颏部的生长　颏部在从幼儿到成人的发育中，在颏的基底和牙根尖部附近为骨的增生而突出。颏的上部在尖牙牙槽附近为骨的吸收区，向内侧移动，使颏的外形突显出来。

4. 下颌角的生长　下颌角在生长发育中，可因人种、年龄、性别等有所不同。随年龄递增而变化，例如新生儿下颌角为140°～160°，3岁乳牙建𬌗完成时为130°～140°，12岁时恒牙建𬌗完成时为120°～125°，20岁成年人为125°，而老年时，由于牙齿脱落，牙槽突吸收，下颌角比成年人变得更大（图2-6）。在性别差异上，一般女性比男性下颌角小。

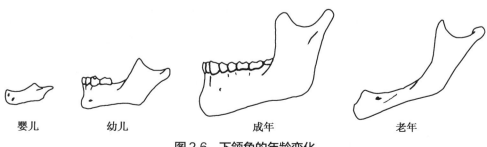

婴儿　　幼儿　　　成年　　　老年

图2-6 下颌角的年龄变化

三、牙列与𬌗的生长发育

（一）𬌗的建立与平衡

1. **𬌗的建立** 𬌗的建立从婴儿第 6～8 个月乳牙萌出时开始，直到第三磨牙萌出时才完成。𬌗正常的建立不仅依赖于牙齿的正常发育、萌出、排列、功能等，还依赖于牙槽骨、颌骨及整个面部、颅部的正常发育以及面颌肌的动力平衡。𬌗的发育还要受到遗传、代谢、营养、内分泌等因素及外界环境的影响。

2. **建𬌗的动力平衡** 颌面部肌肉从不同方向作用于牙弓，使其维持一定的形状，处于平衡状态。

由于上下颌牙齿的长轴微向前方倾斜，颞肌、咬肌、翼内肌等升颌肌群的咀嚼力通过牙齿产生向前的合力，有使牙体向前移动的倾向（图 2-7）。

口轮匝肌、上下唇方肌、颊肌、颏肌、颧肌等使同颌的牙齿经常保持紧密的邻接而相互支持，借助于斜面关系使上下颌牙弓互相稳定，保持一定的形状。

内侧舌体、肌肉的作用，使牙弓扩大；外侧唇颊肌的作用使牙弓向内而限制其扩大，牙弓在内外肌肉的作用下，保持一定的宽度和大小，维持平衡。正常的动力平衡使上下颌牙弓可以适当向前发育，使颌不至于前突或后缩，同时促使牙弓侧向发育。

闭口肌与开口肌的动力平衡对维持牙槽高度的正常发育，起到一定的作用，避免产生深覆𬌗或开𬌗。

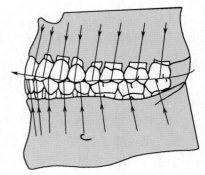

图 2-7 咬合时向前的动力

（二）𬌗的发育

1. **萌牙前期** 20 颗乳牙胚在胚胎期按一定的规律以一定的速率进行分化。新生儿的上、下颌间具有龈垫接触关系，呈弧形，由于变异很大，不能预测恒牙时期的关系。婴儿下颌处于休息状态时，上下龈垫完全分离而无接触，形成一间隙，与恒牙的息止𬌗间隙相似。在出生后 1 年内，上下颌间没有明确的正中颌位，此时下颌只有前后运动，无侧方运动。

2. **乳牙期** 正常的乳牙列萌出一般在出生后 6～8 个月开始，2 年后完成，到 6 岁时恒牙开始萌出止，这段时间称为乳牙时期。乳牙的萌出顺序一般为：下 Ⅰ→上 Ⅰ→下 Ⅱ→上Ⅱ→Ⅳ→Ⅲ→下Ⅴ→上Ⅴ。

正常乳牙形成后也在不断地进行着生长发育的变化，有如下特点：①牙弓呈卵圆形；②乳牙排列紧密，随着儿童的生长发育，上下颌前牙出现大量生理性散在间隙，尤其是上颌乳尖牙的近中和下颌乳尖牙的远中更明显，对后期恒牙列牙齿的排列及𬌗关系的建立有重要的作用；③切缘和𬌗面逐渐出现磨耗现象，前牙长轴前倾，覆𬌗、覆盖浅，切牙可能出现对刃关系；④下颌第二乳磨牙逐渐前移，上下第二乳磨牙远中终末平面关系变为近中阶梯终末平面关系（图 2-8）。

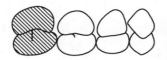 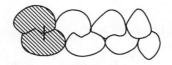

图 2-8 平齐终末平面与近中阶梯终末平面

知识拓展

灵长间隙

乳牙列在形成后，也在不断地进行着生长发育的变化。一般在前牙部分，3～6 岁由于生长发育而出现牙列间隙，但没有固定的类型，一般称为生长间隙。根据最近的研究，也有在乳牙建殆时就出现间隙的，也有始终无间隙的。另一现象是，在上颌乳尖牙的近中和远中出现间隙，一般称为灵长间隙。这是灵长类动物的特征，一般在低级灵长类表现更加显著。

3. 替牙期 从 6～12 岁期间，牙列中乳牙及恒牙并存，从第一磨牙萌出到最后一颗乳牙被替换，这段时间称为混合牙列期，也就是替牙期。恒牙的萌出顺序和时间存在较明显的个体及种族差异。萌出顺序上的差异，往往导致错殆畸形的形成。切牙替换时，牙弓前段出现间隙，该间隙可为恒牙的排齐、磨牙关系的调整提供必要的空间。该期的关系变异很大，可能会出现暂时性错殆。

知识拓展

丑小牙阶段

一种常见情况是儿童上颌正中两颗门牙长出后，向两旁分开呈八字形，中间出现一条缝隙，这个情况称为丑小牙阶段。这只是一个过渡期，在正常情况下，当两旁的牙齿长出后，缝隙便会自然消失。但应排除额外牙及上唇系带过低等因素。

4. 恒牙期 临床上，乳牙全部脱落开始到第二磨牙完成建殆的这段时间，为恒牙列早期阶段，约 12～14 岁。这个时期是儿童生长发育的高峰期，颌骨可塑性强，是正畸治疗的理想时期。此时上下颌前牙的关系应该是下颌中切牙的切缘咬于上颌切牙的腭面的切 1/3 与中 1/3 交接处，上颌尖牙咬在下颌尖牙远中及第一前磨牙的近中。上颌第一磨牙的近中舌尖咬在下颌第一磨牙的中央窝。上下颌牙的接触关系，除上颌第三磨牙和下颌中切牙与对颌的一颗牙齿接触外，其余上下颌牙均与 2 颗对颌牙相接触。恒牙的萌出和钙化过程女孩早于男孩，腭中缝的关闭女孩却晚于男孩。

第二节 错殆畸形的形成机制

错殆畸形形成的机制是错综复杂、相互关联的，可能是一种因素，也可能是多种因素共同作用的结果。这些因素只要有足够的作用强度和作用时间，就有可能通过对口腔颌面部的骨骼、肌肉组织和牙齿发生作用，而导致错殆畸形的形成。

一、错殆畸形形成的牙因素

牙齿的数目、形态、大小、位置、萌出顺序的异常及替牙障碍等都会影响到殆关系。牙因素引起的错𬌗可表现在牙弓内，也可表现在牙弓关系上。牙量与骨量不协调是现代人类咀嚼器官的重要特征。当牙冠体积过大或牙齿数目过多或颌骨发育不足时，牙量相对大于骨量，牙弓内出现拥挤，可导致牙齿的重叠、错位、阻生及牙齿的异位萌出。而这种由于拥挤而发生的牙齿位置和萌出方向的改变，会进一步导致𬌗关系的紊乱。当牙冠体积过小或颌骨发育相对过度或牙齿异常缺失及其他替牙期的异常，会使牙量相对小于骨量，牙弓内会存在间隙，使牙位及𬌗关系受到影响。

二、错𬌗畸形形成的肌因素

舌肌、面肌和咀嚼肌对引导牙齿进入最后位置，并稳定在这一位置起着重要作用，这些肌肉的形态和功能变异将影响牙齿的位置和𬌗关系。唇在垂直高度的变异以及在近远中方向的异常，不但会影响切牙位置及其倾斜度，而且会对牙弓的近远中关系产生影响。牙弓处于舌肌与唇颊肌之间，牙弓的排列和形态受其内外动力平衡的影响。如果牙弓内外肌动力平衡被破坏，则牙冠的位置、𬌗的形态会发生改变。

三、错𬌗畸形形成的骨骼因素

颌骨由基骨和牙槽骨组成。牙齿是否能够排列整齐，上下颌牙弓是否能形成正常的关系，很大程度上取决于基骨的发育情况。一切影响骨骼发育的因素，包括遗传因素和环境因素，都直接或间接地对𬌗的特征起决定性作用。颌骨的大小、上下颌骨之间的关系、颌骨与颅底间的关系确定了牙齿萌出之前的位置和萌出后牙根的位置。牙弓及牙槽骨的关系应与基骨关系相匹配。如果基骨宽大，牙槽骨相应也大，就会出现牙间隙；基骨窄小，牙槽骨相应也小，就会出现牙齿拥挤错位。上下颌基骨关系不协调，会引起颌弓、牙弓的关系不协调，也会导致错𬌗畸形的发生。

第三节 错𬌗畸形的病因

错𬌗畸形的病因分为遗传因素和环境因素两大类。这两类因素最终通过影响牙列、颌面部骨骼、神经肌肉和软组织的发生、生长和发育过程，从而导致错𬌗畸形的形成。但对于具体的某一类错𬌗畸形而言，遗传因素和环境因素所表现的形式和强度各有不同。人类学和遗传学的研究表明，错𬌗畸形常表现出家族遗传倾向，无明显的遗传方式，受遗传因素和环境因素的双重影响，即表现为多基因遗传。研究错𬌗畸形的病因，对于错𬌗畸形的矫治设计和判断预后具有重要价值。

一、遗传因素

（一）种族演化

在漫长的人类进化史上，由于生存环境的改变，人类的咀嚼器官逐渐退化，出现错𬌗畸形从无到有，从少到多，从轻到重的现象。据考古资料及错𬌗的调查统计资料表明，公元前 80 万年前—公元前 50 万年前的古人头骨上，未发现错𬌗；公元前 10 万年前尼安德特人头骨上有轻微错𬌗；殷墟人错𬌗占 28%；而现代人类错𬌗约占 67%。错𬌗畸形是人类在数十万年的种族进化中，由于环境变迁、食物结构变化等造成的咀嚼器官不平衡退化的结果。其机制如下：

1. 人类基本行动姿势的改变　由于环境的变化，原始人类由森林地带迁往平原，基本行动姿势从爬行逐渐过渡到直立行走，躯体重心发生改变，支持头部的颈背肌逐渐减弱，为适应头部平衡，颌骨逐渐退化缩小，而颅骨因脑量的增大而逐渐扩大，随着人类的进化，演化成现代人颅面外形。

2. 食物性状的改变　人类开始认识并利用火之后，食物的性状发生了改变：由生到熟，由粗到细，由硬到软。咀嚼器官受到的功能刺激日渐减弱，发育潜力受到削弱，因而产生咀嚼器官退化性缩小的遗传倾向。

3. 咀嚼器官的不平衡退化　在人类咀嚼器官的退化过程中，呈现出不平衡退化的现象，肌肉退缩最明显，颌骨次之，牙齿再次之。研究者发现，现代人下颌切牙区下颌骨宽度比古代人减少 50%，下颌升支宽度减少 40%，下颌体长度减少 30%，而牙齿体积仅减少5%～10%。可见牙量的退化程度明显小于骨量的退化程度，从而导致牙量、骨量不调，造成现代人类牙齿的拥挤错位。

（二）个体发育

从个体发育的角度来看，现代人中只有少数人的牙齿排列比较整齐，上下颌牙齿的咬合关系在正常范围内，而多数人都有不同程度的错𬌗畸形，这与双亲的遗传有关。双亲的错𬌗畸形遗传给子女，子女的颌面形态像父母，这是表现在颌面部常见的遗传现象。但有的子女并不完全像父母，这与变异和环境有关。

咀嚼器官以退化性性状的遗传占优势。研究者发现，若父亲的上颌牙弓宽大，母亲的上颌牙弓狭窄，则子女的上颌牙弓多与母亲相似；反之，若父亲的上颌牙弓狭窄，母亲的上颌牙弓宽大，则子女的上颌牙弓多与父亲相似。若父母一方或双方有小下颌发育者，则小下颌的遗传甚为明显；父母一方或双方下颌发育较大时，则大下颌的遗传趋势较小。

遗传因素在错𬌗畸形的病因中占比重较高，有资料显示：我国错𬌗畸形的遗传因素约占错𬌗畸形病因的 29.4%。常见的遗传性错𬌗畸形有颜面不对称、牙间隙、牙齿拥挤、上颌中切牙扭转、牙齿数目异常、牙齿形态异常、牙齿萌出时间异常、下颌前突、上颌前突、双颌前突、下颌后缩、牙弓狭窄、腭盖高拱、深覆𬌗和深覆盖等。

遗传性错𬌗畸形矫治比较困难，应尽早进行，选用适宜的矫治器，坚持随访，适当延长矫治结束后保持的时间，必要时配合成年后的外科矫治，才能收到较好的矫治效果。

二、环境因素

环境因素分为先天因素和后天因素，两者相互联系，不能截然分开。

（一）先天因素

从受孕后直到胎儿出生前，任何可以导致错𬌗畸形发生的各种发育、营养、疾病、外伤等原因，都称为先天因素。这种牙颌的异常发育虽然表现出先天性，但并不一定具有遗传性。

1. 母体因素　母亲妊娠时的状态，影响着胎儿的发育。母体的营养不良、代谢失调，导致胎儿生长发育所必需的钙、磷、铁等矿物质以及维生素 B、C、D 等缺乏，可造成胎儿发育不良或发育异常；妊娠初期母亲患风疹、梅毒及其他传染病可影响胎儿骨的钙化，导致牙齿的发育和萌出异常；母亲在妊娠期间发生内分泌功能失调也可影响胎儿发育，如肾上腺皮质激素的增多，可导致腭裂的出现；母体受到大剂量的放射线照射，也可引起胎儿的发育畸形。

2. 胎儿因素 在胎儿发育早期，其内分泌腺已参与本身新陈代谢的调节，如果胎儿的内分泌功能失调，可能造成先天发育异常而出现畸形；胎儿在子宫内的生长发育环境出现异常，如羊水压力失常、胎位不正、脐带缠绕等都可使颜面部受到异常外力的作用，引起发育受阻或两侧发育不对称，特别是子宫狭窄、羊水较少，对胎儿的影响更明显。

3. 常见的发育障碍及缺陷

（1）牙齿数目异常：牙齿数目异常可表现为额外牙和先天性缺失牙。

额外牙（又称多生牙）即牙齿数目超出正常范围，一颗或多颗，可单独或成对发生。额外牙可出现在牙弓的任何部位，常见于上颌中切牙之间，呈锥形。位于侧切牙或前磨牙区域的额外牙，有时与邻牙形状相似，难以区别。有的额外牙长期不萌，埋藏在颌骨内或阻生。额外牙占据了恒牙的位置，常引起恒牙的错位萌出或阻生，造成牙列拥挤或产生间隙。

先天性缺失牙常见于恒牙列，其发生率依次为第三磨牙、下颌切牙、上颌第二前磨牙、下颌第二前磨牙及上颌侧切牙，也有先天性牙列缺失者，但较为罕见。缺失牙影响到牙齿的位置和颌骨的生长，牙列中出现散在间隙，严重时使上下颌牙弓颌骨不协调，影响功能和美观。

（2）牙齿大小形态异常：牙齿巨大，多见于上颌中切牙和侧切牙，颌骨相对小，形成上颌前牙前突或拥挤；牙齿过小，多见于上颌侧切牙，颌骨相对大，形成牙间隙。牙齿形态异常最常见于切牙和尖牙，呈圆锥形。此外，可见一些因缺陷引起的形态异常，如牙釉质缺损及发育不全、牙瘤、融合牙等，均可造成错拾畸形。

（3）舌形态异常：舌的形态、功能与牙弓大小及形态紧密相关。巨舌症患者由于巨大舌体的压力，可使牙弓扩大，尤其是下颌牙弓扩大明显，出现牙列间隙，下颌前牙被推向前形成反拾，舌体停留在上下颌牙齿之间形成开拾。小舌症患者舌体过小，因不能构成对牙弓的正常功能压力，而形成牙弓狭窄及牙列拥挤。

（4）唇系带异常：上唇系带位于口腔前庭牙槽嵴唇侧中线上，由结缔组织构成。婴幼儿时，唇系带较宽，附丽低，随着牙齿的萌出，牙槽嵴增高，系带纤维束逐渐萎缩，变薄变窄，通常到 10～12 岁时，附着在距离两中切牙间龈缘上方约 3mm 处。若唇系带不能自行萎缩，纤维束仍然存在，则可造成上颌中切牙间间隙。

（5）唇裂和腭裂：唇裂和腭裂既与遗传因素有关，也与出生前的环境因素有关。动物实验证实，母体缺乏核黄素时，可发生下颌短小或腭裂；某些传染病及子宫内损伤，也可引起唇裂或腭裂。腭裂常合并上颌前牙区的严重错拾，如侧切牙先天性缺失，中切牙或尖牙的易位、埋伏等，由于裂隙的存在，可使上颌骨发育不足，上颌牙弓狭窄或后缩，出现前牙或后牙反拾。

（二）后天因素

个体出生后，尤其是在儿童时期，身体内外的多种因素会影响牙、颌、面软硬组织的生长发育，引发错拾畸形。

1. 全身性疾病

（1）某些急性及慢性疾病：一些急性传染病，如麻疹、水痘、猩红热等，由于伴发高热，可影响正常的牙齿钙化过程，造成牙釉质发育不全，甚至影响颌骨的正常发育；一些慢性消耗性疾病，如消化不良、胃肠炎、结核病等，能降低食物的同化作用，破坏机体的营养状况，妨碍颌骨的生长发育和牙齿的萌出替换，造成错𬌗畸形。

（2）内分泌功能紊乱：在内分泌腺体中，垂体和甲状腺与错𬌗畸形的发生关系密切。

垂体是直接调节生长发育的内分泌腺，在发育期，垂体功能不足，可引起侏儒症，患儿骨骼发育明显迟缓，下颌骨较小，牙弓狭窄，腭盖高拱；牙齿萌出迟缓，乳牙根吸收缓慢，乳牙滞留；恒牙发育迟缓，髓腔及根尖孔大，牙体小而变色，牙根短小，牙槽骨发育不全。垂体功能亢进如发生在骨骺融合之前，全身各部都过度生长，形成巨人症；如发生在骨骺融合之后，可引起肢端肥大症，患者呈特殊面貌，前额、颧骨及下颌前突，上下牙弓发生错位，严重者可能成为全牙弓反𬌗，舌体过大而出现牙间隙，牙齿萌出过早，呈灰黄色，恒牙牙根吸收。

甲状腺功能不足时，患者骨骼的生长迟缓，呈伸舌样痴呆，牙弓狭窄，腭盖高拱，下颌发育不足；牙齿拥挤错位，牙齿萌出迟缓，萌出次序紊乱，乳牙滞留，恒牙根吸收，牙齿发育不良，牙槽骨钙化不全。甲状腺功能亢进时，乳牙、恒牙均早萌，乳牙根吸收缓慢，乳牙滞留，牙齿呈青白色。

（3）营养不良：维生素、矿物质等营养成分摄入不足或吸收障碍都可以导致营养不良，影响儿童的身体生长，包括颌面的正常发育。维生素 A 缺乏可引起牙齿萌出迟缓，牙体发育不良。维生素 B 缺乏可使牙齿、颌面生长停滞，牙槽嵴萎缩。单纯维生素 B_2 缺乏后代可能发生腭裂。严重的维生素 C 缺乏可引起维生素 C 缺乏病（坏血病），导致牙龈水肿、充血、出血，牙体发育不良，成牙本质细胞退化。维生素 D 缺乏可使钙磷代谢失常，引起佝偻病，在颌面部可表现为上颌骨狭窄，腭盖高拱，上颌前牙拥挤、前突，开𬌗及乳牙、恒牙萌出迟缓等。

2. 口腔及其周围器官的功能因素

（1）吮吸功能异常：婴儿出生时其下颌处于远中位置，借助哺乳时的吮吸动作来调整。若为母乳喂养，能给下颌以适当的刺激，使下颌从远中向前调至中性位置。若是人工喂养，可由于奶瓶位置及喂养姿势不正确，或是橡皮奶头孔大小不适，使婴儿下颌前伸不足或前伸过度，造成下颌远中错𬌗或下颌前突畸形。与吮吸功能有关的翼外肌如功能不足，可产生远中错𬌗；反之，如功能过强，则产生近中错𬌗。

（2）咀嚼功能异常：咀嚼功能的充分发挥，是预防错𬌗畸形自然而有效的方法。儿童进食的食物如果过于细软，咀嚼肌未能充分使用，牙颌系统发育缺乏足够的生理刺激，会使颌面部发育不足，牙弓发育不良，牙齿拥挤，引起错𬌗畸形。因此儿童的食物除了富有营养外，还应该强调食物的纤维性、粗糙性和耐嚼性。

（3）异常吞咽：正常吞咽时，上下唇闭合，上下牙弓紧密地咬合在牙尖交错位，舌体位于牙弓之内与牙齿舌面和硬腭接触，唇颊肌与舌肌的协同动作，使牙弓处于内外动力平衡之中。咽喉部疾病常使患者在吞咽时将舌伸向上下颌前牙之间，以减轻咽部的压力，致使吞咽时唇不能闭合，牙齿不能咬合，唇颊肌对牙弓的压力小于舌体对牙弓内侧的压力，使上颌前牙唇向倾斜，并将下颌前牙压低，逐渐形成上颌牙弓前突及开𬌗畸形；下颌被降颌肌群向后下牵引,可发展成为下颌后缩畸形。

(4)呼吸功能异常:当鼻呼吸发生困难,如患有慢性鼻炎、鼻窦炎、增殖腺肥大等疾病时,正常的鼻腔通道部分或全部被阻塞,迫使以口呼吸代替鼻呼吸。这时,面颊部分肌肉张力增大,舌体被牵引向下,上牙弓外侧受颊肌压迫,内侧失去舌体的支持,内外肌动力平衡被破坏,气流通过口腔使腭顶在生长发育中不能下降,逐渐会导致腭盖高拱,上颌牙弓狭窄,上颌前牙拥挤或前突。当扁桃体肥大时,咽腔变窄,为了减轻呼吸困难,舌体必须前伸,舌根离开会厌,带动下颌向前,会造成下颌前突畸形。

3.口腔不良习惯　据统计,口腔不良习惯造成的错𬌗畸形约占各类错𬌗畸形的1/4。儿童错𬌗畸形的发生及其程度与其口腔不良习惯的作用频率、持续时间和强度等密切相关。

(1)吮指习惯:一般认为在2岁之前的吮指不属于口腔不良习惯,如果这种动作持续到3岁以后,就可能产生不良后果,导致明显的错𬌗畸形。吮指习惯所造成错𬌗畸形的类型与吮指部位、颊肌收缩的张力及吮吸时的姿势有关。其严重程度与吮吸的力量、持续时间、频率等因素有关。吮拇指时,将拇指放在正在萌出的上下颌前牙之间,会阻止前牙的正常萌出,形成前牙开𬌗。由于吮拇指时颊肌收缩,口腔内气压降低,牙弓外侧的压力大于牙弓内侧的压力,而使牙弓狭窄,上颌前牙前突,开唇露齿,并可造成后牙反𬌗(图2-9)。吮拇指动作有压下颌向后的作用,可造成远中错𬌗。吮小指或示指时,可形成局部小开𬌗。

(2)咬物习惯:多见咬铅笔、指甲,还可见咬衣角、被角、枕角等。因咬物固定在牙弓的某一部位,常形成该部位的小开𬌗。有些患儿咬衣物时习惯于用前牙咬住而用手抓紧衣物向前用力撕扯,可使上颌前牙唇向倾斜而造成前牙深覆盖。

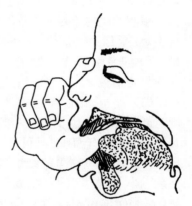

图2-9　吮拇指习惯

(3)咬唇习惯:咬唇习惯多发生在6～15岁,多数情况是咬下唇,也有咬上唇现象。由于咬上下唇对牙齿的压力不同,造成的错𬌗畸形也不同。

咬下唇时,下唇处于上颌前牙舌侧和下颌前牙唇侧,从而增加了对上颌前牙舌侧的压力及对下颌前牙唇侧的压力,使上颌前牙向唇侧倾斜移位而出现牙间隙,阻碍下颌牙弓及下颌向前发育,并压下颌前牙向舌侧倾斜移位呈拥挤状态,并在上下颌前牙之间形成深覆盖。患者颜面表现为上唇短缩,开唇露齿,上颌前牙前突和下颌后缩等症状。

咬上唇所产生的异常压力及形成错𬌗畸形的机制与咬下唇正好相反,容易造成上颌前牙舌倾、下颌前牙唇倾、前牙反𬌗、下颌前突及近中错𬌗等畸形。

(4)舔牙习惯:儿童在替牙期常用舌尖舔弄松动的乳牙、乳牙残根或初萌的恒牙,因而形成舔牙习惯。舔牙习惯可增大舌肌对牙齿的作用力,使局部牙齿倾斜,出现牙间隙,严重时形成反𬌗。如果同时舔上下颌前牙则可能形成双颌牙弓或双颌前突。

(5)吐舌习惯:患慢性扁桃体炎、慢性咽喉炎等疾病的儿童,为了使呼吸道畅通,常将舌向前伸,形成吐舌习惯。因吮指、口呼吸等造成的开𬌗,由于开𬌗间隙的存在,舌体习惯于伸向开𬌗间隙,形成继发性吐舌习惯。吐舌习惯大多形成两侧薄中间厚的与舌体形态相吻合的前牙梭形开𬌗畸形（图 2-10），因舌肌对前牙舌面的压力增大，可造成前牙唇倾并出现散在间隙。吐舌习惯常伴有下颌前伸动作，也可能形成下颌前突。

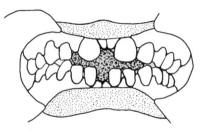

图 2-10　吐舌习惯与开𬌗

（6）偏侧咀嚼习惯：偏侧咀嚼大多是由于一侧后牙有深龋或有残冠、残根，甚至有缺失牙，影响了该侧的正常咀嚼，患儿习惯用健侧咀嚼食物，日久形成偏侧咀嚼习惯。由于偏侧咀嚼，下颌向健侧偏斜，下中线也偏向健侧，造成健侧后牙远中错𬌗、对刃𬌗或反𬌗，废用侧趋于近中关系，颜面左右两侧发育不对称。

（7）托腮及单侧枕物习惯：儿童在读书或思考问题时经常用手托腮或撑持颊部，睡眠时经常将手、肘或拳枕在一侧脸下，如此形成习惯，就会阻碍𬌗、颌、面的正常发育及面部的对称性。

4. 乳牙期及替牙期的局部障碍　乳牙期及替牙期的局部障碍是形成错𬌗畸形常见的局部原因。这些障碍的发生常与龋病的存在与发展密切相关。

（1）乳牙早失：乳牙在正常替换前，因龋病、外伤及其他原因丧失或拔除，称为乳牙早失。乳牙除咀嚼功能外，在引导恒牙萌出、保持牙弓长度、促进颌骨发育及维持正常颌间关系上起着重要作用。乳牙早失，使局部颌骨得不到足够咀嚼功能的刺激而发育不足，继替恒牙尚未萌出，缺隙区可因邻牙移位导致部分甚至全部被占据，以致恒牙错位萌出或埋伏阻生。

下颌乳尖牙早失，可使下颌切牙舌侧移位，造成前牙深覆盖；第二乳磨牙早失，可使第一恒磨牙向近中倾斜或移位，造成牙弓长度不足，如果此时第一恒磨牙已建立牢固的中性关系，则不会减少牙弓的长度；上颌乳磨牙早期缺失，可能使上颌切牙及乳尖牙向远中及舌侧移位，而与下颌前牙形成对刃𬌗或反𬌗关系；下颌乳磨牙过早缺失，则下颌切牙及乳尖牙可能向远中及舌侧移位，使前牙覆𬌗、覆盖加深。

当乳磨牙多数缺失时，上下颌牙弓之间失去支持，使颌间高度降低，会增加前牙的覆𬌗深度，造成内倾型深覆𬌗。

据报道，乳牙早失后，继替恒牙在 6 个月之内萌出者，发生错位的极少。但乳牙早失发生得越早，错位萌出的发病率则越高，早失 2 年以上者均有错位发生。

（2）乳尖牙磨耗不足：因功能性磨耗不足，可使乳尖牙明显高于牙弓平面。当咬合时，乳尖牙可能产生早接触而引起创伤性疼痛。为了避免疼痛刺激，患儿常使下颌向前方或侧方移动，日久便形成假性下颌前突、偏𬌗或反𬌗畸形。

（3）乳牙滞留：通常随着继替恒牙的发育，乳牙的根部逐渐被吸收，最终自然脱落。个别乳牙在正常替换期过后仍不脱落，称为乳牙滞留。然而乳牙根尖病变常影响乳牙牙根的正常吸收，此外，恒牙牙胚移位、先天无恒牙胚、乳牙根与牙槽骨粘连等都会导致乳牙滞留。由于乳牙滞留，继替恒牙萌出受阻，可能出现埋伏阻生、错位萌出或萌出顺序异常，造成牙齿排列及𬌗关系的紊乱。

（4）乳牙下沉：乳恒牙替换过程中，乳牙根的吸收过程常是牙根的吸收和根周组织的修复同时进行。若牙槽骨与牙骨质之间发生修复性粘连，乳牙就被固定在这个位置，但其周围的牙槽骨却在继续增长，邻牙因继续萌出而升高，于是形成了该乳牙的下沉状态。恒牙也有"下沉"现象,但临床上少见。

（5）恒牙萌出顺序紊乱：在正常情况下恒牙萌出顺序,上颌为第一磨牙、中切牙、侧切牙、第一前磨牙、第二前磨牙、尖牙、第二磨牙及第三磨牙；下颌为第一磨牙、中切牙、侧切牙、尖牙、第一前磨牙、第二前磨牙、第二磨牙及第三磨牙。一般来说,下颌同名牙都比上颌同名牙萌出稍早。因乳牙早失、乳牙滞留、乳牙根尖病变或骨性粘连、额外牙及肿瘤等各种原因,可能影响恒牙的萌出顺序,造成错𬌗畸形。如上颌第一磨牙在下颌第一磨牙之前萌出,有可能形成远中错𬌗畸形；上颌第二磨牙比前磨牙或尖牙早萌,使上颌第一磨牙向近中倾斜,缩短了上颌牙弓的长度,会使后萌的牙齿因间隙不足而拥挤错位。

（6）恒牙早失：因龋病、外伤、炎症或医源性误拔,致使恒牙过早丧失或拔除,称为恒牙早失。恒牙早失常使邻牙向缺隙倾斜、对颌牙伸长以及出现散在牙间隙等,也会影响儿童颌骨的发育。第一磨牙龋患率最高,故易早失,危害也最严重。

（7）上颌中切牙间隙不闭合：在上颌前牙替换时期,上颌中切牙之间常出现暂时性间隙,待侧切牙、尖牙萌出后,该间隙常自行消失；若不能自行消失,其原因可能是：唇系带附着过低,上颌中切牙间骨板过厚,颌骨中缝未能完全闭合,存在额外牙。

5. 其他局部因素

（1）龋齿：乳牙期或替牙期的龋齿,特别是邻面龋,可使牙弓缩短,恒牙萌出间隙不足,而造成恒牙拥挤或错位萌出；龋病可影响正常的咀嚼功能,造成某些不良习惯,如偏侧咀嚼。如果牙齿由于龋病早失,如前所述,会影响正常𬌗关系的形成。

（2）牙周病：严重的牙周病常是牙槽骨吸收的重要原因。患牙周病时因牙齿支持组织的持续破坏,致使牙齿失去正常的牙槽骨支持,因而在咀嚼肌的作用下,形成牙齿的错𬌗畸形,常见上下颌前牙唇向倾斜,并出现大量散在间隙。

（3）肿瘤：颌面部良、恶性肿瘤可引起𬌗、颌、面的畸形,手术治疗时,常会造成严重的颌面缺损,术中或术后的修复也只能使部分形态和功能得以恢复。

（4）外伤：乳牙外伤可引起恒牙的早萌、埋伏、易位及错位萌出。恒牙外伤可致恒牙牙折、脱位,造成牙列缺损畸形。牙齿缺失后,如果不进行义齿修复,日久邻牙可向缺隙侧倾斜移位。严重的口腔颌面部损伤可造成软硬组织的缺损,导致𬌗、颌、面的畸形。

（5）不良修复体：不良修复体可导致𬌗关系紊乱,如固定修复体,如果𬌗面抬高早接触,可引起其他牙齿开𬌗；如果修复体𬌗面降低缺乏接触,可使其他牙齿过长或移位；可摘义齿的固定卡环对牙齿的卡抱过紧,可造成固位基牙的牙体损坏或牙齿移位。

小　结

　　错𬌗畸形是多种因素或多种机制共同作用的结果。错𬌗畸形的病因可分为遗传因素和环境因素两大类。错𬌗畸形的遗传因素来源于种族演化和个体发育两个方面。环境因素中的口腔不良习惯和替牙障碍是错𬌗畸形的常见病因。明确错𬌗畸形的病因才能作出正确的诊疗计划和疗效预测。

思考题

1. 常见的乳牙期及替牙期的局部障碍有哪些？
2. 异常吞咽习惯与前牙开𬌗有什么因果关系？
3. 常见的唇习惯有哪些？不同的唇习惯会导致什么样的牙颌畸形？

（杜礼安 刘 彦）

第三章　错𬌗畸形的临床表现及分类

学习目标

1. 掌握：Angle 错𬌗分类法。
2. 熟悉：错𬌗畸形的临床表现形式；毛燮均错𬌗分类法。

在自然人群中，𬌗、颌、面的大小和形态及其相互关系存在着很大的差异，我们可以将人类的𬌗划分为正常𬌗和错𬌗。错𬌗畸形有多种表现形式，其发生原因和形成机制也各不相同，为了便于临床诊断、矫治设计和科学研究，学者们从不同角度对错𬌗畸形进行分类，提出了众多的错𬌗畸形分类法，其中有几种具有代表性，如 Angle 错𬌗分类法，毛燮均错𬌗分类法。

第一节　错𬌗畸形的临床表现形式

一、个别牙错位

个别牙错位是指个别牙偏离正常位置，出现唇向或颊向错位、腭向或舌向错位、近中错位、远中错位、高位、低位、转位、斜轴、易位等。实际上，个别牙错位常常同时发生两种或两种以上的错位（图 3-1）。

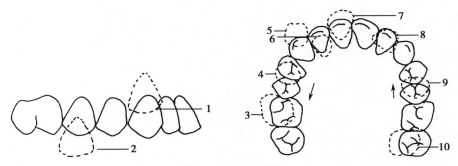

图 3-1　个别牙错位

1. 低位；2. 高位；3. 颊向；4. 远中；5. 唇向；6. 舌向（腭向）；7. 唇向；8. 转位；9. 近中；10. 腭向（舌向）。

二、牙弓形态及牙齿排列异常

1. 牙弓狭窄 常合并牙齿拥挤，如出现在上颌牙弓，可见腭盖高拱（图3-2）。

2. 牙弓宽大 可合并牙间散在间隙（图3-3）。

3. 牙弓不对称 由于牙弓左右两侧不对称，常可造成上下颌牙弓的相对位置关系异常（图3-4）。

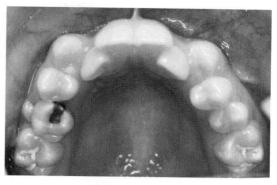

图3-2 牙列拥挤

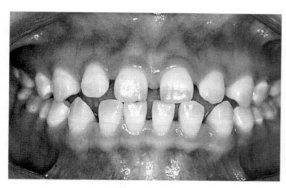

图3-3 牙间隙

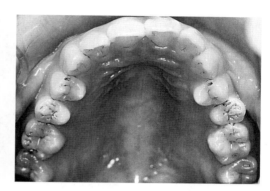

图3-4 牙弓左右不对称

三、殆、颌、面关系异常

1. 前牙反殆（图3-5）。

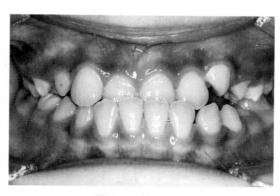

图3-5 前牙反殆

2. 前牙反殆，近中错殆，下颌前突（图3-6）。

3. 前牙深覆盖，远中错殆，上颌前突（图3-7）。

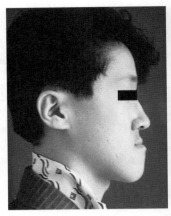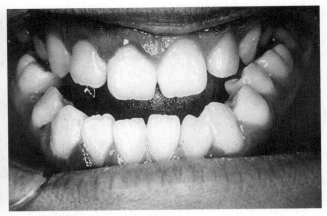

图 3-6 骨性下颌前突,前牙反殆

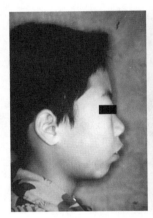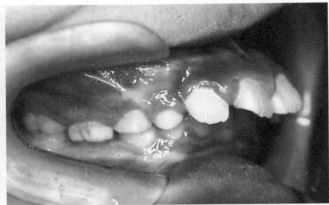

图 3-7 前牙深覆盖

4. 上下颌牙弓前突,双颌前突(图 3-8)。

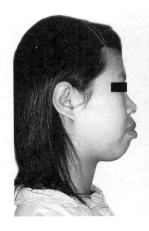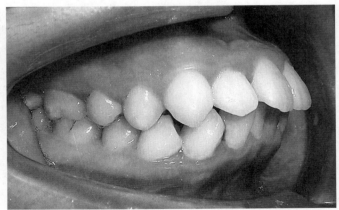

图 3-8 双颌前突

5. 一侧后牙反𬌗，颜面不对称（图 3-9）。

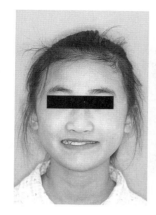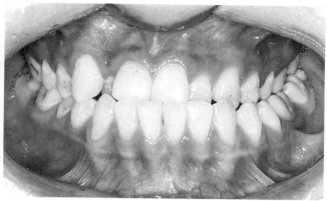

图 3-9　一侧后牙反𬌗，颜面不对称

6. 前牙深覆𬌗，面下 1/3 高度不足（图 3-10）。

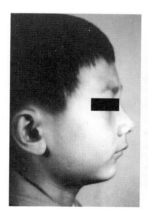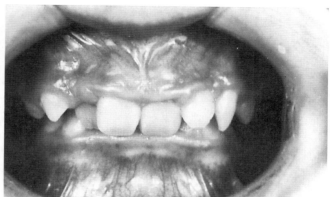

图 3-10　前牙深覆𬌗，面下 1/3 高度不足

7. 前牙开𬌗，面下 1/3 高度增大（图 3-11）。

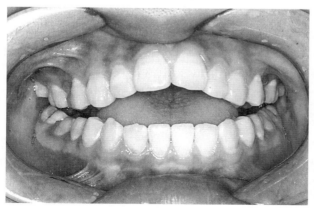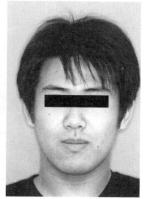

图 3-11　前牙开𬌗，面下 1/3 高度增大

第二节 错𬌗畸形的分类

错𬌗畸形的表现多种多样,千变万化,为了便于临床诊断与矫治,学者们提出很多错𬌗畸形分类法,各有其优点和不足。下面以有代表性和应用广泛者为例加以介绍。

一、Angle 错𬌗分类法

Angle 医师在 1899 年提出了该分类法。他认为上颌骨固定于头颅上,位置恒定,上颌第一磨牙生长在上颌骨上,稳定而不易错位,上颌第一磨牙是𬌗的关键,所有近远中错𬌗都是由于下颌或下颌牙弓错位造成的,故以上颌第一磨牙为基准,将错𬌗畸形分为三类。

(一)Angle 第一类错𬌗——中性错𬌗(class I,neutroclusion)

上下颌骨及上下颌牙弓的近远中关系正常,当牙尖交错位时,上颌第一磨牙的近中颊尖咬合于下颌第一磨牙的近中颊沟,即磨牙关系为中性关系。若全口牙齿无错位,称为正常𬌗;若有错位,则称为第一类错𬌗。

第一类错𬌗可以有多种表现形式,如前牙拥挤、上颌牙弓前突、双颌牙弓前突、前牙反𬌗及后牙颊、舌向错位等(图3-12)。

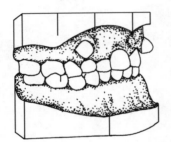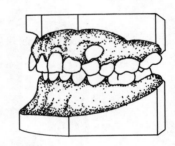

图3-12 第一类错𬌗

(二)Angle 第二类错𬌗——远中错𬌗(class II,distoclusion)

下颌牙弓及下颌处于远中位置。若下颌后退 1/4 个磨牙或半个前磨牙的距离,即上下颌第一磨牙的近中颊尖相对,称为轻度远中错𬌗。若下颌再后退,以至于上颌第一磨牙的近中颊尖咬合于下颌第一磨牙与第二前磨牙之间,则称为完全远中错𬌗。

第二类,第一分类(class II,division 1):磨牙是远中错𬌗,上颌切牙唇向倾斜(图3-13)。

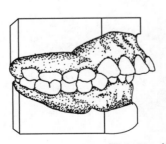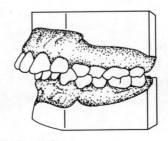

图3-13 第二类第一分类

第二类,第一分类,亚类(class Ⅱ,division 1,subdivision):磨牙一侧为远中错𬌗,另一侧为中性错𬌗(图3-14)。

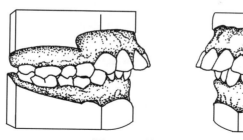

图3-14 第二类第一分类亚类

第二类,第二分类(class Ⅱ,division 2):磨牙是远中错𬌗,上颌切牙舌向倾斜(图3-15)。

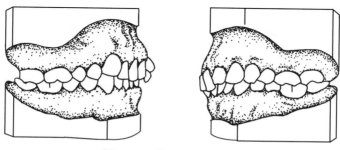

图3-15 第二类第二分类

第二类,第二分类,亚类(class Ⅱ,division 2,subdivision):磨牙一侧为远中错𬌗,另一侧为中性错𬌗(图3-16)。

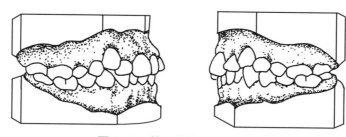

图3-16 第二类第二分类亚类

伴随第二类第一分类的症状可能有深覆盖、深覆𬌗、上唇发育不足和开唇露齿等;伴随第二类第二分类的症状可能有内倾型深覆𬌗。

(三)Angle第三类错𬌗——近中错𬌗(class Ⅲ,mesioclusion)

下颌或下颌牙弓处于近中位置。若下颌前移1/4个磨牙或半个前磨牙的距离,即上颌第一磨牙的近中颊尖与下颌第一磨牙的远中颊尖相对,称为轻度近中错𬌗。若下颌前移1/2个磨牙或1个前磨牙的距离,以至于上颌第一磨牙的近中颊尖咬合在下颌第一磨牙和第二磨牙之间,则是完全的近中错𬌗(图3-17)。

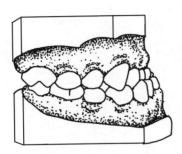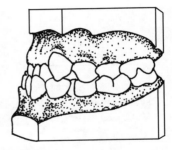

图 3-17 第三类错殆

第三类亚类（class Ⅲ, subdivision）：磨牙一侧为近中错殆，另一侧为中性错殆（图 3-18）。

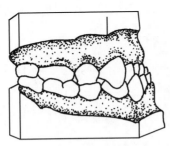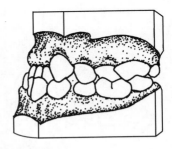

图 3-18 第三类亚类

伴随第三类错殆的症状，可能有前牙的对刃殆或反殆。

对 Angle 错殆分类法的评价：Angle 错殆分类法有一定的科学理论基础，简明扼要，便于临床应用，故至今仍为世界广泛应用。但该分类法也存在不足：①该分类法以上颌第一磨牙作为标准将错殆畸形进行分类，但上颌第一磨牙与其他牙齿一样，其位置并非绝对不变，如邻近牙齿缺失，也可发生倾斜或移位；②该分类法只反映了牙近远中关系的情况，未涉及上下颌牙的垂直关系及横向关系；③该分类法忽略了牙量骨量不调这一现代人类产生错殆畸形的重要机制。

二、毛燮均错殆分类法

1959 年，毛燮均教授提出了以错殆畸形的机制、症状、矫治三者结合为基础的分类法。

（一）第一类——牙量骨量不调

1. 第一类第一分类（I^1）（图 3-19）

主要机制：牙量相对大于骨量。

主要症状：牙齿拥挤错位。

矫治原则：扩大牙弓，推磨牙向后，减径或减数。

2. 第一类第二分类（I^2）（图 3-20）

主要机制：牙量相对小于骨量。

主要症状：有牙间隙。

矫治原则：缩小牙弓或结合修复治疗。

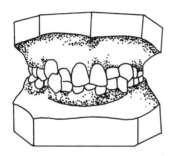

图 3-19　第一类第一分类（I¹）

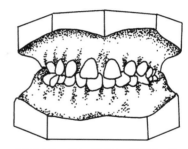

图 3-20　第一类第二分类（I²）

（二）第二类——长度不调

1. 第二类第一分类（Ⅱ¹）——近中错𬌗（图 3-21）

主要机制：上颌或上颌牙弓长度较小，或者下颌或下颌牙弓长度较大，或者复合机制。

主要症状：后牙为近中错𬌗，前牙为对刃𬌗或反𬌗，颏部可前突。

矫治原则：矫治颌间关系。推下颌牙弓向后，或牵上颌牙弓向前，或两者并用。

2. 第二类第二分类（Ⅱ²）——远中错𬌗（图 3-22）

主要机制：上颌或上颌牙弓长度较大，或者下颌或下颌牙弓长度较小，或者复合机制。

主要症状：后牙为远中错𬌗，前牙深覆盖，颏部可后缩。

矫治原则：矫治颌间关系。推上颌牙弓往后，或牵下颌牙弓向前，或两者并用。

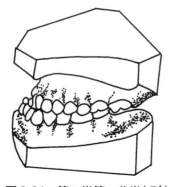

图 3-21　第二类第一分类（Ⅱ¹）

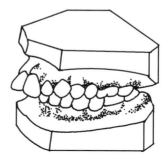

图 3-22　第二类第二分类（Ⅱ²）

3. 第二类第三分类（Ⅱ³）（图 3-23）

主要机制：上颌或上颌牙弓前部长度较小，或者下颌或下颌牙弓前部长度较大，或者复合机制。

主要症状：后牙中性𬌗，前牙反𬌗。

矫治原则：矫治前牙反𬌗。

4. 第二类第四分类（Ⅱ⁴）（图 3-24）

主要机制：上颌或上颌牙弓前部长度较大，或者下颌或下颌牙弓前部长度较小，或者复合机制。

主要症状：后牙中性𬌗，前牙深覆盖。

矫治原则：矫正前牙深覆盖。

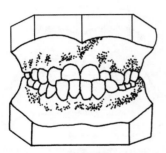

图3-23 第二类第三分类（Ⅱ³）

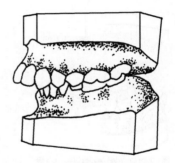

图3-24 第二类第四分类（Ⅱ⁴）

5. 第二类第五分类（Ⅱ⁵）（图3-25）

主要机制：上下颌或上下颌牙弓长度过大。

主要症状：双颌或双颌牙弓前突。

矫治原则：减径或减数，以减少上下颌牙弓突度，或推上下颌牙弓向后。

（三）第三类——宽度不调

1. 第三类第一分类（Ⅲ¹）（图3-26）

主要机制：上颌或上颌牙弓宽度较大，或者下颌或下颌牙弓宽度较小，或者复合机制。

主要症状：上颌牙弓宽于下颌牙弓，后牙深覆盖或正锁𬌗。

矫治原则：缩小上颌牙弓宽度，或扩大下颌牙弓宽度，或两者并用。

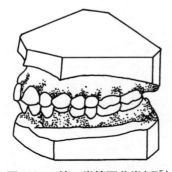

图3-25 第二类第五分类（Ⅱ⁵）

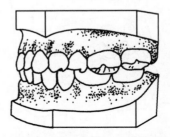

图3-26 第三类第一分类（Ⅲ¹）

2. 第三类第二分类（Ⅲ²）（图3-27）

主要机制：上颌或上颌牙弓宽度较小，或者下颌或下颌牙弓宽度较大，或者复合机制。

主要症状：上颌牙弓窄于下颌牙弓，后牙对刃𬌗、反𬌗或反锁𬌗。

矫治原则：扩大上颌牙弓宽度，或缩小下颌牙弓宽度，或两者并用。

3. 第三类第三分类（Ⅲ³）（图3-28）

主要机制：上下颌或上下颌牙弓宽度过小。

主要症状：上下颌牙弓狭窄。

矫治原则：扩大上下颌牙弓宽度，或用肌功能训练矫治法，并加强营养及咀嚼功能，以促进颌骨及牙弓的发育。

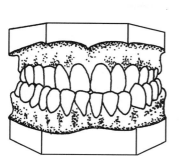

图3-27　第三类第二分类（Ⅲ²）

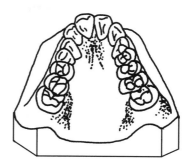

图3-28　第三类第三分类（Ⅲ³）

（四）第四类——高度不调

1. 第四类第一分类（Ⅳ¹）（图3-29）

主要机制：前牙牙槽过高，或后牙牙槽过低，或复合机制。

主要症状：前牙深覆𬌗，可能表现有面下1/3过低。

矫治原则：压低前牙，或升高后牙，或两者并用。

2. 第四类第二分类（Ⅳ²）（图3-30）

主要机制：前牙牙槽过低，或后牙牙槽过高，或复合机制。

主要症状：前牙开𬌗，可能表现有面下1/3过高。

矫治原则：升高前牙，或压低后牙，或两者并用，或需矫治颌骨畸形。

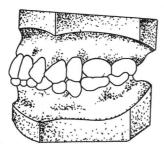

图3-29　第四类第一分类（Ⅳ¹）

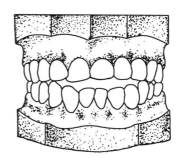

图3-30　第四类第二分类（Ⅳ²）

（五）第五类——个别牙齿错位（图3-31）

主要机制：由局部变化所造成的个别牙齿错位，不代表𬌗、颌、面的发育情况，也没有牙量和骨量的不调。

主要症状：一般错位表现有舌（腭）向、唇（颊）向、近中、远中、高位、低位、转位、易位、斜轴等情况。有时几种情况同时出现，例如，唇向、低位、斜轴等。

矫治原则：根据具体错位情况进行矫治。

（六）第六类——特殊类型

凡不能归入前五类的错𬌗畸形统属此类，可根据具体错𬌗情况进行矫治。

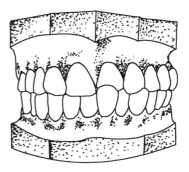

图3-31　第五类（Ⅴ）

毛燮均教授对此分类法的临床应用做了以下说明：

1. 临床记录时，畸形类别可用符号书写，如 I^1、I^2、II^2、II^3 等。

2. 复合类型可用加号表示，如 I^1+III^1，II^5+III^3。就常见错殆畸形而言，复合机制多，单纯机制甚少。

3. 诊断时，在复合类型中，凡严重而必须矫治者为首要，轻微而可矫治可不矫治者为次要。轻重的判断，以畸形的程度及危害性为准，若几个类型必须全部列出时，可按其严重程度依次排列。

4. 1 颗牙齿错位间隙不够的，应归入 I^1 类，而不算为Ⅴ类。

5. Ⅱ类及Ⅲ类错殆有时是单侧的，可用符号 ‾ 表示右侧，符号 ⎵ 表示左侧。如 $\overline{II}^1$ 表明右侧是近中错殆，$\underline{II}^1$ 表明左侧是近中错殆，$\overline{III}^1$ 表明上下颌牙弓右侧宽度不调，右侧后牙出现深覆盖或正锁殆，$\underline{III}^1$ 表明上下颌牙弓左侧宽度不调，左侧后牙出现深覆盖或正锁殆。

6. 关于究竟多少牙齿错位算为个别变化，多少牙齿错位才能有更大的代表性的问题，可将一个牙弓分为三段，即前牙段及两侧后牙段，若一段内只有 1～2 颗牙齿错位，则算为个别牙齿错位，3 颗或 3 颗以上的牙齿错位则可以代表牙弓的异常。因为 3 颗牙齿，就前牙来说是半数，就后牙而言是过半数。例如 1～2 颗前牙的反殆，若无牙量骨量的不调，应归入Ⅴ类，若表现骨量不足，则可归入 Ⅰ 类。3 颗以上的前牙反殆则为Ⅱ类。同理，1～2 颗后牙的对刃殆、反殆或锁殆，归入Ⅴ类或Ⅰ类，3 颗以上的后牙对刃殆、反殆或锁殆则列为 III^2 类，以此类推。

对毛燮均错殆分类法的评价：该分类法体现了牙量与骨量不调这一现代人类错殆畸形的重要机制；体现了人类咀嚼器官为一立体结构的思想，而且以长、宽、高三个方向的不调为重要分类内容，与错殆临床表现具体结合；该分类法包括错殆机制、临床症状、矫治原则三项内容，在正畸临床和科学研究上都具有指导意义。其不足之处是该分类法条目较多，初学者不容易记忆；某些重要的常见错殆，如 AngleⅡ类二分类错殆、后牙开殆等，在该分类法的条目中未被列出，反映出该分类法存在一定的片面性，不能解释所有的错殆畸形。

小 结

错殆畸形的表现形式有很多，本章从个别牙错位，牙弓形态及牙齿排列异常，殆、颌、面关系异常进行介绍。对错殆畸形进行分类便于临床诊断、矫治设计和科学研究。Angle 错殆分类法是目前使用最广泛的一种分类方法。毛燮均教授提出的以错殆畸形的机制、症状、矫治三者结合为基础的分类法虽然复杂，但体现了牙量与骨量不调这一现代人类错殆畸形的重要机制；体现了人类咀嚼器官为一立体结构的思想，而且以长、宽、高三个方向的不调为重要分类内容，与错殆临床表现具体结合；在正畸临床和科学研究上都具有指导意义。

思考题

1. 错殆畸形的临床表现形式有哪些？
2. 简述 Angle 错殆分类法的内容。
3. 简述毛燮均错殆分类法的内容。

（马冬梅　刘　昕）

第四章 错𬌗畸形的检查和诊断

1. 掌握：病史采集与口腔一般检查及记录。
2. 熟悉：诊断与矫治计划、X线头影测量。
3. 了解：模型分析、CBCT检查。

正确的诊断是制订矫治计划和治疗成功的基础。对疾病做出正确的诊断，首先必须要了解患者的病史、症状和体征，然后进行临床口腔一般检查或者特殊检查，最后对所获取的信息加以综合分析。同时，还要求医师具备较丰富的理论知识和临床经验，对患者有足够的责任心和耐心。错𬌗畸形的主要检查可分为病史采集、一般检查和特殊检查。

第一节 病史采集与病历记录

一、病史采集

医师通过问诊，充分了解患者，包括主诉、现病史、既往史和家族史。准确详细地收集病史是对正畸病例进行诊断分析的第一步。

采集病史时，医师要态度和蔼，语言通顺，层次分明，特别要了解患者对错𬌗畸形矫治的要求。这就要求我们首先要了解患者的主诉即患者就诊的主要目的，然后询问病史，包括与错位牙形成及发展有关的全身性疾病史（如某些慢性疾病、佝偻病、内分泌功能异常和营养不良等）和口腔病史（如牙替换情况、过去曾经有过以及现在仍然存在的口腔不良习惯、食物结构尤其是否有正畸治疗史等），最后我们应特别注意对错𬌗畸形患者家族史的了解，通过了解直系亲属和旁系亲属的错𬌗畸形情况，分析可能存在的遗传因素。

与患者交流时，要尽量使用患者能够理解的生活化语言，避免使用专业化的正畸术语。要注意对患者正畸治疗的心理状态及治疗动机进行分析，尤其要了解患者及家人对治疗的预期目标。错𬌗畸形，特别是骨性错𬌗畸形往往影响颜面部的美观，对患者的心理造成不同程度的负面影响。患者要求矫治错𬌗畸形的动机源自内因和外因两个方面：内因即患者充分感觉到错𬌗畸形引起的颜面部美观缺陷和口腔功能障碍对自己的学习、工作和生活造成的负面影响，从而萌发矫治的愿望；外因则是患者并未自觉意识到错殆畸形对自己造成的不良影响，而是其父母亲友等发现这些影响并要求或建议患者接受矫治。在对患者心理状态及治疗动机进行测评后，可初步预测患者矫治过程中的合作程度。一般来讲，具有内在矫治动机的患者在临床上能较好地与医师配合，而仅有外在矫治动机的患者在矫治过程中与医师往往缺少合作。在矫治过程中，正畸医师要善于引导患者从外在治疗动机向内在治疗动机转化，以取得患者的良好配合。同时要密切观察患者的精神心理状态，语言表达及行为控制能力，对于正畸矫治的期望是否目标明确，思路清晰，以免出现由于患者的精神心理等不稳定因素造成的不必要的医疗纠纷。

二、病历记录

病历是对患者进行检查、诊断、治疗的重要依据，也是宝贵的医学科研资料。通过对大量病历资料的积累，可以总结经验，进行科学研究，提高医疗质量，促进医学发展。病历还具有法律效用，是医疗纠纷裁定的重要依据。因此，病历记录应力求完整规范，对最能反映患者矫治前后状况的资料，如记存模型、照片等应妥善保存至矫治结束后数年或更长。

正畸病历记录包括以下内容：

1. 一般情况　包括姓名、性别、年龄、民族、籍贯、职业、出生地、出生日期、住址、门诊号、模型号、就诊日期、电话号码等。

2. 主诉　患者就诊的主要目的和要求，应简明扼要。

3. 现病史　与主诉有关的疾病发生情况，如萌牙、替牙及龋齿情况，有无早萌、迟萌、乳牙龋坏等，有无口腔不良习惯等。

4. 既往史　包括过去健康情况，曾患疾病及治疗情况、正畸治疗史及生活习惯、外伤史等。

5. 家族史　询问患者家属的牙齿情况，了解有无遗传因素或先天因素存在。

6. 检查　包括一般检查和特殊检查。根据患者的具体情况，按检查方法和检查内容，全面而有重点地将检查结果记录在病历上。

7. 诊断　根据病史和检查所获得的资料，经过综合分析判断，对错殆畸形的类型、发病因素和机制作出合乎客观实际的结论。

8. 矫治计划　矫治计划的具体内容应向患者交代清楚，对患者有疑虑的问题，如患者不愿拔牙，矫治目标期望过高等，应仔细沟通，达成共识，并记录在案，最好要求患者签字同意治疗计划。

9. 复诊记录　应记录患者对矫治的主观反应，如有无牙疼、软组织损伤、矫治器固位情况等；了解患者执行医嘱的情况并记录在案；包括牙体牙周有无不良反应、牙齿移动情况、咬合关系、面型改善情况、口腔卫生状况等；复诊时所作的处理及对患者的医嘱。

第二节　检查方法及内容

一、一般检查

（一）口内检查

1. 牙齿

（1）殆的发育阶段：乳牙期、替牙期或恒牙期。

（2）牙齿错位情况及彼此间的关系：个别牙的唇（颊）向错位、牙拥挤、反𬌗、锁𬌗、低位、埋伏等。

对牙齿的拥挤程度可作定量评价，通常用牙拥挤度表示。牙冠宽度的总和与牙弓现有弧形的长度之差即为拥挤度，一般分为3度：

Ⅰ度拥挤：拥挤度≤4mm；

Ⅱ度拥挤：4mm<拥挤度≤8mm；

Ⅲ度拥挤：拥挤度>8mm。

锁𬌗有正锁𬌗与反锁𬌗之分：后牙颊舌向错位严重，咬合时无𬌗面接触而呈上颌牙舌面与下颌牙颊面接触为正锁𬌗；上颌牙颊面与下颌牙舌面接触为反锁𬌗。

（3）牙齿的数目、形态、大小有无异常：多生牙、牙体过大或过小、融合牙、阻生牙等。

（4）乳牙、恒牙萌出及替换有无异常：有无乳牙早失、乳牙滞留、恒牙早萌、恒牙早失、萌出顺序紊乱等，观察第二磨牙建𬌗情况。

（5）龋齿、牙周病及口腔卫生情况。

2. 牙弓

（1）上下颌牙弓的近远中关系

1）磨牙关系：可分中性𬌗、近中𬌗和远中𬌗。上颌第一磨牙的近中颊尖咬合在下颌第一磨牙的颊沟为中性𬌗。上颌第一磨牙的近中颊尖咬合时与下颌第一磨牙的远中颊尖相对，为开始近中𬌗；上颌第一磨牙的近中颊尖咬合于下颌第一、第二磨牙之间时为完全近中𬌗。上颌第一磨牙的近中颊尖咬合时与下颌第一磨牙的近中颊尖相对，为开始远中𬌗；上颌第一磨牙的近中颊尖咬合于下颌第一磨牙与第二前磨牙之间时为完全远中𬌗。

2）上下颌前牙间的覆盖关系：覆盖是指上颌前牙盖过下颌前牙的水平距离。正常情况下，上颌前牙切缘到下颌前牙唇面的水平距离在3mm以内，超过者称为深覆盖。深覆盖分为3度：

Ⅰ度深覆盖：3mm<覆盖≤5mm；

Ⅱ度深覆盖：5mm<覆盖≤8mm；

Ⅲ度深覆盖：覆盖>8mm。

若下颌前牙的切端位于上颌前牙切端的唇侧，称为反覆盖，常在严重的下颌前突、前牙反𬌗时呈现。

（2）上下颌牙弓的宽度关系：上下颌牙弓宽度是否协调，有无牙弓狭窄、腭盖高拱，有无后牙对刃、反𬌗或锁𬌗。

（3）上下颌牙弓的高度关系：前牙有无深覆𬌗或开𬌗。

上颌前牙盖过下颌前牙不超过牙冠切1/3且下颌前牙切缘咬在上颌前牙舌面切1/3以内者为正常前牙覆𬌗。上颌前牙盖过下颌前牙唇面超过切1/3或下颌前牙切缘咬在上颌前牙舌面切1/3以上者称为深覆𬌗，可分为3度：

Ⅰ度深覆𬌗：上颌前牙覆盖下颌前牙唇面超过切1/3而不足1/2，或下颌前牙切缘咬在上颌前牙舌面超过切1/3而不足1/2者。

Ⅱ度深覆𬌗：上颌前牙覆盖下颌前牙唇面超过切1/2而不足2/3，或下颌前牙切缘咬在上颌前牙舌面超过切1/2而不足2/3者。

Ⅲ度深覆𬌗：上颌前牙覆盖下颌前牙唇面超过切2/3，或下颌前牙切缘咬在上颌前牙舌面超过颈 1/3 者。

上下颌前牙切端间无覆殆关系，垂直向呈现间隙者为前牙开殆，开殆亦分为 3 度：

Ⅰ度开殆：0<开殆≤3mm；

Ⅱ度开殆：3mm<开殆≤5mm；

Ⅲ度开殆：开殆>5mm。

（4）上下颌中切牙间的中线关系：上下颌中切牙间的中线以及上下中线与面部中线是否一致。

3．颌面部软硬组织

（1）上下颌的形态、大小、位置：有无上下颌的前突或后缩，有无颌骨的发育过度或不足以及牙槽骨、基骨的丰满度，腭盖的高度。

（2）唇舌系带情况：舌系带是否过短，唇系带是否肥厚或位置过低。

（3）舌及口腔黏膜情况：舌体大小有无异常，口腔黏膜有无病变。

（4）咀嚼、发声及吞咽是否正常。

（二）口外检查

1．面部外形

（1）正面观：面部发育是否正常，左右是否对称，颜面是否偏斜。

（2）侧面观：面中 1/3 是否突出或凹陷，面下 1/3 是否前突或后缩。

（3）面部上、中、下是否协调，面下 1/3 高度是否正常。

2．唇的形态及功能情况　是否短缩、肥厚、翻起、开唇露齿，鼻唇沟和颏唇沟的深度是否正常。

3．颞下颌关节情况　开口度及开口型是否正常，双侧关节区有无弹响、压痛，关节活动是否自如。

（三）全身情况检查

1．发育情况　身高、体重、营养状况等。

2．相关疾病　有无全身性疾病及鼻咽部疾病，如鼻炎、扁桃体肥大等。另外，目前是否患有传染性疾病及其治疗情况。

（四）一般 X 线检查

1．牙片　可显示多生牙、缺失牙、阻生牙、牙胚发育情况，检查牙体、牙周有无病变、牙根有无吸收、弯曲等情况。

2．咬合片　了解阻生牙、多生牙的位置，牙根有无病变，亦可了解上腭正中缝、腭裂间隙等情况。

3．颞下颌关节开闭口位片　检查髁突及关节凹情况。

4．全口牙位曲面体层 X 线片（全景片）　可全面显示全口牙齿发育情况及上下颌骨情况（图 4-1）。

5．手腕部 X 线片　通过手腕各骨的钙化情况，可判断个体生长发育

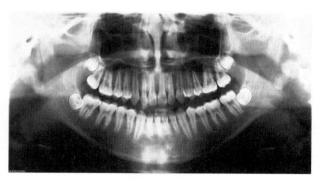

图 4-1　全景片

的情况，评估生长发育是否处在快速期，对临床选择矫治时机及制订合理的矫治方案有指导意义。

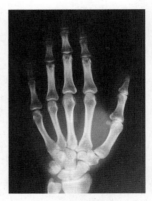

一般来说，拇指尺侧籽骨出现和钩骨钙化，可作为青春期生长高峰的指征。

第三指中节指骨：骨骺宽等于干骺宽为加速期，骨骺成骺帽为高峰期，骨骺完全融合为减速期。

手腕部 X 线片拍摄方法为：左手后前位，平放，手背与腕平，范围为尺、桡骨远端至手指尖（图4-2）。

6. 颈椎发育生长评估　利用头颅侧位 X 线片观察颈椎的形态，从而评估生长发育的状态及潜力。主要观察指标包括椎体的整体形状（由薄而水平向矩形逐渐变至厚而垂直向矩形）、椎体上面由斜面逐渐变至水平、锥体底面由水平逐渐变至凹陷（图4-3）。

图4-2　手腕部 X 线片

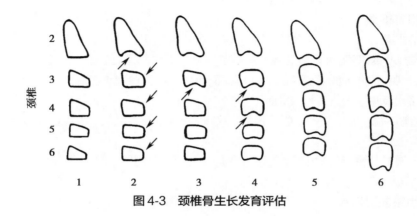

图4-3　颈椎骨生长发育评估

二、特殊检查

（一）模型分析

模型分析（model analysis）是从三维角度对记存模型的牙齿、牙槽骨及基骨的形态和位置关系进行的测量和评价，为口腔正畸患者的临床诊断、矫治计划的制订提供参考指标。模型分析是在记存模型上进行的。记存模型是矫治前、中、后所制取的可以记录患者牙𬌗情况的模型。

1. 记存模型的主要用途

（1）作为研究分析错𬌗的重要手段。

（2）帮助确定矫治计划。

（3）治疗过程中作为对照观察和治疗前后对比评估疗效。

（4）司法鉴定时的重要法律依据。

2. 记存模型的制作与要求　记存模型应准确、清晰，并能反映患者的实际咬合关系，应包括全部的牙齿、牙槽突、基骨、移行皱襞、腭穹、唇颊系带等部分。

记存模型的印模和模型灌制方法与义齿修复基本相同。正畸印模应尽量伸展，使软组织移位以充分显示基骨形态。选择的托盘大小应适当，形状要尽量与牙弓协调一致，托盘边缘要有足够的高度才能获得基骨的正确形态。医师制取印模的动作要熟练，争取取得患者的配合一次成功。一般先取下颌印模以利于患者适应，再取上颌印模。

取得准确印模后应及时灌注模型。灌注模型时尽量借助抽气式调拌器调拌石膏，并在振动器上灌模以避免产生气泡，印模边缘一定要灌制完整，以便模型能反映基骨、黏膜转折的全貌。模型应有足够的厚度以备选磨，并保证记存模型底座的高度。

上下模型应能准确对合，并与患者口内关系核对，用记号笔在模型上作标志线，一般在双侧上颌第一磨牙近中颊尖垂直向下画线至下颌牙。若通过模型上的牙难以准确确定关系，应以蜡片或硅橡胶殆堤记录牙尖交错咬合关系。

记存模型要求修整整齐、美观，并能准确反映出患者牙殆情况。临床上常采用模型修整器修整法或橡皮托底座修整法，对灌制的初始模型进行修整加工。

（1）模型修整器修整法：通过模型修整器磨改模型的基座，使其大小、高度、角度、长短等指标达到一定的标准，其步骤如下：

1）先修整下颌模型底面，使之与殆平面平行，模型座的厚度约为尖牙到前庭沟底总高度的1/2。

2）修整下颌模型座后壁，使之垂直于底面和牙弓正中线并距离最后一颗牙远中约 1/2 牙冠宽。

3）按照实际咬合关系准确对好上下颌模型，以下颌模型为标准修整上颌模型，使上颌模型的后壁与下颌模型后壁在同一平面上。

4）修整上颌模型底面使之与下颌模型底面平行。

5）使上下颌模型的侧壁与前磨牙及磨牙颊尖平行，周边宽度为1/2磨牙颊舌径宽度。

6）使下颌模型底座前壁成弧形，与牙弓前部一致。

7）上颌模型底座前壁呈尖形，前尖在两中切牙之间，后尖在尖牙唇面中部。周边宽度可视前牙唇向倾斜度而定，如上颌前牙唇向倾斜明显，则周边相应较宽，以免磨坏前牙唇面。

8）磨除上下颌模型侧壁和后壁的夹角，使其形成一与原夹角平分线垂直的壁（图4-4）。

（2）橡皮托底座修整法：模型基座通过成品橡皮托一次灌注完成，步骤如下：

1）选择大小合适的成品橡皮托，将初步修整的模型试放入托中，精修使模型的前庭沟与橡皮托的边缘平齐，模型基座宽度适宜。

2）先成形上颌模型基座。将石膏调拌好后放入橡皮托内，再将浸湿的模型放入托中。要求模型中线对准橡皮托中线，两侧对称，去除多余石膏，刷笔抹平模型边缘使之与橡皮托上缘成一平面。

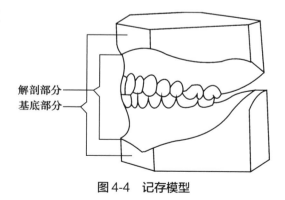

解剖部分 ——
基底部分 ——

图4-4 记存模型

3）上颌基底石膏凝固后，将上下颌模型在牙尖交错咬合位置用蜡固定。

4）将调拌好的石膏放入下颌橡皮托中，放置下颌模型，要求上下颌模型底平行，且托之后壁处于同一平面，上下橡皮托中线对齐，同法抹平下颌模型边缘。借助直角形座可较容易达到标准（图4-5）。

5）待石膏凝固后，去除橡皮托取出模型，必要时做适当修整。

灌注理想的模型，要求将上下颌模型一起从后壁、侧壁、侧角处立起时模型不能分开，底面平行，中线正确等。

3．模型的测量分析　在记存模型上可多方位观察患者的牙、牙弓及咬合情况，特别是对牙、牙弓能进行较准确的测量分析，可弥补临床上口腔检查的不足。

（1）牙弓应有弧形长度（即牙冠宽度的总和）的测量：用分规或游标卡尺测量每个牙冠的最大径（图4-6）。对未萌出的牙，如混合牙列期未萌恒牙的测量，可在X线片上测量牙冠宽度后再计算出未萌牙的真实宽度。

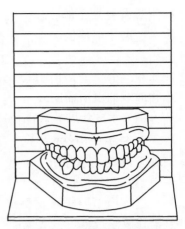

图4-5　橡皮托和直角形座

$$X = \frac{Y \cdot X'}{Y'}$$

X为恒牙宽度，X′为X线片上恒牙宽度；Y为模型上乳磨牙宽度，Y′为X线片上乳磨牙宽度。

临床上大多数错位牙在牙弓的前、中段，因此一般以下颌第一磨牙之前牙弓内各牙的牙冠宽度之和代表牙弓应有长度或必需间隙。如需做全牙弓分析，一般分三段，下颌前牙为前段，下颌前磨牙与第一磨牙为中段，下颌第二、第三磨牙为后段，全部牙冠宽度的总和为全牙弓应有长度或全牙弓的必需间隙。

（2）牙弓现有弧形长度的测量：可用一根直径0.5mm的黄铜丝来测量牙弓整体弧形的长度。铜丝的形状与个体牙弓弧形相一致，并经过后牙邻接点和前牙切缘。一般从一侧下颌第一磨牙近中接触点沿下颌前磨牙𬌗面、下颌尖牙牙尖经过正常排列的下颌切牙切缘至对侧下颌第一磨牙近中接触点。测量铜丝的直线长度，一般可测量3次取均值，即为下颌牙弓现有弧形长度或可用间隙。同法可测得上颌牙弓的弧形长度（图4-7）。

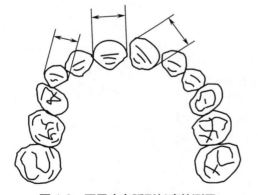

图4-6　牙弓应有弧形长度的测量

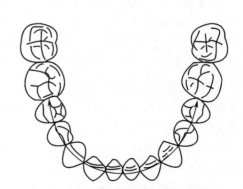

图4-7　牙弓现有弧形长度测量

（3）牙弓拥挤度分析：牙弓应有长度与牙弓现有弧形长度之差或必需间隙与可用间隙之差，即为牙弓拥挤度。

现有牙弓弧形长度的测量应考虑生长发育及磨牙矢状关系不调等对可用间隙的影响，

如生长发育期下颌的发育可以增加可用间隙，而上下颌第一磨牙为远中关系时，如希望下颌第一磨牙前移使磨牙为中性关系时，则减少了可用间隙。

（4）𬌗曲线的曲度：将直尺放置在下颌切牙切端与最后一颗下颌磨牙的牙尖上，测量两侧牙齿颊尖连线（Spee 曲线）最低点至直尺的距离，两侧的平均值加 0.5mm 为整平牙弓或改正𬌗曲线曲度所需的间隙（图 4-8）。

（5）牙弓长度和宽度的测量：由中切牙近中接触点至左右第二磨牙远中接触点间连线的垂直距离即为牙弓总长度。此长度可被两侧尖牙连线和两侧第一磨牙近中接触点连线分为三段，分别为牙弓前段长度、牙弓中段长度、牙弓后段长度（图 4-9）。牙弓宽度一般分三段测量，前段为双侧尖牙牙尖间的宽度；中段为双侧第一前磨牙中央窝间的宽度；后段为左右第一磨牙中央窝间的宽度（图 4-10）。

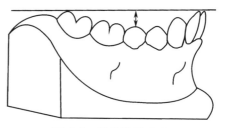

图 4-8　𬌗曲线的曲度

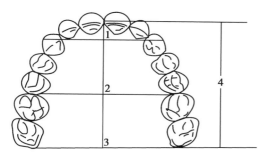

图 4-9　牙弓长度的测量

1. 牙弓前段长度；2. 牙弓中段长度；3. 牙弓后段长度；4. 牙弓总长度。

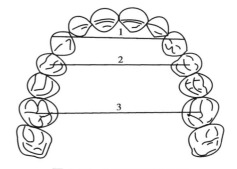

图 4-10　牙弓宽度的测量

1. 前段牙弓宽度；2. 中段牙弓宽度；3. 后段牙弓宽度。

（6）牙弓对称性的测量分析：用于估计左右两侧牙齿在横向和纵向的位置差异。通常以腭中缝为横向对称性分析的参考平面，测量双侧各同名牙至中线间的距离可了解左右是否对称；通过牙弓末端作腭中缝的垂线，比较两侧同名牙在矢状向上到该线的距离，可观察左右两侧同名牙前后位置的对称性，了解某侧牙是否有前移（图 4-11）。

（7）牙弓长度及宽度的测量：牙弓长度是上颌中切牙唇侧牙弓最凸点至第一磨牙远中接触点连线之垂直距离。牙弓宽度即两侧第一前磨牙牙槽骨最凸点间的距离（图 4-12）。

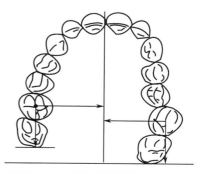

图 4-11　牙弓对称性的测量分析

（8）基骨弓长度及宽度的测量：基骨弓长度是中切牙唇侧黏膜移行皱襞处牙槽骨之最凹点到第一磨牙远中接触点连线之垂直距离。基骨弓的宽度即左右侧第一前磨牙颊侧移行皱襞处牙槽骨最凹点间的距离（图 4-13）。

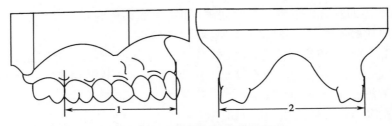

图 4-12　牙弓长度及宽度的测量
1. 牙弓长度；2. 牙弓宽度。

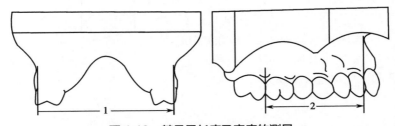

图 4-13　基骨弓长度及宽度的测量
1. 基骨弓宽度；2. 基骨弓长度。

（9）腭穹高度的测量：通常用特制的腭穹高度测量尺，将尺的水平部分置于上颌第一磨牙𬌗面，调整有刻度的垂直部分，使之与腭穹顶接触，测量腭穹的高度（图 4-14）。

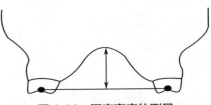

图 4-14　腭穹高度的测量

4. Bolton 指数分析　错𬌗畸形的病例中常出现由于牙冠宽度的大小不调，导致不能达到良好的𬌗关系。Bolton 指数是指下颌牙近远中宽度之和占上颌牙近远中宽度之和的比例关系。前牙比可对 6 颗下颌前牙与 6 颗上颌前牙的协调情况进行分析；全牙比则反映 12 颗下颌牙与 12 颗上颌牙的协调关系（图 4-15）。

中国人正常的 Bolton 指数，前牙比为 78.8%±1.72%，全牙比为 91.5%±1.51%。根据以上比例，可以判断上下颌牙弓牙齿宽度是否协调以及不协调位于牙弓段的哪个部位。Bolton 指数大于标准值，则说明下颌牙齿近远中径宽度相对上颌牙大，临床上可表现为覆𬌗覆盖减小，下颌牙弓拥挤或上颌牙弓间隙，上颌切牙唇向错位或下颌切牙舌向错位，反之亦然。根据上下颌牙齿宽度不调的程度，临床上可通过减径、拔牙或增加牙量相对不足的上颌或减小下颌牙齿近远中径宽度等方法进行协调。但 Bolton 指数分析法也有不足之处，即没有考虑各牙长轴的倾斜度，某些错𬌗畸形如双颌前突，其指数可能正常但错𬌗畸形牙量不调确实存在。

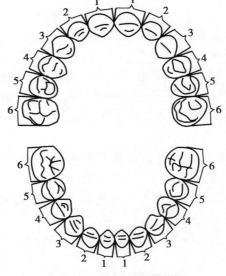

图 4-15　Bolton 指数分析

知识拓展

Bolton 指数分析（表4-1，表4-2）

表4-1 理想全牙比上下颌 12 颗牙的牙量值

全牙比					
下颌12∶上颌12		下颌12∶上颌12		下颌12∶上颌12	
77.6	85	85.8	94	94.0	103
78.5	86	86.7	95	95.0	104
79.4	87	87.6	96	95.9	105
80.3	88	88.6	97	96.8	106
81.3	89	89.5	98	97.8	107
82.1	90	90.4	99	98.6	108
83.1	91	91.3	100	99.5	109
84.0	92	92.2	101	100.4	110
84.9	93	93.1	102		

表4-2 理想前牙比上下颌 6 颗牙的牙量值

前牙比					
下颌6∶上颌6		下颌6∶上颌6		下颌6∶上颌6	
30.9	40.0	35.1	45.5	39.0	50.5
31.3	40.5	35.5	46.0	39.4	51.0
31.7	41.0	35.9	46.5	39.8	51.5
32.0	41.5	36.3	47.0	40.1	52.0
32.4	42.0	36.7	47.5	40.5	52.5
32.8	42.5	37.1	48.0	40.9	53.0
33.2	43.0	37.4	48.5	41.3	53.5
33.6	43.5	37.8	49.0	41.7	54.0
34.0	44.0	38.2	49.5	42.1	54.5
34.4	44.5	38.6	50.0	42.5	55.0
34.7	45.0				

知识拓展

Moyers 预测法

Moyers 于 1958 年提出了用下颌恒切牙宽度总和来预测未萌上下颌恒尖牙与前磨牙牙冠宽度的方法。此方法简单、可靠性强大。

根据临床经验认为 75% 的概率值最具有参考价值，因此表 4-3 列出了该概率下的 Moyers 预测值及我国预测值，具体临床应用如下：

（1）测量已萌出的4颗下颌切牙的牙冠总宽度。

（2）按性别查表，以75%的概率值分别查出与测得的下颌恒切牙宽度对应的上下颌尖牙、前磨牙的宽度值，乘2即为上下颌双侧尖牙和前磨牙的总宽度值。

（3）计算出上下颌牙弓的应有长度或必需间隙。

下颌牙弓的应有长度或必需间隙＝下颌前牙宽度值＋双侧下颌345宽度值（预测）

（4）同法计算上颌牙弓的应有长度或必需间隙。

（5）如前述测量上下颌现有牙弓长度（可用间隙）。

（6）必需间隙与可用间隙之差即为牙弓拥挤度。

（7）临床应用中可配合X线片检查，以便准确求得第一磨牙前各牙牙冠宽度的总和。

表4-3　75%的概率Moyers及我国男女尖牙前磨牙宽度预测表

	上颌345宽度预测值																	
∑11/12=	19.5	20.0	20.5	21.0	21.5	22.0	22.5	23.0	23.5	24.0	24.5	25.0	25.5	26.0	26.5	27.0	27.5	28.0
Moyers	20.6	20.9	21.2	21.5	21.8	22.0	22.3	22.6	22.9	23.1	23.4	23.7	24.0	24.2	24.5	24.8	25.0	25.3
我国 男	20.8	21.1	21.4	21.6	21.9	22.2	22.4	22.7	23.0	23.3	23.8	24.1	24.4	24.6	24.9	25.2	25.4	
我国 女	19.9	20.2	20.5	20.7	21.0	21.3	21.6	21.9	22.2	22.5	22.8	23.0	23.3	23.6	23.9	24.2	24.5	24.8
	下颌345宽度预测值																	
Moyers	20.1	20.4	20.7	21.0	21.3	21.6	21.9	22.2	22.5	22.8	23.1	23.4	23.7	24.0	24.3	24.6	24.8	25.1
我国 男	19.9	20.2	20.5	20.7	21.0	21.3	21.6	21.9	22.2	22.5	22.8	23.0	23.3	23.6	23.9	24.2	24.5	24.8
我国 女	20.4	20.5	20.7	20.8	20.9	21.1	21.2	21.4	21.5	21.6	21.8	21.9	22.1	22.2	22.4	22.5	22.6	22.8

5. 诊断性牙排列试验　正畸临床中，某些牙列拥挤的病例，确定是否拔牙矫治有困难时，可通过采用在模型上排牙试验来协助诊断，预测疗效。以上颌牙列拥挤为例，牙排列试验方法及步骤如下：

（1）拟作牙排列试验的模型最好采用硬石膏灌制，以尽量避免模型分割时被损坏。

（2）将上下颌模型置于牙尖交错咬合状态。若咬合关系不好，可用咬蜡片记录关系并上𬌗架。

（3）用铅笔画出中线（面部正中矢状面中线）和上下颌第一磨牙咬合标志线。

（4）在上颌第一磨牙前各牙的唇面用铅笔标出相应的牙位号，在各牙颈缘上2～3mm处定点并将各点连成一线。

（5）按照连线水平锯开石膏模型。

（6）从左右第一磨牙近中垂直锯入，注意尽量不伤及接触点和牙冠宽度。

（7）将锯下的前段牙列的牙逐颗分开，注意尽量保存牙冠宽度，适当修除各牙近远中根部石膏。

（8）在模型上被锯去牙的区域放置少量黏蜡，按照中线和下颌牙弓的关系将锯下的左右中切牙、侧切牙、尖牙排列好。根据剩余间隙的大小，可判断是否需要拔牙以及拔牙的部位，或能否扩弓矫治，并可立即预测疗效。如需拔牙矫治，可排好第二前磨牙，根据余留的间隙量确定磨牙需前移的量，对设计支抗有参考价值。

（9）如果下颌牙弓排列不齐亦需调整，上颌牙的排列应考虑下颌牙弓调整后的位置。

6. 数字化模型的计算机辅助分析 近年来随着新技术问世，可通过数字化印模，获取物体表面立体结构，并通过计算机软件进行三维重建，或者通过快速成型技术还原物体，为计算机辅助分析等创造了条件，可以更好地从三维角度对记存模型的牙齿、牙槽骨及基骨的形态和位置关系进行测量和评价。数字化三维模型的建立，可大大提高模型测量的精度与速度（图4-16），同时便于患者的模型永久储存及节约模型所需的储藏空间，还便于在网上进行远程会诊，形成配套的正畸解决方案，甚至利用 CAD/CAM 实现模拟矫治及矫治器设计制作。

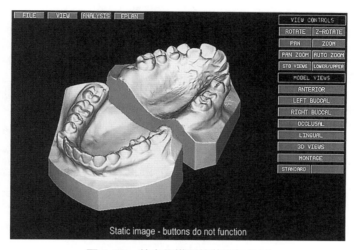

图 4-16 数字化模型的获取与分析

随着计算机技术和信息技术在正畸领域深入应用的飞速发展，借助计算机辅助模型分析以及诊断设计，已经在正畸临床中得到应用并体现出其良好的应用前景。

（二）X 线头影测量分析

X 线头影测量（cephalometrics）是对 X 线头颅定位照相所得影像进行的测量分析，以了解牙、颌、颅面软硬组织的结构及其相互关系，使对牙、颌、颅面的检查和诊断由表面形态深入到内部的骨骼结构中去。要进行头影测量分析，首先要定义和定位标志点，通过标志点建立参考线、参考平面，并对它们进行线、角的测量。几十年来，X 线头影测量已成为口腔医学各专业特别是口腔正畸、口腔颌面外科等学科的临床诊断、治疗设计和研究工作的重要手段。

1. X 线头影测量的主要作用

（1）研究颅面生长发育：X 线头影测量是研究颅面生长发育的重要手段。头影测量技术最早的应用即是颅面生长型的研究。借助头影测量，可以从横向和纵向研究生长发育，即通过对各年龄组群体的 X 线头影测量分析进行横向研究，也可对个体的不同时期进行纵向研究。

（2）牙、颌、颅面畸形的诊断分析：通过 X 线头影测量分析可了解畸形的部位、性质及机制，判断是骨性畸形还是牙性畸形。

（3）确定错殆畸形的矫治设计：通过 X 线头影测量，分析颅面结构各部分的相互关系，了解错𬌗畸形的机制，确定颌骨及牙齿矫治的理想位置，从而制订出正确可行的治疗方案。

（4）错𬌗畸形矫治前、中、后的牙颌、颅面形态结构变化的比较研究：X线头影测量常用于评价矫治过程中牙颌颅面形态结构发生的变化，从而了解矫治器的作用机制，矫治后是否达到预定牙位及颌位以及矫治后的稳定和复发情况。

（5）正畸外科联合治疗的诊断和矫治设计：对需进行外科正畸的严重颅面畸形患者，必须通过X线头影测量分析，明确畸形的机制，确定手术部位、方法及所需切除或移动颌骨的量，应用X线头影图进行剪裁、拼对、模拟手术效果图，为外科正畸提供充分的依据，从而提高诊疗水平。

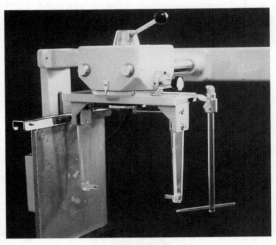

图4-17 头颅定位仪

2. 头颅定位X线片的拍摄原理和方法 借助头颅定位仪（cephalometer）（图4-17）定位拍摄形成标准的头颅定位X线片。头颅定位仪通过其左右耳塞与眶点指针三者构成的眶耳平面与地面平行，从而保证每次摄片恒定于此位置，使得各测量结果有比较分析的价值。

X线由球管射出时呈辐射状，使投照物体的影像放大，而产生模糊的半影。为了减小定位片的放大误差，要求X线源（球管）与被照物之间保持较大距离，一般应大于150cm。另一方面，投照物体与胶片间的距离，也是影响X线影像清晰和真实的重要因素，物片距越小，则X线影像放大和失真越小。因而在投照时，投照物与胶片应尽可能紧贴，以减小其放大误差（图4-18）。

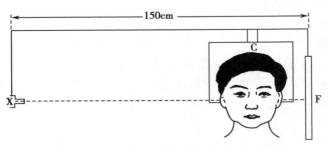

图4-18 头位、X线源、胶片的关系
X. X线源；C. 投照物；F. 胶片。

3. 头影图的描绘 头颅定位X线片（图4-19）需精确地转移到描图纸上，才能方便准确地进行测量分析，描绘头影图时需准备X线影像片、硫酸描图纸、毫米尺、半圆仪及硬质尖锐铅笔等。描图在良好光源的X线观片灯或专用的描图桌上进行。描绘图的点线必须精准细小，特别是解剖标志点定位要准确，以减少误差。对因头颅本身厚度或个体两侧结构不对称而出现部分左右影像不完全重合者，应按其平均中点来描绘（图4-20）。

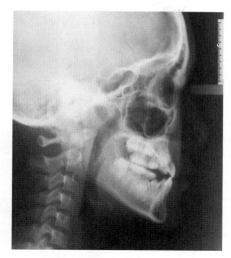

图 4-19　头颅定位 X 线片

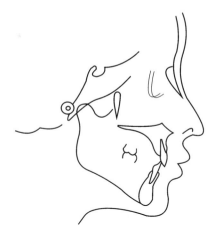

图 4-20　头影描绘图

4. 常用 X 线头影测量的标志点及平面

（1）头影测量标志点：标志点是用来构成线距、角、平面的点。准确定位的标志点是进行测量分析的基础。头颅测量的标志点可分为两类：一类是解剖标志点，即能真正代表颅颌面的一些解剖结构；另一类是引申的标志点，这类标志点是通过头影图上解剖标志点引申而来。

理想的标志点应该是易于定位及在生长发育过程中相对稳定的解剖标志点。但并非所有常用的标志点均能符合这一要求。有些标志点如鼻根点、蝶鞍点等是位于矢状面上的单个点，通常比较清晰易于定位。而有些是双侧的点如下颌角点、关节点等，由于面部不对称而使两侧点不能重叠，需取两点的中间点作为校正标志点。此外，头颅 X 线片的拍摄质量和描图者的经验也会影响标志点的可靠性。

1）颅部标志点（图 4-21）

鼻根点（N. nasion）：正中矢状平面上鼻额缝的最前点。代表面部与颅部的交界处。

蝶鞍点（S. sella）：蝶鞍影像的中心。

耳点（P. porion）：外耳道之最上点。常以定位仪耳塞影像之最上点为代表，称为机械耳点。外耳道影像的最上点为解剖耳点。

颅底点（Ba. basion）：正中矢状面上枕骨大孔前缘之中点，常作为后颅底的标志。

Bolton 点：枕骨髁突后切迹的最凹点。

2）上颌标志点（图 4-22）

眶点（O. orbitale）：眶下缘最低点。当患者两侧对称及在完好定位下，左右眶点才位于同一水平，但实际上很难达到。一般 X 线片上可显示左右两个眶点的影像，故常选用两点之间的点作为眶点，以减小其误差。

前鼻棘点（ANS. anterior nasal spine）：前鼻棘之尖。前鼻棘点常作为确定腭平面的标志点之一。

后鼻棘点（PNS. posterior nasal spine）：硬腭后部骨棘之尖。

翼上颌裂点（Ptm. pterygomaxillary fissure）：翼上颌裂轮廓之最下点。该点提供了确定上颌骨的后界和磨牙的近远中向间隙及位置的标志。

上牙槽座点（A. subspinale）：前鼻棘与上牙槽缘点间的基骨部外形最凹点。

上牙槽缘点（SPr. superior prosthion）：上牙槽突的最前下点。

上中切牙点（UI. upper incisor）：上颌中切牙切端最前点。

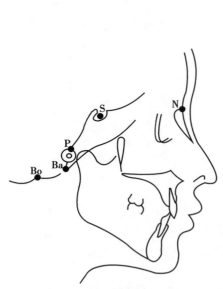

图 4-21　常用颅部测量标志点

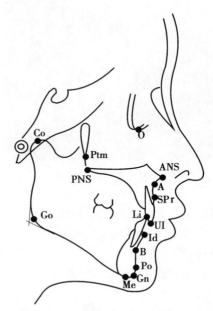

图 4-22　常用上、下颌标志点

3) 下颌标志点（图 4-22）

髁顶点（Co. condylion）：髁突的最上点。

关节点（Ar. articulare）：为下颌髁突颈后缘与颅底下缘之交点。关节点常在髁顶点不易确定时代替髁顶点。

下颌角点（Go. gonion）：位于下颌下缘与升支后缘交界处的后下点。常通过下颌平面和下颌支平面交角的角平分线与下颌角的交点来确定。

下牙槽座点（B. supramentale）：下牙槽突缘点与颏前点间骨部的最凹点。

下牙槽缘点（Id. infradentale）：下牙槽突之最前上点。

下颌切牙点（Li. lower incisor）：下颌中切牙切端最前点。

颏前点（Po. pogonion）：颏部之最突点。

颏下点（Me. menton）：颏部之最下点。

颏顶点（Gn. gnathion）：颏前点与颏下点之中点。

4) 常用软组织侧面标志点（图 4-23）：

额点（G. glabella）：额部之最前点。

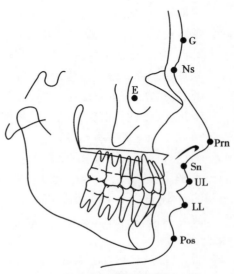

图 4-23　常用软组织侧面标志点

软组织鼻根点（Ns. nasion of soft tissue）：软组织侧面鼻与前额间最凹点。

眼点（E. eye）：睑裂之眦点。

鼻尖点（Prn. pronasale）：鼻软组织最前点。

鼻下点（Sn. subnasale）：鼻小柱与上唇皮肤连接点。

软组织颏前点（Pos. pogonion of soft tissue）：软组织颏部最前点。

上唇突点（UL）：上唇最突点。

下唇突点（LL）：下唇最突点。

（2）头影测量平面：在进行角度、线距和比例测量前必须先建立参考平面或参考线。大多数参考线为连接两个标志点的直线，通过一个点的两个直线即形成参考平面。有的平面相对稳定，可用于确定头位（如眶耳平面）和影像重叠定位（如前颅底平面和 Bolton 平面），称为基准平面（图 4-24）。某些平面则用于描述头颅中不同形态学单位之间的角度差异，称为测量平面（图 4-25），如腭平面、下颌平面等。

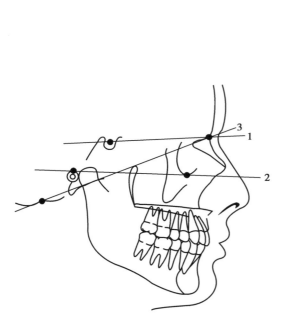

图 4-24　基准平面

1. 前颅底平面；2. 眼耳平面；3. Bolton 平面。

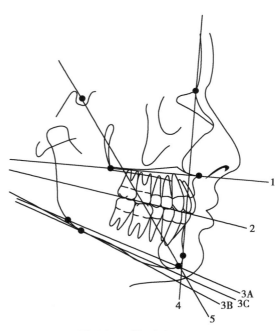

图 4-25　常用测量平面

1. 腭平面；2. 功能𬌗平面；3A. 下颌平面（下颌角点与颏顶点的连线）；3B. 下颌平面（下颌下缘最低部的切线）；3C. 下颌角下缘与颏下点连线；4. 面平面；5. Y 轴。

前颅底平面（SN. SN plane）：为连接蝶鞍点与鼻根点的连线。常作为面部结构与颅底关系的定位平面。

眶耳平面（FH. Frankfort horizontal plane）：由耳点和眶点的连线构成，用于构建"理想水平面"。大部分个体在正常头位时，眶耳平面与地面平行。

Bolton 平面：由 Bolton 点与鼻根点连线构成的平面。

腭平面（ANS-PNS. palatal plane）：前鼻棘与后鼻棘的连线构成。

𬌗平面（OP. occlusal plane）：在 X 线头影测量分析中使用两个平面。一个是解剖𬌗平面，即前牙覆𬌗或开𬌗中点与第一磨牙咬合中点之间的连线。另一个为功能𬌗平面，由均分后牙接触点而得，常使用第一磨牙及第一乳磨牙或第一前磨牙的接触点，这种方法形成的𬌗平面未涉及切牙。

下颌平面（MP. mandibular plane）：下颌平面的确定方法有三种：①下颌下缘最低部的切线；②下颌角点（Go）与颏顶点（Gn）的连线；③通过颏下点与下颌角下缘相切的线。

面平面（N-Po. facial plane）：鼻根点与颏前点的连线。

Y 轴（Y axis）：蝶鞍中心（S）和颏顶点（Gn）的连线。

5. 常用硬组织测量项目

（1）上下颌骨常用测量项目：（图 4-26，图 4-27，表 4-4）

1）SNA 角：蝶鞍点 - 鼻根点 - 上牙槽座点角。该角反映上颌相对于颅部的前后位置关系。当此角过大时，上颌前突，面部侧貌可显凸面型，反之，上颌后缩，侧貌呈凹面型。

2）SNB 角：蝶鞍点 - 鼻根点 - 下牙槽座点角。该角反映下颌相对于颅部的前后位置关系。当此角过大时，下颌前突，反之下颌后缩。

3）ANB 角：上牙槽座点 - 鼻根点 - 下牙槽座点构成的角。其值为 SNA 角与 SNB 角之差。反映了上下颌骨相对的前后位置关系。当 SNA 角大于 SNB 角时，ANB 角为正值，反之 ANB 角为负值。

4）NP-FH（面角）：指面平面（NP）与眶耳平面（FH 平面）之下后交角。此角反映下颌的突缩程度。该角越大表示下颌越前突，反之则表示下颌后缩。

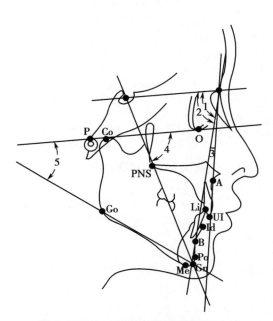

图 4-26　上、下颌骨常用测量项目（1）

1. SNA 角；2. SNB 角；3. ANB 角；4. Y 轴角；
5. 下颌平面角。

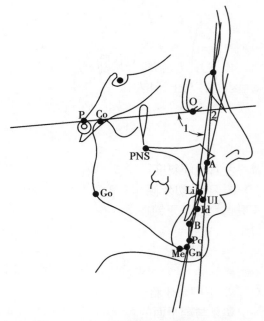

图 4-27　上、下颌骨常用测量项目（2）

1. 面角；2. 颌凸角。

5）NA-PA（颌凸角）：指 NA 与 PA 延长线之交角。此角反映上颌相对于整个侧面的关系，当 PA 在 NA 前方时，此角为正值，反之为负值。此角越大表示上颌的相对凸度越大。

6）上下牙槽座角（AB plane angle）：AB 或其延长线与面平面的上交角。该角反映了上下颌基骨相对于面平面的位置关系。若 A 点在面平面之前，该角为负值，反之为正值。此角越大表明上颌基骨对下颌基骨的相对位置显后缩，反之，此角越小则表明上颌基骨对下颌基骨的相对位置关系为前突。

7）MP-FH（下颌平面角）：下颌平面（MP）与眶耳平面（FH 平面）之交角。此角代表下颌体的陡度，也反映面部的高度。

8）Y 轴角：Y 轴与眶耳平面相交之下前角。此角表示面部对于颅部向下向前发育的程度，也表示颏部的突缩程度，此角越小则表示颏部越前突，反之则表示颏部越后缩。Y 轴同时代表面部的生长发育方向。

（2）牙、殆与骨骼间关系的常用测量项目（图 4-28）

1）殆平面角（OP-FH）：殆平面与眶耳平面的交角。殆平面前低后高为正角，反之为负角。此角越大，平面越陡，为安氏Ⅱ类面型倾向；此角越小，则平面越平，为安氏Ⅲ类面型倾向。

2）1-SN 角：上颌中切牙牙长轴与 SN 平面相交的下内角。此角反映上颌中切牙对前颅底的相对倾斜度，过大表示上颌中切牙唇倾，反之则舌倾。

3）上中切牙倾角（1-NA）：上颌中切牙牙长轴与鼻根点（N）上牙槽座点（A）连线的交角，代表上颌中切牙的倾斜度和突度。

4）上中切牙突距（1-NA 距）：上颌中切牙切缘至鼻根点（N）与上牙槽座点（A）连线的垂直距离（mm），上颌中切牙切缘在 NA 线之前为正值，反之为负值。

5）下中切牙 - 下颌平面角（$\overline{1}$-MP）：下颌中切牙牙长轴与下颌平面相交之上内角。此角表示下颌中切牙唇舌向的倾斜度。

6）下中切牙倾角（$\overline{1}$-NB）：下颌中切牙牙长轴与鼻根点（N）下牙槽座点（B）连线的交角，代表下颌中切牙的倾斜度和突度。

7）下中切牙突距（$\overline{1}$-NB 距）：下颌中切牙切缘与鼻根点（N）下牙槽座点（B）连线的垂直距离。

8）下中切牙殆平面角（$\overline{1}$-OP）：下颌中切牙牙长轴与殆平面相交之下前角。此角表示下颌中切牙与殆平面的关系。

9）上下中切牙角（1-$\overline{1}$）：上下颌中切牙牙长轴的交角。此角代表上下颌中切牙的突度关系。角度越大表示突度越小，反之表示突度越大。

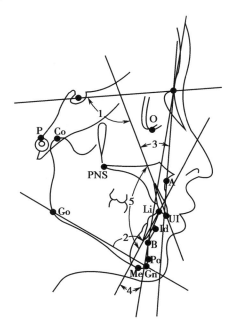

图 4-28　上、下颌前牙常用测量项目
1. 1-SN 角；2. $\overline{1}$-MP 角；3. 1-NA 角；
4. $\overline{1}$-NB 角；5. 上、下颌中切牙角。

表 4-4　常用硬组织测量项目的正常值

测量项目	替牙期		恒牙期	
	均值	标准差	均值	标准差
SNA/°	82.3	3.5	82.8	4.0
SNB/°	77.6	2.9	80.1	3.9
ANB/°	4.7	1.4	2.7	2.0
NP-FH/°	83.1	3.0	85.4	3.7
NA-PA/°	10.3	3.2	6.0	4.4
上下牙槽座角/°	−5.9	2.0	−4.5	2.8
MP-FH/°	31.8	4.4	31.1	5.6
Y 轴角/°	65.5	2.9	66.3	7.1
OP-FH/°	16.4	3.3	12.4	4.4
1-SN/°	104.8	5.3	105.7	6.3
1-NA/°	22.4	5.2	22.8	5.7
1-NA/	3.1	1.6	5.1	2.4
1̄-MP/°	94.7	5.2	92.6	7.0
1̄-NB/°	32.7	5.0	30.3	5.8
1̄-NB/	6.0	1.5	6.7	2.1
1̄-OP/°	111.7	6.5	111.6	6.0
1-1̄/°	120.7	7.2	124.2	8.2

6. 常用 X 线头影测量分析法

至今已报道的 X 线头影测量分析法有几十种之多，其核心是将上述的各标志点形成不同的参考线和参考平面并进行测量。下面介绍两种简便、常用的测量方法。

（1）Downs 分析法：以眶耳平面为基准平面，共包含 10 项测量内容（图 4-29）。

1）骨骼间关系的测量：包括面角、颌凸角、上下牙槽座角、下颌平面角、Y 轴角等 5 项测量内容。

2）牙𬌗与骨骼间关系的测量内容：包括𬌗平面角、上下中切牙角、下中切牙 - 下颌平面角、下中切牙 - 𬌗平面角、上中切牙突距等 5 项测量内容。

Downs 分析法的测量内容包括了骨骼间及牙𬌗与骨骼间的关系，内容比较完善，至今仍被各国正畸医师广泛采用。

（2）Tweed 分析法：主要测量内容由眶耳平面、下颌平面与下颌中切牙牙长轴所组成，是代表面部形态结构的颌面三角形的三个角（图 4-30），即①眶耳平面 - 下颌平面角（FMA）；②下颌中切牙 - 眶耳平面角（FMIA）；③下颌中切牙 - 下颌平面角（IMPA）。

Tweed 认为 FMIA 65° 是建立良好面型的重要条件，因此，FMIA 65° 成为矫治追求的目标。在三个角中，FMA 很难通过正畸发生改变。因而要达到 FMIA 的矫治目标，主要依靠改变下颌中切牙的位置和倾斜度来完成。表 4-5 为正常中国人 Tweed 分析法测量的均值。

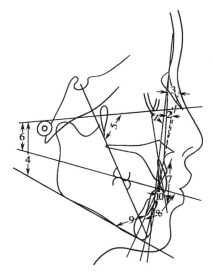

图 4-29 Downs 分析法内容

1. 面角；2. 颌凸角；3. 上下牙槽座角；4. 下颌平面角；5. Y 轴角；6. 殆平面角；7. 上下中切牙角；8. 下中切牙 - 殆平面角；9. 下中切牙 - 下颌平面角；10. 上中切牙突距。

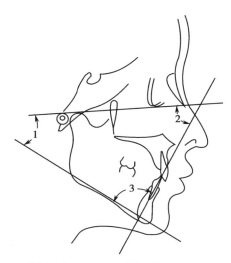

图 4-30 Tweed 分析法测量项目

1. FH-MP（FMA）；2. Ī-FH（FMIA）；
3. Ī-MP（IMPA）。

表 4-5 按 Tweed 分析法测量的中国人正常殆均值（x̄±s）

测量项目	均值 ± 标准差
下颌平面角（FMA）/°	31.3±5.0
下中切牙 - 下颌平面角（IMPA）/°	93.9±6.2
下中切牙 - 眼耳平面角（FMIA）/°	54.9±6.1

7. 常用软组织测量内容 软组织形态与其下方覆盖的硬组织形态并非完全一致。在外科正畸病例的诊断分析及矫治设计上，软组织测量分析具有更重要的意义。表 4-6 为正常中国人软组织测量结果。常用的软组织测量项目有：

（1）面型角（FCA）：额点 - 鼻下点连线和鼻下点 - 软组织颏前点连线的后交角，代表软组织的面型突度。

（2）鼻唇角（NLA）：鼻下点 - 鼻小柱点连线和鼻下点 - 上唇突点连线的前交角，代表上唇与鼻底的位置关系。

（3）面上部高（UFH）：分别从眼点（E）、鼻下点（Sn）向 GSn 连线作垂线，两垂线间距。

（4）上唇长（ULL）：分别从 Sn 点和上口点向 Sn-Pos 连线作垂线，两垂线间距。

（5）下唇长（LLL）：分别从 Mes 点和下口点向 Sn-Pos 连线作垂线，两垂线间距。

UFH、ULL、LLL 之间的比例关系代表面部上中下之间的比例（图 4-31，图 4-32）。

（6）对唇突度的分析主要使用连接 Pos 的三条线，即 E 线、H 线、Sn 线（图 4-33）。

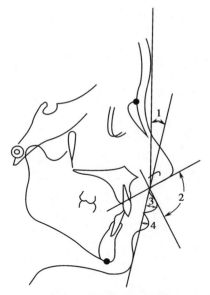

图4-31　常用头部软组织侧面测量项目（1）

1. 面型角；2. 鼻唇角；3. 上唇突度；4. 下唇突度。

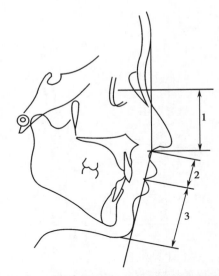

图4-32　常用头部软组织侧面测量项目（2）

1. 面上部高；2. 上唇长；3. 下唇长。

E 线（审美平面）：指软组织颏前点（Pos）与鼻尖点的切线，测量上下唇至该线的距离可反映上下唇相对于鼻和软组织颏的平衡状况。在平衡良好的侧貌中，下唇接触 E 线，而上唇在该线稍后方 0.5～1.0mm。当下唇位于 E 线之前时，所测的 E 线至下唇的距离为正值。

H 线（Holdaway）：软组织颏前点与上唇相切的线。测量鼻点、鼻唇沟、上下唇、颏唇沟以及颏前点与该线的距离，可反映它们之间的位置关系。

Sn 线（Sn-Pos）：软组织颏前点（Pos）与鼻下点（Sn）的连线。测量上下唇与该线的距离，可反映唇部的相对突度，上下唇突度分别为 ULP 和 LLP。

（7）H 角：H 线与 NB 的交角，代表软组织颏部与唇的位置关系。

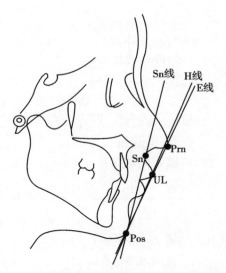

图4-33　唇突度分析 E 线、H 线、Sn 线

知识拓展

我国人正常𬌗软组织测量均值		
测量项目	均值	标准差
FCA/°	7.3	4.4
NLA/°	80～110	—
UFH/%	40	—

续表

测量项目	均值	标准差
ULL/%	20	—
LLL/%	40	—
鼻点 -H 线 /mm	1	—
鼻唇沟 -H 线 /mm	8	—
上唇突点 -H 线 /mm	0	—
下唇突点 -H 线 /mm	2	—
颏唇沟 -H 线 /mm	4	—
颏前点 -H 线 /mm	0	—
ULP/mm	7.2	1.92
LLP/mm	6.3	1.49
H 角 /°	11.0	4.13

8. 电子计算机化的 X 线头影测量　电子计算机化的 X 线头影测量是将头影图上所确定的各测量标志点转化为坐标值,计算机软件算出各测量项目的结果并进行统计分析。具有效率高、测量准确、信息量大、便于储存等显著优点,基本操作步骤如下:

（1）描绘头影图及确定标志点。

（2）将头影图放于图形数值化仪上,依次输入各标志点。图形数值化仪可将各标志点默认为坐标系中的坐标值并输入计算机。

（3）根据数据坐标值利用测量分析软件计算出角度或距离值,并进行统计分析。可根据需要选择分析法或任意选择几项测量内容进行分析。

近年来,X 线摄像数值化技术使得对头颅定位片测量分析更为简化。数码图像读取直接输入计算机,我们只要用鼠标按需要确定标志点,计算机即可根据其数字模型完成测量分析工作。

（三）面𬌗像

口腔正畸临床所用面部的照相,主要是记录患者在进行治疗前的𬌗、颌、面情况以及治疗中、治疗后各自相应的变化。

知识拓展

器材准备:单反相机、微距镜头、环形闪光灯、口腔拉钩、反光镜等。

照相机口腔摄影常用参数:ISO 200 F22～32,快门速度 1/200。

ISO 即感光度,表示相机(电荷耦合器件)对光的敏感程度。ISO 的数值越大,对光的敏感程度越高。口腔摄影常用的 ISO 为 200,光线很暗时,可以调高 ISO,ISO 越高,对微弱光线的敏感程度增加,但同时容易增加拍摄照片的噪点。

F 后面的数字表示光圈数值,数值越大表示光圈开启的孔径越小,则进光量就越少,反之,光圈值越小则进光量越大,曝光量就越多。

照相机快门就像一扇门,快门速度,就是快门开闭一次的时间。比如 1/200 是指开启快门 1/200 秒的时间,一般来说在光线差的地方如室内和晚上就需要慢速度,在光线强烈的环境拍摄就需要较快的快门速度。

1. 面像　包括正面像、微笑正面像、45°侧面像、侧面像(图 4-34)。正面像显示面部高度,左右面部发育是否对称,面型以及其他的面部畸形;侧面像显示侧面凸度、深度以及下颌的斜度、颏部的突度等。

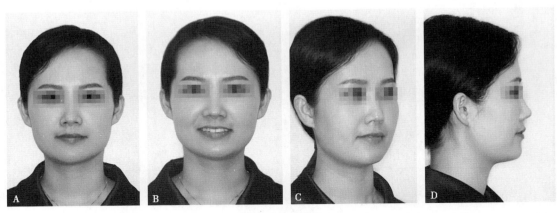

图 4-34　面像
A. 正面像　B. 微笑正面像　C. 45°侧面像　D. 侧面像

2. 口内像　一般需拍摄咬合位的正面、左右侧位及上下颌牙弓殆面像,共 5 张照片(图 4-35)。拍摄时,助手用口唇拉钩将口唇尽可能拉开,上下殆面像还需借助反光板拍摄,以求取得较为正视的拍摄画面。

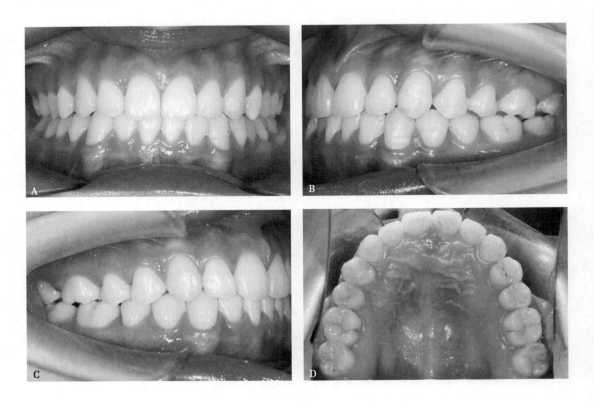

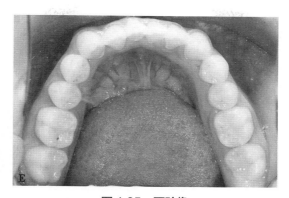

图 4-35 牙殆像

A. 正面殆像 B. 左侧殆像 C. 右侧殆像 D. 上颌殆面像 E. 下颌殆面像

3. 定位像 要使获得的面像具有可比性，即可以通过测量来进行分析比较，其前提是患者的体位具有可重复性，这可以通过拍摄正面及侧面定位像来实现。由于近年来 X 线头颅定位摄像的发展，可采用 X 线头颅定位仪，在拍 X 线片的同时，拍摄正侧位照片。

（四）锥形束 CT 检查

20 世纪 60 年代，出现了计算机体层扫描（computed tomography，CT）技术，实现了人体的检查、诊断由表面形态深入到内部的骨骼、肌肉等结构中去的飞跃。21 世纪初出现了用于口腔科的锥形束 CT 技术（cone-beam computed tomography，CBCT）技术，它不仅可以提供直观立体的三维图像，还可以通过旋转从任意角度进行颅、颌、面内部结构的观察。

1. 与同传统 CT 相比 CBCT 的优点

（1）成像精度高：CBCT 的体积元是各向同性的，可以观察任意角度的体层图像和三维图像，能保持 1:1 的比率，对组织的放大率可以忽略不计。在组织结构及三维空间方面 CBCT 均具有相当的精确性。

（2）放射剂量低：CBCT 使用锥形束投照和特殊探测器接收技术，极大地降低了放射剂量，提高了放射检查的医疗安全性，利于临床推广应用。

（3）扫描时间短：锥形束 CT 的射线和探测器呈锥状对患者进行投照，在单次旋转内就可获得设定区域的解剖结构的全部信息，极大限度地减少了扫描时间。

（4）拍摄伪影少：由于扫描时间短，由运动造成的伪影及口内植入体等金属造成的伪影均大大减少，还可以避免传统曲面体层片发生于前牙区的燃烧状影像。

（5）费用相对低：CBCT 设备购置成本降低，相对容易获得，患者检查费用相对较低，减轻了患者负担。

（6）使用简单方便：对患者进行影像学拍摄相对简单，同时三维影像的多层面重建及分析观察更加直观和方便。

2. CBCT 在口腔正畸学中的应用

（1）阻生牙、埋伏牙、多生牙的定位（图 4-36）：通过 CBCT 三维重建，可以显示任意方向多个平面包括冠状面、矢状面、横断面、斜面等断面图像，精确显示埋伏牙的数量、大小、牙体的表面形态、所在位置、萌出方向、邻牙牙根的吸收情况及其与周围组织的关系，指导临床医师明确手术路径，并制订治疗方案。

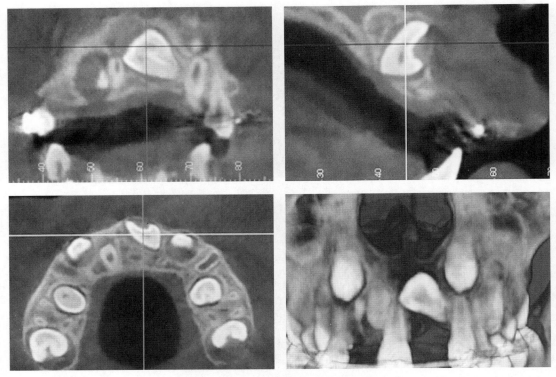

图4-36 阻生牙的CBCT观察

（2）头颅正侧位片和曲面体层片的分析：CBCT生成的头颅正侧位片和曲面体层片与传统的头颅正侧位片和曲面体层片相似，但可视性增强。CBCT技术可以实现1:1的放大率，避免了传统的投照技术由于被投照结构与接收器的距离不同，造成的影像存在不同的放大率，不可避免地出现两个下颌骨体边缘等缺陷，使得测量更加准确。同时，CBCT在头颅正侧位片中排除了颈椎和枕骨重叠的干扰，在生成的曲面体层片中避免了前牙区的燃烧状影像。

（3）牙体、牙周、牙列重建：CBCT可以同时观察到牙冠和牙根的形态及走向，可为临床治疗中调整牙齿的转矩、轴倾度提供参考。同时，还可以清晰的观察传统平片很难发现的牙周骨骼异常：骨裂、穿孔、牙槽骨各部位的吸收，有助于诊断和治疗计划的制订。通过重建牙列，去除周围的骨组织，可以从唇舌向观察咬合关系，还可以观察到牙根近远中向和唇舌向的排列关系，使对治疗效果的评价更加精确。

（4）骨组织重建：通过CBCT三维重建可以清楚地展现上下颌骨与颅底的相对关系，有助于正畸诊断骨骼的分型。通过观察上下颌骨的形态大小、牙槽嵴的高度和牙槽骨的形态，可以了解患者的上下颌骨及牙槽骨的对称性等。同一患者不同年龄的三维牙列影像还能记录牙齿、骨骼和软组织的生长发育过程。

（5）软组织重建：CBCT通过对软组织进行重建，可以对正面、侧面和自定义任意角度的面像进行分析，判断颌面软组织与骨组织的对称性，避免了二维面像造成的视觉误差，还可以通过调整影像的透明度明确相关软组织与骨骼的特定关系。

（6）上气道、上颌窦的相关评价：CBCT可以实现对三维气道最简捷精确的分析和评价。长期口呼吸和继发性的上气道阻塞严重影响颅颌面骨骼的生长发育和正常咬合的建立，导致不同程度的错𬌗畸形。上颌窦的形态和位置对后牙萌出、牙列建𬌗、牙槽骨的生长相互影响，上颌窦的底部呈不规则的形态，其下壁由前向后盖过第一前磨牙、第二前磨牙、第一磨牙、第二磨牙及第三磨牙的根尖，与上述牙根尖隔以较厚或较薄的骨质，或无骨质相隔而突入窦腔仅覆以黏膜，正畸临床上需要充分考虑其对牙齿移动规律的影响。

（7）颞下颌关节评价：口腔正畸领域对颞下颌关节在正畸矫治设计中的影响日益受到重视。由于解剖结构重叠的影响，颞下颌关节结构的观察在普通平片及体层片上效果不理想。CBCT 根据三维断面的位置关系及左右侧颞下颌关节的位置差异可以准确的判断功能性的关节偏斜及器质性病变，清晰的显示髁突表面的骨质变化、关节间隙、双侧对称性等，有利于口腔正畸临床准确的诊断和正确的矫治设计。

（8）头影测量三维分析系统的建立：在以往的头影测量数据处理上，很多学者提出了不同的分析方法，但仅限于将三维图像转换为二维平面进行测量分析。随着三维影像技术的发展，越来越多的学者认识到在三维影像中选择标志点已成为可能，建立一套三维的分析方法对于诊断和治疗是十分必要和意义重大的。

第三节　诊断与矫治计划

一、诊断

口腔正畸学的诊断是通过对患者的一般资料、临床检查、X 线检查、模型和面像分析及头影测量分析等进行有效地综合分析得出的结论，判断畸形并指明畸形的分类，分析形成错𬌗畸形的因素和机制，从而制订正确的治疗计划。完整的诊断应包括以下内容：①根据收集的病史资料和临床检查，分析形成错𬌗畸形的病因和机制；②明确错𬌗畸形的类型；③拟定出矫治设计并推测预后。

二、矫治计划

（一）矫治时机

错𬌗畸形患者矫治开始的时机不是绝对的，通常与牙颌畸形的类型和个体的生长发育状态有关。青春生长发育快速期是判断矫治时机的重要依据，判断青春迸发期的关键因素是骨龄和第二性征出现的时间及顺序。临床上判断正畸矫治时机最直观的因素则是个体的牙齿萌出情况。

一般伴有骨骼畸形的错𬌗畸形应及早矫治，只要患儿能够配合即可开始。近年来，在生长活跃期矫治骨骼问题，在恒牙完全建𬌗后矫治牙齿错位的双期矫治的理念越来越受到重视，这样既可以较充分地利用生长潜力，达到阻断矫治或引导性矫治的目的，同时为二期矫治目标的实现奠定基础。而严重骨性畸形的患者则需要在成年后进行外科正畸联合矫治。

（二）矫治设计的依据及内容

1. 矫治设计的依据　根据患者的一般资料、临床检查、X 线检查、模型分析、面像分析、X线头影测量的结果等综合分析,形成正确的诊断后制订周密详细的矫治计划。

2. 矫治设计应考虑的内容

(1)正畸治疗与年龄、性别的关系:患者的年龄往往与生长发育的状态相关,儿童时期,颌骨正处于快速生长发育阶段,骨质生长活跃,矫治效果通常较好。而成年人颌骨生长发育已停止,骨组织改建比较缓慢,矫治效果比儿童差,矫治疗程较长。正畸治疗时机的选择与性别亦有直接关系。青春发育高峰期男女各不相同,女孩的快速生长发育期较男孩早,如果利用生长发育快速期来矫治早期的骨性错𬌗,则女孩矫治时间应比男孩早。

(2)区别矫治适应证与非适应证:生长发育及替牙期间形成的暂时性错𬌗畸形,大多可自行调整,应暂行观察,对确定不能调整者才进行矫治。

1)乳牙期:乳牙期矫治的时机最好在乳牙全部萌出后至乳牙根尚未大量吸收之前,即3~5岁为宜。矫治器应力求简单,避免使用复杂的矫治器。乳牙期需及时矫治的常见畸形如下:①前牙反𬌗、明显下颌前突;②后牙反𬌗;③严重的深覆𬌗、远中错𬌗;④一切妨碍𬌗、颌、面正常生长发育及功能发挥的不良习惯及其所造成的错𬌗畸形。

2)替牙期:替牙期是颌骨发育的快速期,乳牙逐渐脱落,恒牙逐步萌出,牙列咬合不恒定,错𬌗畸形的性质和严重程度尚未确定。因此,凡是轻度错𬌗畸形且与功能、发育无关者,不必急于矫治,此期矫治的适应证有:①前牙反𬌗;②个别牙的严重错位、拥挤;③上下颌牙弓关系异常;④第一磨牙严重错位;⑤口腔不良习惯;⑥后牙反𬌗、锁𬌗;⑦上颌中切牙明显间隙,侧切牙与尖牙均已萌出,但间隙仍不能自行消失者。

3)恒牙期:一般说来,恒牙早期,即第二磨牙萌出(约12岁左右)是错𬌗畸形常规矫治的最佳时期。

(3)健康状况与正畸治疗的关系:全身和口腔局部的健康状况直接与矫治进程及效果密切相关。如口腔局部和全身健康状况良好,则矫治时易于组织变化正常,适应性强,稳定性好;反之则组织改建缓慢,矫治疗程长,严重者还会造成不良后果。

(4)矫治计划的具体内容包括:①明确的矫治目标;②选择符合患者需要的最适用矫治器;③确定所需间隙及获得间隙的方法;④分阶段完成矫治目标及采用相应的方法;⑤矫治后拟采用的保持方法。

制订完详细矫治计划后,最后应向患者或家属仔细解说矫治方案及可能的效果,争取患者的积极配合,同时可以避免日后不必要的纠纷。

 小 结

正确的诊断是制订矫治计划和治疗成功的基础。要求医师具有丰富的理论知识和临床经验,对患者有足够的责任心和耐心。对疾病做出正确的诊断,首先必须要详细了解患者的病史、症状和体征,然后进行口腔临床一般检查或者特殊检查,最后对所获取的信息加以综合分析,制订详细周密的矫治计划,并确保患者或家属能够理解矫治计划及可能的效果,取得患者的配合以利于实现矫治目标。

记存模型是矫治前、中、后所制取的可以记录患者牙𬌗情况的模型。模型分析(model analysis)是从三维角度对记存模型上牙齿、牙槽骨及基骨的形态和位置关系进

行的测量和评价，以期为口腔正畸患者的临床诊断、矫治计划的制订提供参考指标。X
线头影测量（cephalometrics）是对 X 线头颅定位照相影像所进行的测量分析，以了解
牙、颌、颅面软硬组织的结构及其相互关系，使对牙、颌、颅面的检查、诊断由表面形态
深入到内部的骨骼结构中。

对一些较为复杂的临床病例，通过常规的检查和分析，难以获得患者的𬌗、颌、面
的本质特征，需要进行模型分析和 X 线头影测量分析，以利于形成科学有效的矫治计
划。通过对患者临床资料的收集整理，进行有效的综合分析，形成正确的诊断，并制订
周密详细的矫治计划。

思考题

1. 拥挤度分析有哪些临床意义？
2. 模型分析有哪些作用？
3. X 线头影测量反映上下颌骨关系的指标及其含义？
4. 制订治疗计划时须考虑的问题有哪些？

（史建陆）

第五章　正畸治疗的生物机械原理

学习目标

1. 掌握：正畸牙齿移动的类型，矫治力的种类。
2. 熟悉：影响正畸牙齿移动的因素。
3. 了解：正畸牙齿移动的生物学基础。

错𬌗畸形矫治的基本原理是矫治器对牙齿或（和）畸形颌骨施以矫治力或去除口周异常肌力，通过颌骨、牙周组织、颞下颌关节等软硬组织产生的生物力学反应，使机体产生组织学改建，达到矫治错𬌗畸形的目的。这是复杂的生物机械运动，而不是单纯的机械运动。因此，正畸治疗的生物机械原理是口腔正畸学的重要内容之一。

第一节　矫治力与牙齿的移动

正畸矫治器通过其产生的矫治力调节口腔内外环境，作用于牙齿或（和）颌骨，使其产生位移或形变，以纠正错𬌗畸形。矫治力的大小、性质和种类与错𬌗畸形矫治有着密切的关系。

一、基本概念

1. 力（force）　物体间的相互作用产生力。力有三个要素：大小、方向和作用点。有作用力就一定有一个与之大小相等、方向相反的反作用力。

2. 力偶（couple）　力偶大小相等、方向相反，且不在同一直线上的两个相互平行的力作用于物体上形成的力的系统。

3. 力矩（moment）和力偶矩（couple moment）　力矩是力与力臂（力的作用点到力的支点间的距离）的乘积；力偶矩是一个力与力偶臂（两个力之间的距离）的乘积。

4. 旋转中心（center of rotation）　物体在外力作用下形成转动时所围绕的中心。

5. 阻抗中心（center of resistance）　当力作用于一物体时，该物体周围约束其运动的阻力中心称为阻抗中心。

根据阻抗中心和旋转中心的位置关系，牙齿的最基本移动方式只有两种，即平移和转动。当外力作用力线通过牙齿的阻抗中心时，牙齿产生平移，此时旋转中心距离阻抗中心无穷远；当一力偶以阻抗中心为圆心，在对应的等距离处从相反方向作用于牙齿时，产生转动，此时旋转中心位于阻抗中心处。

二、矫治力的种类

（一）按矫治力强度分类

1. 轻度力　力值范围小于60g，如弹性橡皮圈，该力作用下一般牙齿不会移动，但在摩擦力小，无干扰的情况下，牙齿也能移动。

2. 中度力　力值范围在60～350g，如各种弓丝、弹簧曲，为牙齿移动的主要正畸力范围。

3. 重度力　力值范围大于350g，如以头颈部为支抗的口外牵引力，在生长发育期能影响骨骼的生长，改变骨骼的形态，对颜面形态改变作用大。

（二）按矫治力持续作用时间分类

1. 持续力　持续对错位牙产生矫治力，该力可持续几周或更长时间。如镍钛簧、正畸弓丝所产生的力。

2. 间歇力　对矫治牙仅产生间断的作用。如活动矫治器副簧产生的矫治力为间歇力，矫治力在较短时间内消失。

（三）按矫治力产生方式分类

1. 机械力　由矫治器的机械形变所产生的机械弹力性矫治力称为机械力。如弓丝、弹力圈、弹簧等产生的矫治力。

2. 肌力　以肌肉收缩产生的力作为矫治力者称为肌力。大部分功能矫治器利用肌肉的收缩力或解除过度的肌肉收缩力达到矫治的目的。

3. 磁力　通过两块永磁体之间的磁场作用，利用同极相斥，异极相吸所产生的力，达到移动牙齿的目的。

（四）按矫治力来源部位分类

1. 颌内力　同一牙弓内的牙齿相互牵引产生的作用力和反作用力。

2. 颌间力　上下颌之间的牙齿或牙弓相互牵引产生的作用力和反作用力。根据上下颌移动方向的不同，可分为Ⅱ类、Ⅲ类颌间牵引和垂直颌间牵引。

3. 颌外力　以颈、枕、颏、额等骨作为抗基，将力作用于牙、牙弓或颌骨并使之位移和改建，由于支抗部位稳定而牢固，支抗能力强，因而可产生较强的矫治力。

（五）按矫治力作用效果分类

1. 正畸力　力值较弱，作用范围较小，通过牙齿在生理范围内移动来矫治错𬌗畸形。

2. 矫治力　作用范围大、力量强，主要作用在颅骨、颌骨上，能使骨骼形态、位置改变，对颜面生长发育和形态改变作用大。

三、牙齿移动的种类

（一）倾斜移动（tipping movement）

倾斜移动是指牙受力后，牙以支点为中心，牙冠和牙根朝相反方向移动。如使牙冠向舌侧移动，而牙根则向唇侧移动。牙齿的倾斜移动是正畸治疗中最易实现的一种移动方式。

牙齿支点的位置一般和力的作用点有关，力的作用点越近牙冠的颈部，则旋转中心就越接近根尖。正畸治疗中活动矫治器移动的牙齿，大都呈倾斜移动。

单根牙齿倾斜移动时，对牙周产生 2 个压力区及 2 个张力区，其中以根尖及龈缘附近受力最大，其牙周组织反应为压力区有骨质吸收而张力区有骨质沉积（图 5-1A）。

（二）整体移动（bodily movement）

整体移动是指牙受力后，牙冠和牙根向一个方向等距离移动。整体移动较难实现，只有用适宜的矫治器才行。整体移动时压力和张力均匀分布于牙根两侧的牙周组织（图 5-1B）。牙冠的受力要比倾斜移动时大得多，并且在牙齿整体移动时，因牙齿在牙槽窝内，临床中要想完全整体移动牙齿是不可能的，只能是接近整体移动。

（三）转矩（torque）移动

转矩移动是使牙齿某一部分做特定移动，而限制另一部分的移动。转矩移动通常是指牙根做各个方向的移动，而牙冠移动很少，故也称为控根移动（图 5-1C）。也可以理解为控制牙冠或者牙根的移动，控制牙冠与牙根的移动比例。

转矩分为两种类型：一是正转矩，指根舌向转矩或冠唇向转矩；二是负转矩，指根唇向转矩或冠舌向转矩。

控根移动的实现需要在牙冠上使用一对方向相反的力偶，使牙齿以牙冠为旋转中心保持不动，而牙根做倾斜移动。在牙齿做转矩移动时，根尖部受力最大，转矩移动的力量需严格控制，若施力不当可使根尖区受力过大而造成根尖吸收和牙髓坏死。

牙齿的转矩移动一般需要用固定矫治器才能完成，如方形弓丝在方形托槽沟中的转矩力以及附有辅助弓丝的 2 根圆形弓丝同时作用等形成的作用力。

（四）伸长或压低移动（extrusion or intrusion）

伸长或压低移动是使牙齿升高或压入的移动。矫治力过大，不论是升高或压低移动均

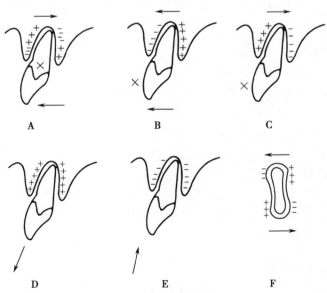

图 5-1 各类牙齿移动时牙周膜和牙槽骨改建示意图

（+）表示骨沉积 （－）表示骨吸收

A. 倾斜移动 B. 整体移动 C. 转矩移动 D. 垂直移动（升高） E. 垂直移动（压低） F. 旋转移动

可造成根尖血管的损伤，而引起牙髓坏死及牙齿脱位。

升高移动时，对整个牙齿支持组织产生牵引作用，而无压力区，因而无明显的骨吸收（图 5-1D）。

压入移动时，对整个牙齿支持组织产生压迫作用，而无张力区，在根尖周围可能引起骨质吸收（图 5-1E）。

（五）旋转（rotation）移动

旋转移动是指牙齿沿牙长轴进行的旋转移动。常在扭转牙的矫治中应用。牙齿在牙槽窝中旋转，需要应用一个力偶。可在扭转牙牙冠某一点加力而在另一点作为固定点，使牙做旋转移动。也可以在牙冠上相对的两点加力，同样能使牙齿发生旋转移动。牙齿旋转移动后，虽然牙周纤维随之进行重新排列，但扭转牙的牙周纤维改建需要较长的时间，因而需要较长时间的保持，否则易出现复发，过矫治和牙龈纤维切断可减轻扭转牙的复发。

牙齿在做旋转移动时，扁形牙根周围可形成 2 个压力区及 2 个张力区（图 5-1F）。

知识拓展

正畸牙齿移动规律

正畸牙移动可分为三期：初始移动、延迟阶段、进行性牙齿移动。牙齿受力的瞬间，可以发生一定的位移，一般不超过 1mm。这是由于牙齿受力后牙周膜和牙槽骨发生形变，牙周膜内液体重新分配所造成的，此阶段为初始移动。牙齿持续受力，牙周组织的损伤常常伴随正畸牙齿移动的过程中，多见于受压侧，牙周膜内血流受到影响，血管被压缩，血流受阻，出现玻璃样变。牙齿移动出现一个相对的停滞期，此阶段为延迟阶段。随着牙周组织中细胞增殖、分化，玻璃样变的组织被降解、清除，压力侧牙槽骨表面开始直接骨吸收，可以见到牙槽窝内壁有大量破骨细胞排列，形成骨吸收陷窝，牙齿迅速移动，牙周膜内，牙周纤维重组。此阶段为进行性牙移动。

第二节　矫治过程中的组织改变

对于牙颌畸形的矫治，无论采取哪种矫治方法，都必须对错位的牙、牙弓或颌骨施加一定的矫治力，以引起牙周、颌骨的组织改建，这样才能产生牙移动，引导颌骨正常生长，达到矫治牙颌畸形的目的。颌骨的可塑性、牙骨质的抗压性及牙周膜内环境的稳定性是正畸牙周组织改建与牙齿移动最基本的生物学基础。矫治力作用于牙、牙周膜、颌骨等，产生一系列的组织改变。

一、牙周膜变化

适宜的矫治力作用于牙体后，牙周膜一侧受压迫，另一侧受牵引，牙周膜形态发生改变。压力侧牙周膜组织受挤压，牙周间隙变窄，血管受压，血流量减少，胶原纤维和基质降解吸收，并分化出破骨细胞，这些变化在加力后 48～72 小时即可出现。张力侧的牙周膜纤维拉伸变长，胶原纤维和基质增生，成纤维细胞增殖，成骨细胞分化，牙周间隙增宽，牙有一定的松动，牙周膜方向也有变化（图 5-2）。当外力去除后，牙周纤维经过调整重新排列与附着，支持牙齿在新的位置上，并恢复正常牙周间隙的宽度。如矫治力过大，牙周膜中的血管可因过度受压而使局部缺血，或血管被压迫而局部出血，导致血栓形成及无细胞区玻璃样变的出现。当牙周膜内细胞发生坏死后，局部的成骨细胞和破骨细胞的分化也就终止了，从而导致牙齿移动困难。

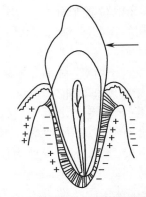

图 5-2　对牙施以由舌侧至颊侧的压力，牙周膜和牙槽骨改建示意图

（+）表示骨沉积　（−）表示骨吸收

二、牙槽骨的反应

当牙齿受到适宜矫治力作用时，在张力侧牙槽骨的内侧面，成骨细胞活跃，有新骨沉积；在压力侧牙槽骨的内侧面则有破骨活动，该区域牙槽骨吸收。骨组织的增生和吸收甚至涉及牙槽骨的内外骨板，以维持原有的牙槽结构和骨量。骨松质内出现新的骨小梁，其方向都是顺着矫治力的方向排列，称为过渡性骨。由过渡性骨调整到正常骨组织，大约需要半年到 1 年的时间，在这一时期内正畸患者必须戴用保持器，以防止牙齿复发到矫治前的位置。尽管牙移动至新的位置后，牙槽骨和牙周膜都有大量的改形，但牙周膜间隙最终还是恢复到正常宽度，牙槽骨还是恢复到原有的形态与结构，从而与位移后的牙齿相适应。

在大小适当的矫治力作用下，压力侧牙槽骨的吸收是在牙槽窝内面直接发生，也称为直接骨吸收；而当矫治力过大时，骨的吸收不在牙槽骨内面直接发生，而在稍远处发生，这种骨吸收方式称为间接骨吸收，骨吸收的方式呈"潜掘式"，可使牙移动的速度减慢，被治疗的牙过度松动、疼痛，恢复时将发生牙根与牙槽骨粘连。

三、牙髓的反应

矫治力适宜时牙根尖部血管受轻压，牙髓组织可发生轻度充血，对温度的变化敏感，有时可出现牙髓活力下降，一般可在矫治完成后恢复；如矫治力过大时则可发生牙髓炎以及部分或全部牙髓变性甚至坏死。死髓牙如没有根尖周围炎，经根管治疗后仍可被移动。

四、牙根的反应

在矫治牙的移动过程中，牙根本身长度（包括牙本质）也有反应性变化，临床表现为牙根吸收，一般分为三种类型。

1. 轻微吸收　可发生在大部分正畸移动的牙齿上，一般在 X 线片上较难发现。

2. 进行性吸收　大多发生在根尖，为进行性的，可在治疗过程中经 X 线检查发现。

3. 特发性吸收　这种吸收与矫治力无关，在矫治过程中应特别注意，若在矫治前经 X 线检查已发现有牙根吸收，施以矫治力后则会加重其吸收。

五、乳牙移动对恒牙胚的影响

恒切牙、尖牙牙胚紧靠在乳前牙牙根的舌侧，前磨牙牙胚则位于乳磨牙根分叉处。因为两类牙的位置十分接近,所以在正畸移动乳牙时,可影响恒牙胚。在乳牙根尚未吸收的情况下进行矫治,恒牙胚可随同乳牙向同一方向移动,恒牙胚移动时受压区出现破骨细胞和骨质吸收,相应的张力区有新骨形成,最终恒牙胚随着乳牙移动到一个新的位置,临床可利用这种乳牙矫治的方法,间接收到矫治恒牙的效果。但在用力过猛或出现乳牙倾斜移动时,恒牙胚就会被乳牙根推向与乳牙冠移动相反的方向。

第三节　影响牙齿移动的因素

一、施力的强度和时间

不同强度的矫治力,对组织产生不同程度的影响,矫治力过小,牙周组织不发生反应;过大的力会造成组织破坏,不仅不能加速移动反而会延缓牙齿的移动速度;只有力的强度适宜,牙周组织才能够处于积极活跃状态,产生类似于牙生理性组织反应和生理性移动的效果。临床医师应使用轻力,重的间歇力虽然效力小,但在临床上可以接受,只有重的持续力才能发生组织破坏。在错𬌗畸形矫治过程中,有加力间隔时间是必要的,因为组织需要修复期,矫治器加力越频繁,修复过程就越短,可能产生牙和骨组织的损伤,只有延长复诊间隔时间,才可预防和减少组织破坏。临床上固定矫治器一般间隔4~6周加力一次,活动矫治器2~3周加力一次。

临床上判断适宜矫治力的标准如下:①移动牙齿可有酸胀感,不应有自觉疼痛;②叩诊无明显疼痛;③牙齿松动度不大;④牙齿移动效果明显;⑤X线片显示牙根及牙周无异常。

二、机体条件

(一)年龄

乳牙期机体生长发育速度快,潜力大,颌骨可塑性强,正畸治疗应顺应其生长发育规律,只施以较轻矫治力,短时间内就可引起明显的组织改变。替牙期生长发育潜力仍然大,对外力的刺激组织反应仍很活跃,矫治效果依然较好。恒牙早期生长潜力虽不及前两个阶段活跃,但发育仍在进行,对外力刺激仍有良好的反应能力。第二磨牙完全萌出到第三磨牙萌出阶段,牙颌系统生长发育已趋停止,细胞反应能力渐趋迟钝。成年以后发育停止,细胞反应能力较弱,细胞增生能力及骨形成能力降低,如果这个时期矫治速度太快,破骨作用超过成骨作用,易造成牙松动,甚至导致牙周组织创伤,因此与儿童时期相比,矫治疗程较长,对矫治力的控制要求较高。

(二)健康状态

全身和口腔局部健康对矫治效果是有影响的,如健康状况良好,则矫治时的组织变化正常,反之则会产生不良后果。患有慢性或急性疾病者,抵抗力降低,容易使牙齿松动,一般不宜进行矫治。牙周炎时移动牙齿可能使牙齿更加松动,必须先进行牙周治疗,待牙周组织稳定后才能进行矫治。怀孕期间,孕妇全身新陈代谢、内分泌等都有不同程度的改变,在此时期进行矫治会影响牙齿移动过程中的组织变化,因此怀孕期间一般不宜进行矫治。

总之,在进行矫治时,对全身健康状况的了解不可忽视,以免产生不良后果。

小　结

　　正畸矫治是通过矫治力使牙齿和颌骨产生移动和改建，并贯穿整个矫治过程的始终。只有了解正畸牙齿移动的生物机械原理才能有效地控制颌骨和牙齿的移动，减少或防止副作用的产生。

　　牙齿的移动类型取决于施加于牙齿的力的作用方式，而颌骨的可塑性、牙骨质的抗压性和牙周膜内环境的稳定性是正畸治疗的生物学基础。

思考题

1. 举例说明牙齿移动的种类与牙周膜和牙槽骨改建的关系。
2. 临床判断适宜矫治力的标准有哪几项？

（陈娟娟　谢静忠　邱严力）

第六章　矫治器及其制作技术

　学习目标

1. 掌握：矫治器的类型和性能；支抗的定义和分类；临床常用活动矫治器、功能矫治器的结构和应用；固定矫治器的组成；正常𬌗的六项标准；口内、口外矫治辅助装置的矫治原理和使用方法。

2. 熟悉：固定矫治器和活动矫治器的特点；方丝弓矫治器弓丝弯制的基本要求和方法、基本矫治步骤及特点；直丝弓矫治器的组成、基本矫治步骤。

3. 了解：临床常用器械；矫治器的发展史；舌侧矫治技术、隐形矫治技术和种植体支抗的适应证。

牙颌畸形的矫治不像身体其他疾病需药物治疗，临床上主要用力量进行矫治；这种矫治可用多种办法给予，矫治器就是其中之一。

第一节　概　　述

矫治器（appliance）是一种治疗错𬌗畸形的装置，亦称正畸矫治器。它可产生作用力，或是由咀嚼肌、口周肌产生的功能作用力，通过矫治器使畸形的颌骨、错位的牙及牙周支持组织发生改建，以利于牙、颌、面的正常生长发育。

常见错𬌗畸形主要是通过矫治器所产生的作用效果进行矫治，而对于较严重的骨性错𬌗畸形，必要时需配合正颌外科手术的方法才能达到良好的效果。

一、矫治器应具备的基本性能

矫治器作为一种戴在口内或颌面部的机械性装置，对患者而言，实际上是一种异物。为使矫治器被患者所接受，理想的矫治器必须具备下列性能：

1. 无毒无害　矫治器对口腔软硬组织及颌面部无损害，不与唾液起化学反应，符合生理要求，不影响牙、颌、面的正常生长发育和功能。

2. 简便高效　结构简单，发挥的弹力好，力量的大小和方向易于控制，应具有稳固的支抗，材料应有足够的强度，发挥作用力部分应便于调整，使用方便，效果可靠。

3. 卫生健康 易洗刷，便于清洁，不影响口腔卫生。

4. 舒适美观 矫治器的体积尽量小巧，戴用舒适，显露部分尽量少，对美观影响小。

矫治器实际上很难完全符合上述要求，但应力求完善，选择最适合患者的矫治器，使矫治效果更理想。

二、矫治器的类型

各种矫治器都可使牙齿发生移动，关键是要选择适当的类型，因每种矫治器基本结构、技术要求和所用的材料不同，所以对矫治器要加以分类。

（一）以矫治器的固位方式分类

1. 活动矫治器 活动矫治器是一类医师和患者均可自行摘戴的矫治装置，通过卡环、弹簧或基托的摩擦力等提供固位，附于牙齿或黏膜上。经医师定期调整加力后重新戴入口内，使其发挥作用。

2. 固定矫治器 用粘接剂粘固或结扎丝结扎固定于牙上，患者不能自行摘戴，只有在医师的帮助下，使用器械才能取下的矫治装置。

（二）以矫治力的性质分类

1. 机械性矫治器 此类矫治力来源于各种金属丝形变后产生的回弹力或弹性材料拉长后的回缩力，由人工施加的机械力间接或直接作用于牙颌器官，以达到调整颌间关系和移动错位牙的目的。

2. 功能矫治器 此类矫治器本身并不产生任何矫治力，而是利用咀嚼肌或口周肌的功能活动所产生的作用力，通过戴用的矫治器传递至被矫治的部位，诱导其生长发育向正常方向发展。

3. 磁力性矫治器 利用永磁材料异性相吸、同性相斥的作用力矫治错𬌗畸形。近年来研发的超小型的高磁能永磁体，如钕铁硼等，可用粘接剂直接粘贴在牙面上，或附加于矫治器上，以达到矫治的目的。

（三）以矫治器的作用目的分类

1. 矫治性矫治器 通过主动施加作用力，对牙、颌、面畸形进行主动的矫治。其作用力可为机械力，也可为口周肌功能力。

2. 预防性矫治器 通过戴用矫治器预防可能发生的错𬌗，如缺隙保持器或预防性舌弓，以保持牙弓长度。

3. 保持性矫治器 专供正畸治疗完成后被移动牙的保持，使之固定在新的位置上并完成生长改建而尽可能减少复发。

三、固定矫治器和活动矫治器的优缺点

（一）活动矫治器

1. 优点 卫生、安全、美观、实用、简便。

2. 缺点 固位相对较差；支抗不足；作用力单一，力控制牙整体移动较难；异物感较明显难适应；影响发音；可自行摘掉，需要患者积极合作；剩余间隙处理难；疗程较长，疗效较差。

（二）固定矫治器

1. 优点 固位良好，支抗充足；能实现多种形式的牙移动；能矫治较复杂的错𬌗；体积

小，舒适，不影响发音；疗程较短，复诊加力间隔时间长；患者不能自行取戴，矫治力作用持续而稳定。

2. 缺点　口腔卫生较难保持，易引起龋齿、牙龈炎等；固定矫治技术相对复杂，对医师技术要求高；因不能自行摘戴，难以及时终止牙体、牙周、黏膜组织的意外损害。

四、常用器械

制作矫治器的常用器械分为制作固定矫治器的常用器械和制作可摘矫治器的常用器械，临床上大部分器械具有共用性，所以合并起来讲解。

1. 末端切断钳（图6-1）　用于切断口内主弓丝末端过长的部分，由于刃口有特殊的结构，可使切下的弓丝残端留于钳口，不致造成意外损伤。要求使用的弓丝直径不超过0.6mm。

2. 长喙细丝钳（图6-2）　用于弯制各种复杂的矫正曲，有的在钳嘴的底部有一能切断直径为0.6mm以内弓丝的切剪。

3. 游离牵引钩固定钳（图6-3）　用于将游离牵引钩固定于主弓丝上便于进行弹力牵引。

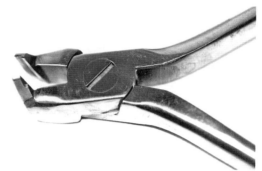

图6-1　带安全夹远中末端切断钳

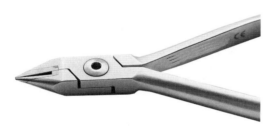

图6-2　长喙细丝钳

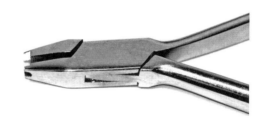

图6-3　游离牵引钩固定钳

4. 托槽去除钳（图6-4）　用于去除以粘接剂粘贴于牙面上的前后牙托槽。

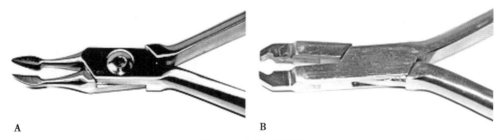

A　　　　　　　　　　　　　B

图6-4　托槽去除钳
A. 用于后牙　B. 用于前牙

5. 后牙带环去除钳（图6-5）　用于取下后牙带环。

6. 转矩形成钳（图6-6）　用于方丝上转矩的弯制，弯制时常需两把钳子同时使用。

7. 托槽定位器（图6-7）　主要用于托槽粘接时的精确定位。

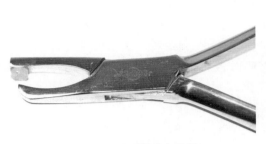

图6-5 后牙带环去除钳

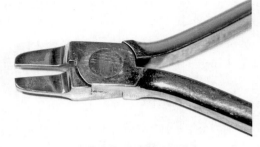

图6-6 转矩形成钳

8. 鹰嘴钳（图6-8） 用于形成带环的中部，使其形成带环颊舌向突出的弧度。

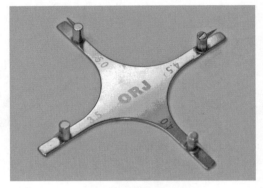

图6-7 托槽定位器

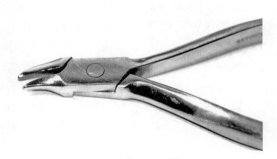

图6-8 鹰嘴钳

9. 带环成形钳（图6-9） 用于内收带环的边缘，使之颈端和𬌗端与牙齿紧密贴合。

10. 磨牙带环推子（图6-10） 用于协助磨牙带环就位。

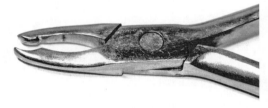

图6-9 带环成形钳

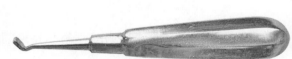

图6-10 磨牙带环推子

11. 托槽夹持镊（图6-11） 用于粘接托槽时夹持托槽，并将附有粘接剂的托槽置于牙齿合理的位置上。

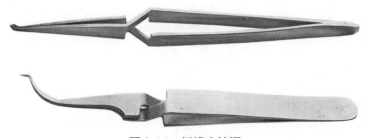

图6-11 托槽夹持镊

12. 三臂钳（图6-12）　又称三齿钳，用于弯制弓丝或卡环上的弧度。使用钢丝的直径应不超过1.0mm。

13. 梯形钳（图6-13）　用于唇弓、圈簧及各类固定直径小圈形曲的弯制。

14. 日月钳（图6-14）　用于弯制单臂卡环或唇弓的双曲部分，也可用于弯制矫治弓丝的矫正曲。弯制钢丝的直径应不超过0.8mm。

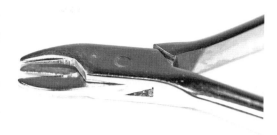

图6-12　三臂钳

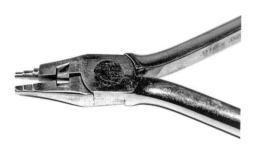

图6-13　梯形钳

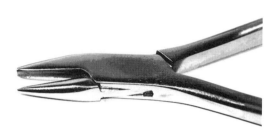

图6-14　日月钳

15. 弓丝切断钳（图6-15）　用于切断不同直径的钢丝，如口外弓、唇弓、主弓丝等。

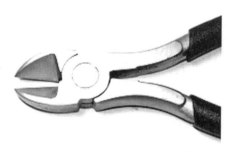

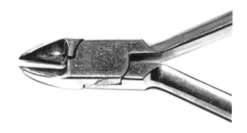

图6-15　弓丝切断钳

16. 弓丝成形器（图6-16）　用于将方形弓丝弯制成初具牙弓形态的弓形，弓丝成形器上有不同转矩或不同尺寸的方形槽沟，可根据需要弯制成不同转矩的方丝弓。

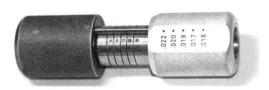

图6-16　弓丝成形器

17. 正畸多功能点焊机及气体焊接枪（图6-17）

18. 其他　常用的有蜡刀、蜡匙、喷灯、恒温烤蜡箱、印模托盘、剪刀、模型修整成形器等，通常与口腔修复技工工具相同。

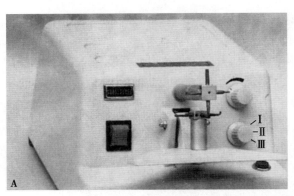

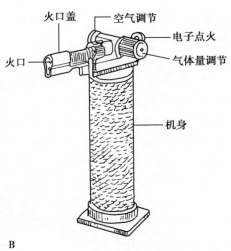

图6-17 正畸多功能点焊机及气体焊接枪
A. 正畸多功能点焊机　B. 气体焊接枪

 知识拓展

活动矫治器的发展

在美国，Victor Hugo Jackson 是20世纪早期正畸界先驱者中活动矫治器的主要倡导者。那时还没有用作基托的现代塑料及制作卡环和弹簧的不锈钢丝，矫治器只是硬橡胶和贵金属或镍-银合金丝的笨重复合体。从1925—1965年，美国正畸界几乎全面使用固定矫治器。

在欧洲使用的活动矫治器主要是功能矫治器，其作用在于诱导生长。功能矫治器是通过改变下颌骨的位置，使下颌骨保持开口位或在开口同时前伸状态。因肌肉和软组织被牵张而产生的压力传导至牙齿和骨组织，进而使牙齿移位、生长改良。20世纪初由Robin发明的整体矫治器通常被认为是功能矫治器的原型。直到20世纪20年代，由挪威人Andresen发明的肌激动器才成为第一个被广泛接受的功能矫治器。我国毛燮均教授于1973年设计了环托式矫治器，为矫治技术的发展作出了贡献。近几年出现的隐形矫治器，则是活动矫治器的新发展。

第二节　支　抗

一、支抗的概念

支抗（anchor）是指正畸矫治过程中，任何施予矫治牙使其移动的力，必然同时产生一个方向相反、大小相等的力，而抵抗矫治力反作用力的结构称为"支抗"（图6-18）。这些结构可以是牙、牙弓、口唇肌肉或颅面骨骼。

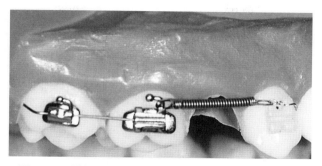

图6-18 关闭拔牙间隙，磨牙近中移动，前牙远中移动

二、支抗在正畸治疗中的作用

支抗是牙齿矫治移动的基础，没有支抗力的作用，则无法产生需要的牙移动。在正畸治疗中，常利用一部分牙、牙弓和颌骨或头的顶、枕、颈部作为支持，以移动其他牙、牙弓或颌骨，这些被用作支持的部分称为"抗基"。通过支抗的抗基部分提供矫治力用以移动需要矫治的牙，同时，抗基将受到与矫治力相反方向的力即支抗力的作用。牙齿移动的方向及移动量能否实现矫治设计的要求，与支抗部分的设计有重要关系。

在正畸治疗过程中，常希望矫治的部分按设计要求移动，而支抗部分则尽量不移动或仅少量移动，否则将导致矫治的失败。

三、支抗的种类

支抗通常分为三种类型：颌内支抗（图6-19）、颌间支抗（图6-20）、颌外支抗（图6-21）。

1. 颌内支抗　与矫治牙在同一牙弓内，利用一些牙作为支抗而使其他一些矫治牙移动。

2. 颌间支抗　以上颌（上颌牙弓）或下颌（下颌牙弓）作为支抗来矫正对颌（牙齿），或是以上下颌间的交互支抗来矫正颌位。颌间支抗也是一种交互支抗，有较充分的支抗作用。

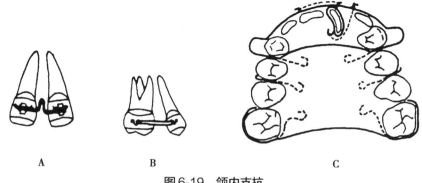

A　　　　　　　B　　　　　　　C

图6-19 颌内支抗

A. 颌内交互支抗　B. 颌内简单支抗，以一个支抗力较大的牙为抗基，矫治一个支抗力较小的牙
C. 利用颌内支抗的活动矫治器，用（前）磨牙作为抗基牙，矫治扭转的中切牙

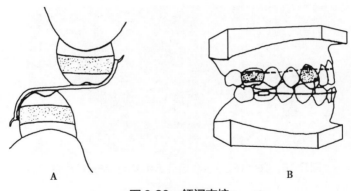

图 6-20 颌间支抗

A. 颌间个别牙交互支抗, 互相矫治 B. 颌间牵引矫治近中错𬌗

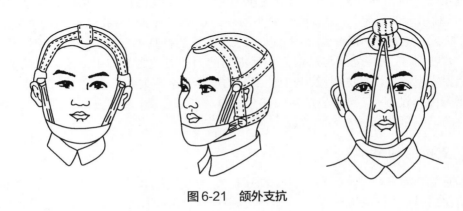

图 6-21 颌外支抗

3. 颌外支抗 支抗部位在口外, 如以枕部、颈部、头顶部等作为支抗部位, 这样可以作为较大矫治力的支抗来源。口外唇弓、颏兜等矫治器均利用口外支抗。

四、加强支抗的方法

(一) 固定矫治器加强支抗的方法

1. 使用支抗磨牙舌侧装置, 包括腭杆、舌弓、腭托等 (图 6-22)。

2. 增加支抗牙数目, 如合并使用第二磨牙带环。

3. 头帽、口外弓等颌外支抗。

4. 弓丝上应用停止曲和后倾曲。

5. 种植体支抗。

(二) 活动矫治器加强支抗的方法 (图 6-23)

1. 增加支抗牙的数目, 可在活动矫治器上增加卡环或邻间钩等固位装置。

2. 增大活动矫治器的基托面积, 并保持与组织面紧密贴合。

3. 将支抗牙连成一整体以增强支抗作用。

4. 在应用颌内、颌间支抗的同时, 加用口外唇弓、颌外支抗来增强支抗作用, 以防止支抗牙的移位。

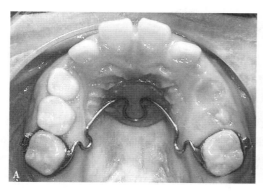
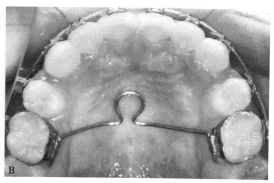
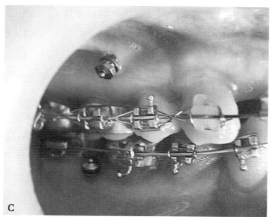

图 6-22　固定矫治器加强支抗

A. Nance 弓　B. 横腭杆　C. 种植体支抗

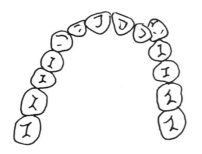
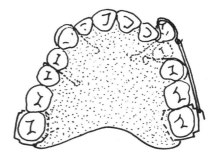

图 6-23　活动矫治器加强支抗

第三节　活动矫治器及制作技术

　　活动矫治器（removable applicances）是一种可以由患者或医师自行摘戴，用来矫治错殆畸形的装置，主要依靠卡环的卡抱和黏膜的吸附作用获得固位。医师可根据需要在矫治器上增减能产生作用力的附件，来达到矫治错殆畸形的目的。活动矫治器、功能矫治器与固定矫治器共同构成矫治技术的三大体系。

一、活动矫治器的基本结构、功能及制作要点

活动矫治器由固位、加力和连接三部分组成，三者缺一不可。

（一）固位部分

固位部分是指矫治器中起固位和支持作用的部分，是矫治器能稳固地戴在口内，防止因重力、矫治力和肌功能作用等因素而发生脱位的装置，是活动矫治器的重要组成部分，也是矫治器发挥矫治力的必要保证。临床常用的固位装置有卡环、邻间钩、单曲舌卡等。

1. 卡环　卡环是活动矫治器的主要固位装置。有单臂卡环、箭头卡环和连续卡环等。

（1）单臂卡环：只有一个卡环臂，用不锈钢丝根据牙外形，沿牙冠唇颊侧牙颈部弯成形状如"C"形的卡环臂，跨过殆面后形成连接体埋入基托内，是一种临床常用的卡环。

1）功能：多用于磨牙、前磨牙的固位，有时也用于切牙、尖牙或乳磨牙。其卡环臂位于牙颊面靠颈缘处，卡环臂尖端伸入邻间隙的倒凹区内约0.5mm，起固位作用。其优点是不妨碍牙齿的萌出，缺点是固位力欠佳，尤其是牙齿倒凹不明显或临床冠较短的牙齿。

2）制作方法与要点

①常用直径0.8～1.0mm的不锈钢丝弯制。

②取一段约5cm长的不锈钢丝将末端磨圆钝，弯制时最好先用雕刻刀在石膏模型上沿颈缘线刻去约0.5mm。用尖头钳先将钢丝末端弯入邻间隙内约0.5mm，再形成与基牙颊面观测线下、倒凹区密贴如"C"形的卡环臂，然后沿殆外展隙转至舌腭侧，形成埋入基托内的连接体。

③钢丝转至舌腭侧后应离开黏膜0.5～1.0mm，便于包埋入基托。

（2）箭头卡环：由美国的Adams医师于1957年设计，又称亚当斯（Adams）卡环（图6-24）。

1）功能：主要用于第一恒磨牙，也可设计在乳磨牙、前磨牙、切牙或尖牙上，主要是利用卡环横臂梁（卡环体部）连接的两个类似箭头的突起卡抱在基牙颊侧近远中倒凹处起固位作用。牙冠高、倒凹明显的牙其固位效果好，对于基牙无倒凹者，可将箭头嵌入两邻牙楔状隙内（事先将模型上相当于

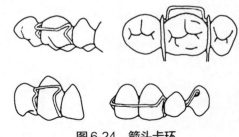

图6-24　箭头卡环

龈乳头的石膏刮除），抵住其两邻接点下的牙体组织以增强固位。箭头卡有多种变异形式，其横臂梁还可焊接圆管、拉钩等附件，以便插入唇弓、唇挡或挂橡皮牵引圈等。

2）制作方法与要点

①常用直径0.7～0.9mm的不锈钢丝弯制。乳牙、切牙或尖牙用0.7mm的不锈钢丝弯制，恒磨牙用0.9mm的不锈钢丝弯制。

②先用雕刻刀刮除石膏模型上基牙颊侧牙颈部近远中面的石膏，深约0.5mm；是否做刮除应视倒凹区深度决定。

③取一根约8cm长的不锈钢丝，按基牙颊面近远中宽度，用铅笔在钢丝的中段做记号，两记号间将是箭头卡的横臂梁，然后用梯形钳沿记号将钢丝两端弯向同一方向，使之形成两个略小于90°的卡环桥部。

④在距两内角顶2～3mm处，用尖头钳将钢丝向反方向弯曲180°，形成两个箭头，再用

钳喙夹住箭头平面制作与基牙牙长轴成45°、与卡环桥部亦成45°的弯曲,使箭头平面紧贴楔状隙的牙面上。

⑤应注意使卡环桥部稍离开基牙的颊面,最后将两游离端沿接触点颊侧,越过外展隙至舌腭侧,钢丝转至舌腭侧后离开模型约0.5mm形成埋入基托的连接体。

(3)连续卡环:主要用于后牙上,是一种沿前磨牙、磨牙牙冠颊面连续弯曲、绕过最后一颗磨牙远中面至腭侧弯向近中形成连接体的卡环,其包括两颗或两颗以上基牙,又称长臂卡环(图6-25)。

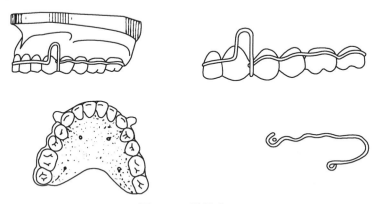

图6-25 连续卡环

1)功能:主要作用是增强固位、防止后牙颊向倾斜。同时该卡环不影响咬合,不会分离相邻两牙的邻接点,且其支抗力较强,在内收前牙时可以抵抗其反作用力,避免后牙前移或产生近中倾斜,临床常用作后牙的支抗设计。其外形与单臂卡环相似。临床常用的有两种形式:①末端游离式连续卡环:常包括两颗磨牙,类似单臂卡环,其卡环臂是游离的,可将其游离末端弯成拉钩,用作牵引;也可将其末端与前牙区双曲唇弓焊接成一体,以增强固位。②闭合式连续卡环:一般包括2~4颗后牙,无游离端,其长臂的近远中均弯成连接体埋于基托内,也可在其卡环体处弯曲成牵引圈或焊接拉钩用于牵引。这两种形式的连续卡环可与邻间钩并用以增强固位。

2)制作方法与要点

①常用直径0.8~0.9mm的不锈钢丝弯制。

②末端游离式连续卡环的弯制:对恒磨牙萌出不足的情况,先修整石膏模型的第一、第二恒磨牙颈缘区,并将第一恒磨牙近中邻间隙处的石膏修去约0.5mm;取一段钢丝将尖端磨圆钝,用梯形钳将尖端弯入第一恒磨牙的近中邻间隙内,然后沿第一恒磨牙及第二恒磨牙牙冠颈缘外形弯制卡环臂,从第二恒磨牙远中面转向舌侧,弯成埋入基托的连接体。有时也可将这种卡环的卡环臂延长到前磨牙,将卡环臂尖端弯成小的半圆形钩,钩在双曲唇弓上,并焊接成一体。

③闭合式连续卡环的弯制:方法基本同游离式连续卡环,只是将卡环臂的两端都转向舌侧,形成两个连接体埋入基托内。

2. 邻间钩 也称颊钩或钩状卡环,是一种固位力较强的固位装置(图6-26)。

(1)功能:多用于邻接关系良好的第一、第二前磨牙间或前磨牙与磨牙之间的固位,也可用于前牙。利用卡环的钩状末端,在两邻牙的楔状隙处钩住邻接点下方,增强矫治器的固位力。由于其弹性小,因此能发挥较强的固位作用。

（2）制作方法与要点

1）常用直径 0.7～0.9mm 的不锈钢丝弯制。

2）先用雕刻刀将石膏模型颊侧两牙的邻接点下方龈乳头处修去 0.5～1.0mm。

3）取一段钢丝,将钢丝尖端磨圆钝后,用梯形钳或尖头钳将钢丝尖端弯曲成小于 90° 角的弯钩,也可在钢丝尖端加焊银呈小球状,然后将钩状尖端卡入两牙接触点的龈方,再沿颊外展隙折向殆外展隙至舌腭侧形成埋入基托内的连接体。对于牙冠长,楔状隙明显者,也可将钢丝末端弯成小圈状或三角形插入两邻牙的楔状隙内。

3. 单曲舌卡（图 6-27）

（1）功能:多用于矫治深覆殆的上颌平面导板矫治器,利用其末端卡在基牙舌面颈部的倒凹区内固位。其优点是不影响后牙的伸长及咬合功能。临床上常与邻间钩并用,以增加固位作用。

（2）制作方法与要点

1）常用直径 0.7～0.8mm 的不锈钢丝弯制。

2）使用日月钳或尖头钳,根据基牙舌面的近远中宽度确定曲的长度,先形成与基牙舌面颈部观测线下的弧形一致的单曲,使单曲平面与基牙牙长轴垂直,钢丝末端部分形成埋入基托内的连接体。

3）若基牙舌面牙颈部无倒凹,则可在基牙作带环,在带环的舌面颈 1/3 处焊一横丝,以加强单曲舌卡的固位作用。

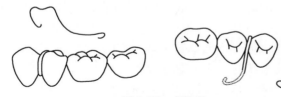　　　　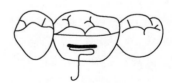

图 6-26　邻间钩　　　　　　　　　　　　　　图 6-27　单曲舌卡

（二）加力部分

活动矫治器的加力部分是指矫治器对错位牙施加矫治力发挥矫治作用的装置,也称作用部分。临床常用的装置有唇弓、各类弹簧、螺旋器、弹力橡皮圈和永磁体等。根据其功能和制作介绍如下:

1. 双曲唇弓

（1）功能:主要用于内收前牙关闭前牙散在间隙、缩小前部牙弓,矫治唇向错位的前牙,减少前牙覆盖;也用于保持和稳定矫治完成后的效果;唇弓上还可焊接弹簧或牵引钩等附件,以矫治各种错位的牙（图 6-28）。

（2）制作方法与要点

1）常用直径 0.7～0.9mm 的不锈钢丝弯制。

2）唇弓的"U"形双曲一般与牙长轴方向一致,弯制成直曲。双曲的宽度一般为尖牙唇面近远中宽度的 1/2～2/3,其高度在"U"形曲顶部距黏膜转折约 4～5mm 处。制作"U"形双曲时应平行、对称、圆滑,不应弯成锐角。

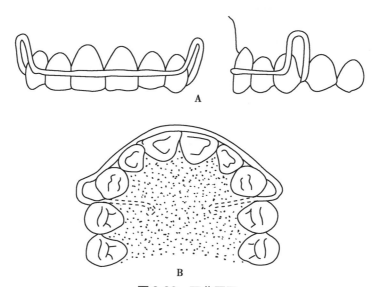

图6-28 双曲唇弓

A. 双曲唇弓　B. 改良双曲唇弓

3）唇弓的中段一般位于切牙唇面颈 1/3 与中 1/3 交界处,必须弯成适合牙弓大小的弧形,使弓丝弧度与前牙牙弓弧度一致。

4）唇弓末端在尖牙与第一前磨牙之间,经外展隙越过𬌗面进入舌腭侧形成埋入舌腭侧基托的连接体。有时也可设计成从一侧最后磨牙远中舌侧向颊侧沿牙弓弧形至前牙唇侧,再延伸至另一侧最后磨牙远中弯入舌侧,形成连接体埋入基托,称为长唇弓。

5）为了防止长唇弓弓丝过长而变形,可在中切牙区加固位丝,也可在弓丝上焊各种弹簧等附件。

2. 双（三）曲舌簧

（1）功能:为附着在基托组织面盒状凹内的弹簧装置,可推舌（腭）侧错位牙向唇颊侧移动,临床上常用于矫治舌（腭）向错位的牙。打开弹簧的双曲,可产生推动错位牙移动的矫治力。此簧的游离臂应置于被移动牙的舌侧龈缘处,长度与牙冠宽度基本相等。在加力后其游离臂应置于被移动牙的舌侧颈部或舌隆突区,并且弹簧的双曲平面应与牙长轴垂直,以减小牙移动的倾斜度（图6-29）。

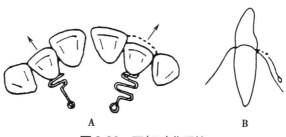

图6-29 双（三）曲舌簧

A. 𬌗面观　B. 侧面观

（2）制作方法与要点

1）常用直径 0.4～0.6mm 的不锈钢丝弯制。

2）弹簧的双（三）曲应形成平行的平面，此平面应与被矫治牙的牙长轴垂直，并置于被矫治牙的舌侧龈缘处。

3）石膏模型上需在唇颊向移动牙的颈缘处刻一 0.5～1.0mm 的沟，用于放置双（三）曲舌簧的第一个曲。

4）取一段长约 5cm 的不锈钢丝，用细丝钳先弯制第一个曲，注意其弧度要与牙颈缘线一致，长度与牙的近远中宽度基本相同或稍短；再用细丝钳于远中舌侧边缘 3/4 处回转形成第二个曲（有需要时，按同样的要求弯制第三个曲）。应注意两个曲的转折处一定要圆钝，不能形成锐角。

5）平行的双（三）曲弹簧平面形成后，用梯形钳在弹簧平面中央处夹住双（三）曲弹簧平面，将钢丝向下弯成圆滑的直角后形成连接体。

6）连接体的末端弯成小圈，其弧度与黏膜一致，并离开黏膜约 0.5mm，只将其后 2/3 埋入基托内。

3．单曲纵簧

（1）功能：主要利用调节"U"形曲所产生的矫治力，使错位牙向近、远中移动。常用于矫治近中唇向错位的尖牙，使其向远中移位，进入已拔除的第一前磨牙的位置。双曲或多曲纵簧功能与单曲纵簧基本相同，只不过曲越多力量越轻柔（图 6-30，图 6-31）。

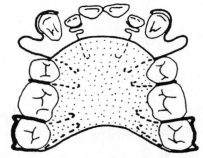

图 6-30　单曲纵簧（尖牙上）

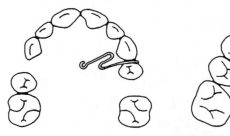

图 6-31　双（三）曲纵簧

（2）制作方法与要点

1）常用直径 0.5～0.6mm 的不锈钢丝弯制。

2）注意单曲应圆滑，避免弯成锐角。

3）将石膏模型上尖牙唇侧近中邻间隙近牙颈部石膏刻去约 1.0mm，然后用梯形钳将钢丝尖端弯成一个小圈，使小圈与尖牙近中邻面颈部贴合，再将钢丝顺尖牙唇侧龈缘的弧度弯至尖牙远中部，再形成一较宽的纵形曲，高度约 8～10mm，曲面平行并离开牙龈黏膜约 0.5mm。

4）双曲或多曲纵簧弯制方法与单曲纵簧相似，形成两个或多个纵形曲。

5）钢丝末端沿第二前磨牙近中邻面转至腭侧形成连接体埋入基托内。

4．圈簧　又称环圈簧、眼圈簧、别针簧、指簧。由弹簧臂、圈及连接体三部分构成。

（1）功能：圈簧的作用非常灵活，可将其附着在基托内，打开簧圈使弹簧臂产生弹力，可使错位牙向近、远中向或唇颊向、舌向移动，也可将其连接体部焊接在唇弓上，做直牵引或压低前牙等移动（图6-32，图6-33）。

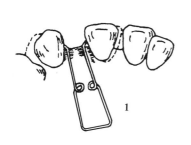
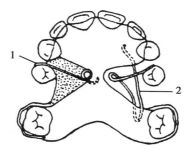
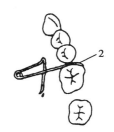

图6-32　基托内环圈簧推牙向近中或远中

1. 推牙向近中或远中的基托内圈簧；2. 加有挡丝的基托内圈簧。

（2）制作方法与要点

1）常用直径0.5～0.6mm的不锈钢丝弯制。

2）取一段钢丝用尖头钳先形成一小圈，圈的直径为2～3mm，也可根据需要弯制两个小圈，然后将一游离端根据放置的位置弯制成一定形态的弹簧臂，另一端弯至舌（腭）侧形成连接体，埋入基托内或焊于唇弓上。

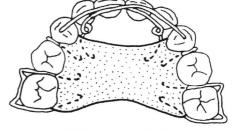

图6-33　交叉指簧

5. 爪簧　多用于活动矫治器，有简单爪簧、单曲爪簧、双曲爪簧等。

（1）功能：将其焊接在唇弓上，用以唇弓定位或压低前牙，实现垂直向移动牙齿；也可在唇弓内收上颌切牙时，用简单爪簧防止前牙伸长（图6-34）。

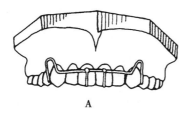
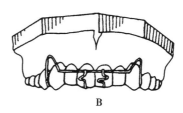

A　　　　　　　　　　　　　　B

图6-34　爪簧

A. 简单爪簧　B. 单曲及双曲爪簧

（2）制作方法与要点

1）常用直径0.4～0.5mm的不锈钢丝弯制。

2）取一段钢丝，用尖头钳将其一端先弯成小钩（如爪状），钩住前牙切缘中部，再按需要位置将弓丝弯制单曲或双曲，并将另一端弯成小钩或小圈，钩在或焊在唇弓上。

6. U形簧　形状如字母"U"而得名，可用于固定矫治器，也用于活动矫治器，它可以埋在基托内或焊在唇弓上。

（1）功能：加力后可推牙向近中或远中移动。如推牙向远中移动则整个簧应位于移动牙的近中；如推牙向近中，则簧的位置应放在移动牙的远中（图6-35）。

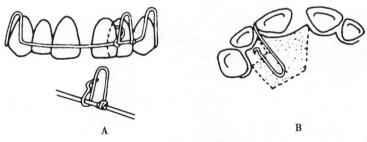

图6-35 U形簧

A. 唇弓上附U形簧　B. 基托内附U形簧

（2）制作方法与要点

1）常用直径0.5～0.6mm的不锈钢丝弯制。

2）将钢丝的游离端从牙的唇、颊侧近中或远中轴面角处，顺着近中或远中面弯至舌侧牙槽黏膜上，再弯制一个两钢丝之间距离约3～5mm的U形弯曲，并在距离邻牙的舌侧牙龈约3mm处弯成圆形小圈，小圈离开组织面约0.5mm，以便固定在基托内。

3）弯制完成后用蜡固定于模型上，然后用自凝树脂涂塑，也可以弯制形成曲后，一端焊于唇弓，另一端用作加力臂。

7. 分裂簧　又称扩弓簧。

（1）功能：通过打开不锈钢丝簧曲，可以扩大牙弓或推磨牙向远中。前者将分裂簧置于腭中缝相当于第一、第二前磨牙处，在第一、第二磨牙处腭中缝同时也放置一形状如M形分裂簧，分裂簧加力后可扩大上颌牙弓；后者将分裂簧置于后牙拥挤处的基托内。如果将分裂簧置于牙弓局部则可以对局部牙弓进行扩大（图6-36，图6-37）。

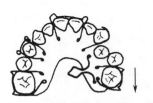

图6-36　分裂簧推磨牙远移

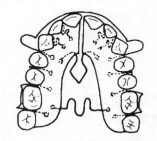

图6-37　分裂簧扩大上颌牙弓

（2）制作方法与要点

1）上颌常用0.9～1.0mm的不锈钢丝，下颌常用0.8mm的不锈钢丝弯制。

2）可弯成单菱形、双菱形或U形等形态，其大小与形状应根据其所安放的位置和所起作用的不同而进行设计选择。

3）弯制时，先用日月钳或梯形钳形成菱形的尖端，然后根据设计于钢丝两端对称处将钢丝两端弯向内，形成一菱形，再于两侧钢丝交叉处各自向外弯曲，形成菱形开口，钢丝的末端再向外弯成波浪状，形成小连接体埋入基托内。

4）弯制好的分裂簧各部分应离开黏膜 1mm 左右，以免加力时压迫黏膜；同时，为便于调节加力，分裂簧应充分暴露于基托外，离开基托 3～4mm。分裂簧的开口位置，根据其作用不同而进行选择。

5）用分裂簧扩大牙弓，一般每 1～2 周调节加力 1 次，每次使裂缝加宽 1～1.5mm，约 3～4 个月，即可达到扩大牙弓的目的。

8. 螺旋扩弓器　又称螺旋器，临床常用市售成品螺旋器。

（1）功能：①扩大双侧牙弓，螺旋器常置于牙弓中线处；②扩大单侧牙弓，螺旋器常置于需扩大牙弓侧；③前牙及前牙弓唇向开展，螺旋器与牙弓前部垂直，基托前后分裂；④推磨牙向远中，螺旋器与牙弓后部平行，基托局部分裂（图 6-38）。

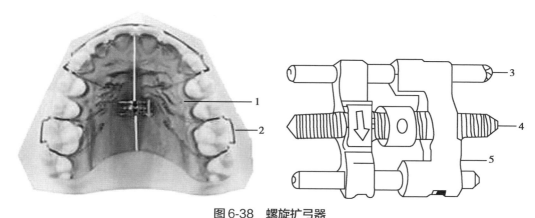

图 6-38　螺旋扩弓器
1. 分裂基托；2. 箭头卡；3. 连接杆；4. 导栓；5. 导栓架。

（2）应用及制作要点

1）先将螺旋器根据需要置于石膏模型上相应的位置，应离开组织面 2～5mm。

2）用蜡片将其暂时固定于模型上。

3）弯制固位装置、邻间钩或单臂卡环等。

4）基托树脂涂塑，应注意避免树脂进入螺旋器中央的调节部分，同时包埋好导杆和螺帽部分。

5）螺旋器的调节，加力时，每次旋转 1/4 圈，可扩开 0.20～0.25mm，快速扩弓每天加力 2 次，慢速扩弓则每周加力 1～2 次。

（三）连接部分

活动矫治器通过连接部分，将固位部分与加力部分连接成一个整体，从而发挥矫治力的作用。临床常用的连接装置有：基托、环托、腭杆、舌杆或唇（舌）弓等形式。

1. 基托或环托　基托是由复合树脂涂塑于邻接牙齿舌腭面和覆盖在黏膜上的树脂组成；环托是基托范围扩大的一种基托，它是环绕牙弓内外，覆盖于唇颊舌腭侧黏膜上的环形基托。

（1）功能：基托是活动矫治器的基础部分，它将加力部分的各种弹簧、附件及唇弓和固位部分的各种装置连接成一整体，以便发挥矫治器的作用，并有支持和固位作用（图 6-39）。

（2）制作方法与要点

1）基托可用室温固化型树脂或加热固化型树脂制作，临床一般选用室温固化型树脂。

2）基托外形与活动义齿基托相似，厚约 2.0～2.5mm，厚薄应均匀，下颌前牙舌侧的基托要稍厚些以防折断，基托下缘与后缘要圆滑，表面应光滑，基托组织面与黏膜组织应紧密贴合，无气泡或结节。临床可选用不同颜色的基托材料制作。

2. 唇（舌）弓和舌腭杆　凡需在唇（舌）弓上焊接各种辅簧者，均可以将其当作是连接体部分。为了患者舒适和发音方便，临床常用唇（舌）弓代替部分环托，舌腭杆代替部分基托。尤其是下颌前牙区因舌侧倒凹大，常用舌杆代替前部基托；上颌腭部中央基托则用腭杆代替。但需注意舌腭杆不能进入倒凹区，并离开黏膜约 1mm。其制作方法与可摘局部义齿相同（图 6-40）。

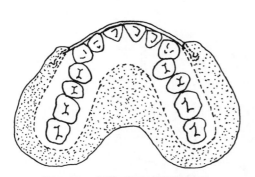 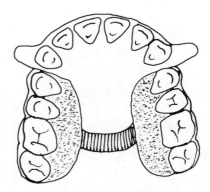

图 6-39　部分环托、唇弓连接体　　　　图 6-40　舌腭杆（上颌基托）

二、常用活动矫治器的制作与应用

（一）霍利（Hawley）保持器

霍利保持器是临床上最常使用的保持器，关于其分类、结构、设计制作及临床应用参见第十章。

（二）𬌗垫式活动矫治器

利用𬌗垫式活动矫治器，可纠正反𬌗、解除锁𬌗等不利的牙齿锁结关系及其造成的损害；平面式𬌗垫矫治器还可解除上下颌相对运动时的锁结，有利于上下颌骨位置的协调。根据临床需要可以设计成上颌双侧后牙𬌗垫式活动矫治器、上颌单侧后牙𬌗垫式活动矫治器、上下颌平面式𬌗垫牵引钩矫治器等多种形式（图 6-41，图 6-42）。

1. 适应证

（1）上颌双侧后牙𬌗垫式活动矫治器：常用于矫治前牙反𬌗、下颌前突等畸形。

（2）上颌单侧后牙𬌗垫式矫治器：主要适用于单侧后牙反𬌗、锁𬌗，健侧有𬌗垫而患侧无𬌗垫。

（3）上下颌平面式𬌗垫牵引钩矫治器：常用于颌间牵引，矫治上颌或下颌前突及发育不足，解除上下颌之间的不利限制。

2. 设计与制作

（1）固位装置常用邻间钩、箭头卡环或单臂卡环。

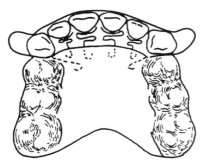

图6-41　解剖式𬌗垫式矫治器

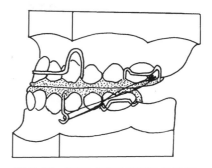

图6-42　平面式𬌗垫牵引钩矫治器

（2）𬌗垫可根据矫治需要设计成双侧后牙𬌗垫或单侧后牙𬌗垫；𬌗面形态可根据矫治需要设计成解剖式形态、半解剖式形态或平面式形态。

（3）在反𬌗的上颌前牙舌侧，一侧后牙反𬌗的后牙舌侧放置双曲舌簧等作用部件，用树脂基托将各部分连接成为一整体，对于上下颌需要牵引的可在基托的适当位置安置牵引钩。

3. 临床应用

（1）矫治器𬌗垫的高度以解除锁结为宜，𬌗垫过高可造成患者的不适及颞下颌关节的损害。

（2）固位应良好，加力应适宜。

（3）每间隔 1～2 周加力一次，随着覆𬌗覆盖关系的逐渐改善，可分次磨低𬌗垫，每次磨除 0.3～0.5mm 的厚度，直至𬌗垫全部被磨除。

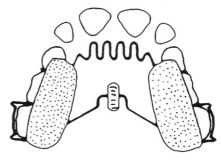

图6-43　不良舌习惯矫治器

（三）口腔不良习惯矫治器

该类矫治器通常是在一般活动矫治器上设置一些辅件如腭舌刺、栅栏、唇挡丝等，以阻止一些口腔的不良习惯，并同时矫治因不良习惯所致的错𬌗（图6-43，图6-44）。

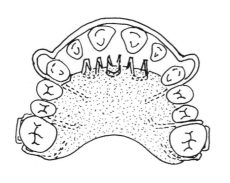

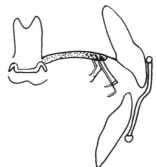

图6-44　吮指及咬唇习惯矫治器

1. 适应证　不良唇、舌习惯及吮指习惯等及其所致的错𬌗。

2. 结构与制作

（1）口腔不良舌习惯矫治器同样由固位部分（卡环、邻间钩等）、加力部分（腭舌刺、腭珠、栅栏、唇挡丝及加力簧等）和连接部分（基托等）组成。具体的结构可根据患者的情况进行选取。

（2）腭舌刺用直径 0.7～1.0mm 的不锈钢丝弯制，纠正不良伸舌时将其置于口腔的前腭部，尖端磨圆钝，除在进食和口腔清洁时取下矫治器外，其余时间都应戴矫治器。

（3）栅栏、唇挡丝要采用直径 0.9～1.0mm 的不锈钢丝弯制，用于纠正不良吮吸习惯或唇习惯；腭珠是设置在基托后部腭顶处的可转动的小轮子，直径约 5mm 大小，用于诱导舌放置在正常的位置上。

（4）根据不良习惯所致的错𬌗情况，可选用唇弓或双曲舌簧等装置来矫治散在间隙或舌向错位牙等错𬌗。

3.临床应用

（1）该类矫治器固位要求良好，否则容易造成软组织损伤。

（2）应向患者家长说明口腔不良习惯矫治器的作用原理，取得家长的理解和支持。患者的配合是成功的关键，要求患者必须按医嘱戴用矫治器。

（3）矫治完成后，应分次拆除腭舌刺、唇挡丝等装置，并强调口腔不良习惯矫治器应继续戴用半年以上。

（四）螺旋器分裂基托矫治器

根据螺旋器安放在基托的位置不同，其产生的作用也不同。它是一种慢速扩弓器，利用打开螺旋器产生的力量可使牙弓扩大、推前牙向唇侧移动、推后牙向颊侧或远中移动等效果，达到矫治目的（图6-45）。

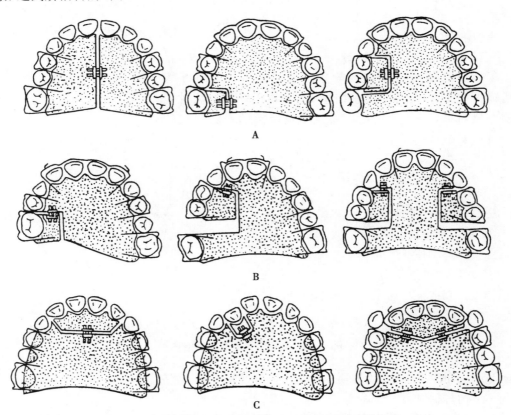

图6-45　正畸螺旋器埋入活动矫治器基托内发挥各种作用

A.螺旋器推后牙向颊侧　B.螺旋器推后牙向远中　C.螺旋器推前牙向唇侧

1．适应证　常用于上下颌牙列及局部牙齿的扩弓治疗。

2．设计与制作

（1）矫治器包括箭头卡环、单臂卡环、双曲唇弓、基托及螺旋器等附件。

（2）其制作参见螺旋扩弓器的制作与使用要点。

3．临床应用

（1）螺旋器分裂基托矫治器一般每隔 2～3 天加力 1 次，每次旋转 90°（1/4 圈），可开大 0.20～0.25mm 的间隙。

（2）在临床使用时，应在螺旋器钥匙的手柄上拴绳子类东西，加力时将绳子拴在手上，以防止发生螺旋器钥匙误吞。

（五）带翼扩弓活动矫治器

该矫治器能同步扩大上下颌牙弓而不需要制作上下颌两个扩弓矫治器，它由眉式唇弓、箭头卡环、前后扩弓簧、基托和翼板组成。仅在上颌设计扩弓加力部分，通过矫治器向下延伸的翼板，在扩大上颌牙弓的同时扩大下颌牙弓。该矫治器由我国著名口腔正畸专家陈华教授设计，具有省时、省力、省料、高效的优点（图 6-46）。

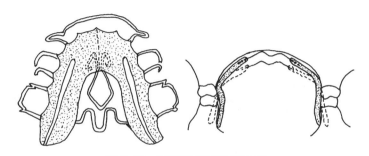

图 6-46　带翼扩弓活动矫治器

1．适应证

（1）适用于上下颌牙弓均有狭窄，后牙为中性关系，临床牙冠高度足够，需要上下颌扩弓者。

（2）前牙轻度拥挤或上颌前牙排列虽整齐但伴唇向倾斜，同时有下颌前牙轻度拥挤者。

（3）适用于年龄较小的患者。

2．设计与制作

（1）对好上下颌工作模型的咬合关系，并在前牙及两侧后牙上做咬合记号。

（2）在上颌腭中缝相当于前磨牙和磨牙处各制作一个扩弓簧，前者设计成单菱形，后者可设计为 M 形或单菱形或双菱形，如果前后均设计为单菱形则其底部应相对。

（3）固位部分设计为左右上颌第一前磨牙及第一磨牙制作邻间钩、单臂卡环或箭头卡环，左右上颌侧切牙及尖牙制作眉式唇弓（适用于上颌前牙唇倾并排列整齐者）或双曲眉式唇弓（适用于前牙轻度拥挤者）。

（4）伴有前牙反𬌗，矫治器应附加后牙𬌗垫，使反𬌗牙脱离锁结关系。

（5）在上颌腭侧设计基托及两侧后牙腭侧设计翼板，翼板垂直向下延伸至下颌后牙舌侧，前缘至下颌尖牙舌侧面远中，后缘至第二磨牙舌面远中轴面角处。

（6）按照设计制作好支架，将支架根据需要置于石膏模型上相应的位置，扩弓簧与组织面应有2～3mm的间隙，以免加力后扩弓簧压迫硬腭黏膜而产生疼痛，然后用自凝树脂涂塑完成基托，亦可制作蜡型，经装盒、充胶等过程，热凝树脂完成制作，打磨抛光。

3. 临床应用

（1）患者试戴合适后，于腭中缝处将上颌基托分裂。

（2）加力后复诊时，如发现有腭黏膜压痛或压迹，在处理时切忌缓冲基托组织面，可通过压迫基托的凸面，使基托腭弓部分变平即可。

（3）在扩弓的过程中，应密切观察下颌后牙横曲线的曲度，其较平时即可停止扩弓。

（六）导弓式矫治器

导弓式矫治器实际上是一种变异的𬌗垫矫治器，其不同点在于𬌗垫矫治器是通过打开上下颌牙弓的咬合以解除锁结关系，利于推上颌前牙唇向移动而解除反𬌗关系；而导弓式矫治器则是解除锁结关系后可借助于诱导弓的弹力和激发肌肉活动所产生的力，关闭下颌前牙的散在间隙，诱导下颌向后移动，使下颌进行生理性调位，是一种机械-功能相混合的活动矫治器（图6-47）。

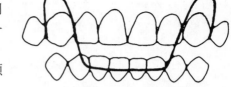

图6-47 导弓式矫治器

1. 适应证 常用于矫治乳牙期或替牙期伴下颌前牙散在间隙的前牙反𬌗。

2. 设计与制作

（1）首先应确定好下颌后退位并上𬌗架固定。在上颌后牙处放置固位卡环，𬌗面设计为平面𬌗垫，上颌前牙区放置双曲舌簧，将双曲唇弓延伸至下颌前牙区形成诱导弓。

（2）通过上颌舌簧及诱导弓的适当加力而解除前牙反𬌗，纠正上下颌的咬合关系。

3. 临床应用

（1）因其固位要求高，在对下颌前牙诱导弓进行加力时，其大小应适宜。

（2）𬌗垫应设计为平面式，以不对下颌产生不利诱导作用为原则。

（3）反咬合解除后，分次磨除𬌗垫，在形成正常覆𬌗后仍应继续戴用一段时间以巩固其疗效，否则易复发。

 知识拓展

活动矫治器在临床应用中的局限性

如何合理掌握活动矫治器的适应证，使矫治效果达到最佳状态，是所有正畸临床医师都需思考的问题。因此，活动矫治器在临床的应用中应充分认识下列因素对矫治效果的影响：

1. 由于活动矫治器的矫治方向多为牙齿的倾斜移动，对于需要牙齿移动范围大，且需牙齿整体移动或控根移动的病例难以达到期望的矫治效果。

2. 正畸拔牙病例容易出现支抗丢失、磨牙前倾、远中颊尖下垂等，使咬合接触关系不良；同时，因为牙长轴矫治不理想，使牙齿间的邻接关系欠佳，使矫治效果不理想。

3. 严重的安氏Ⅱ类、Ⅲ类且伴有骨性错𬌗的病例，垂直关系不调、前牙开𬌗等错𬌗畸形，应用活动矫治器难以实现预期目标，在选择矫治方法时需慎重考虑。

4. 活动矫治器由于患者可自行摘戴，患者的合作程度会直接影响到矫治效果。

（易建国）

第四节　功能矫治器

功能矫治器是一种本身并不产生任何机械力，而是通过定向传递咀嚼肌和口周肌的收缩力，改变错位的牙颌器官，诱导其生长发育向正常方向进行，达到矫治错𬌗畸形目的的矫治器。功能矫治器改变口面肌对牙和颌骨所施力的大小、方向和作用时间，使得口颌系统的神经 - 肌肉环境更有利于颅、颌、面生长。对于功能矫治器的作用机制，某些功能矫治器直接将肌力传递到牙齿；某些则可诱导骨的生长，协调上下颌骨关系。

一、功能矫治器的类型

功能矫治器经过近百年的发展，其设计不断变化，种类繁多，除少数固定式功能矫治器，如 Herbst 矫治器、Jasper Jumper 矫治器、Forsus 矫治器等外，多为可以自行摘戴的矫治器，如肌激动器、功能调节器、生物调节器等。

临床上常将功能矫治器归纳为三大类，即简单功能矫治器类、肌激动器类和功能调节器类。

（一）简单功能矫治器类

此类矫治器直接将肌力传递至牙，包括上颌平（斜）面导板、下颌前牙联冠式斜面导板、口腔前庭盾、唇挡等。

（二）肌激动器类

这一类功能矫治器都要改变下颌的位置，刺激附着于下颌的咀嚼肌兴奋，由此产生的力传递至牙、颌骨，起到颌骨矫形作用，所以一般又称为颌骨功能矫形器，包括肌激动器、生物调节器、Herbst 矫治器、Twin-block 矫治器等。

（三）功能调节器类

功能调节器类又称 Fränkel 矫治器（function regulator，FR），这种类型的功能矫治器虽然也改变下颌的位置，但其主要起作用的部位在牙弓之外的口腔前庭，矫治器通过颊屏和唇挡改变口周肌的动力平衡，从而影响牙弓、颌骨的发育。按照其矫治目的分为 FR-Ⅰ型、FR-Ⅱ型、FR-Ⅲ型和 FR-Ⅳ型。

二、功能矫治的适应证

主要适用于口面肌功能异常所引起的功能性错𬌗畸形或部分早期的骨性错𬌗，还可用于矫治某些不良习惯和矫治后的功能保持。以错𬌗类型分析，功能矫治器主要用于矫治长度不调，既适用于安氏Ⅱ类错𬌗，也适用于安氏Ⅲ类错𬌗，还可用于矫正高度不调和后牙的宽度不调，但不适用于牙列拥挤、牙齿错位与拔牙病例。

就功能矫治器对骨性生长改良的矫治效果而言,其最佳矫治时期应在青春生长迸发期前1~2年,但某些功能矫治器(如Herbst矫治器)对于年轻成人也可能会产生一定的积极作用。

三、功能矫治的治疗程序

(一)诊断

通过临床口内外检查、口面功能分析、模型分析和X线头影测量分析,确定患者错𬌗畸形的类型、错𬌗形成的主要因素,从而正确制订矫治计划和选择最适矫治器。

(二)设计

确定咬合重建的标准,选择功能矫治器的类型以及对患者的预后进行评估。

(三)咬合重建

根据矫治目标,从矢状向、垂直向和横向三维设计下颌的新位置,并用𬌗蜡完成𬌗位记录,通过𬌗蜡将牙模型转移至𬌗架,在新的位置关系上制作矫治器,通过功能矫治使下颌在该位置上建立新的𬌗关系(图6-48)。

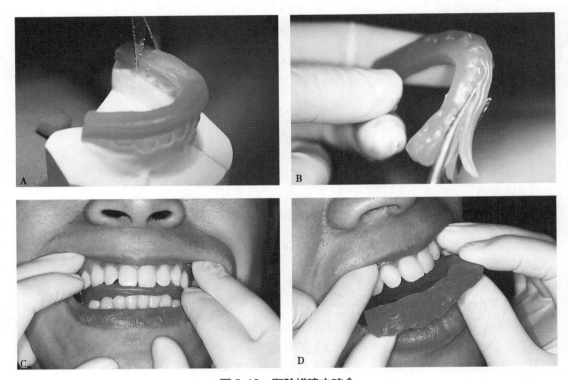

图6-48　取𬌗蜡建立咬合

A.马鞍形软蜡与下颌牙弓一致　B.𬌗蜡放入口内下颌牙弓上,拇指引导下颌至所希望的矢状向及垂直向位置　C.去除多余蜡,使𬌗蜡冷却　D.将𬌗蜡再次放入下颌牙弓,检查𬌗蜡与上下颌牙弓的接触

1.矢状向　下颌在矢状向上移动的目的是建立磨牙中性关系。对于安氏Ⅱ类错𬌗,下颌前移的程度以使Ⅱ类磨牙关系改变为中性甚至偏近中为准。一般下颌前移5mm左右;如果矢状不调严重,可分次前移下颌;若为Ⅱ类错𬌗的亚类,因功能原因造成者,可仅前移远中关系侧,中性关系侧保持原位。对于安氏Ⅲ类错𬌗,下颌尽可能后移至上、下颌切牙对刃。

2．垂直向　下颌垂直打开应超过息止𬌗间隙，一般在磨牙区分开 4mm 左右。覆𬌗越深，垂直打开程度越大；反之，覆𬌗越浅，垂直向打开越小。一般而言，下颌前移量与垂直打开量之和在 8～10mm。

3．中线考虑　对于𬌗干扰等功能因素造成的上下中线不一致，在咬合重建时应使上、下中线一致。

𬌗位记录完毕后，将𬌗蜡放在石膏模型上核对，如果与设计有任何不符，应重新进行𬌗位记录。

（四）技工室制作

技师按照正畸医师填写的设计单和要求，完成功能矫治器的制作。

（五）临床应用

1．临床试戴　患者先行试戴一段时间，对不适之处稍加修改。

2．戴用矫治　对于活动式功能矫治器，要求患者尽量延长矫治器戴用时间（每天不少于 14 小时），戴用时间越长，矫治效果出现越快。

（六）后期治疗

在功能矫治完成后，通常需要使用固定矫治器排齐牙齿、完成全口牙的精细调整，以获得良好的咬合关系。

四、常用的功能矫治器的制作及应用

（一）简单功能矫治器类

1．上颌平面导板和斜面导板矫治器

（1）作用原理

1）抑制下颌前牙垂直萌出或压低下颌前牙；

2）促进上下颌后牙垂直萌出；

3）斜面导板有引导下颌向前，刺激下颌骨矢状向生长的作用（图 6-49）。

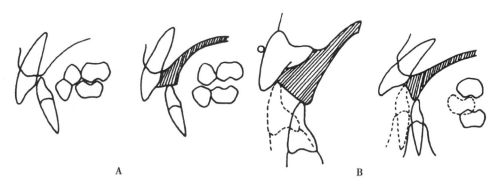

图 6-49　平面导板与斜面导板

A．平面导板　B．斜面导板

（2）适应证：平面导板适用于后牙牙槽高度过低引起的前牙深覆𬌗。斜面导板适用于矫治前牙的深覆𬌗、深覆盖，上颌位置正常、下颌后缩，磨牙关系多为远中的错𬌗畸形。

（3）主要结构和制作要点：主要结构由卡环、唇弓、基托、平（斜）面导板组成（图 6-50）。

1）卡环或邻间钩：卡环应有良好的固位且不妨碍后牙的萌出。常用的固位装置有邻间钩、单臂卡环或后牙连续卡环等。如果作成固定式平导，则可效仿 Nance 腭托的做法，将包埋于平（斜）面导板中的钢丝直接焊接到固位带环上，利用固位带环固位。

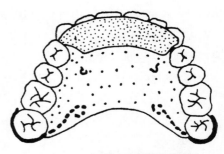

图6-50 上颌平（斜）面导板

2）唇弓：除起固位作用外，还可内收上颌前牙或对抗上颌前牙的唇倾。唇弓的粗细和位置根据矫治需要而不同。如需内收上颌前牙，可用直径 0.7mm 的较细不锈钢丝弯制，其位置放在前牙牙冠的近切 1/3；如需作为矫治后的保持，则用直径 0.9mm 的较粗不锈钢丝弯制，置于前牙牙冠的中 1/3 和颈 1/3 交界处。

3）基托：基托远中游离端应伸展到上颌最后一颗磨牙的腭侧，以防止因颌间距离升高、颊肌收缩压力加大使后牙舌侧移动。

4）平（斜）面导板：在上颌前牙腭侧基托的前缘加厚，形成一半月形与𬌗平面平行的平面板称为平面导板；如形成一与𬌗平面约成 45°的斜面板则称为斜面导板。导板的厚度要求是，当下颌前牙咬在导板上时，上下颌后牙𬌗面分开 1.5～2mm，导板的左右径应达到两侧尖牙的远中，导板的前后径约为 7～8mm。如需要内收上颌前牙，则舌侧基托贴近牙面的部分应缓冲。

（4）临床应用

1）初戴上颌平（斜）面导板时，如有个别下颌切牙过高，应适当磨改，使更多的下颌前牙咬于平（斜）面导板上。

2）随着下颌前牙被压低，有时需加高平（斜）面导板，以保证上下颌后牙𬌗面分开 1.5～2mm 的间隙。

3）如需同时内收上颌前牙，加力前可将上颌平（斜）面导板前缘的组织面适量磨除或缓冲，形成空隙以容纳前牙内收时移位的黏膜组织，以免引起炎症。

4）每 3～4 周复诊一次，检查上颌平（斜）面导板上有无下颌前牙咬合形成的痕迹、是否影响下颌的侧方运动、颞下颌关节及下颌前牙有无不适或疼痛。每次复诊应检查治疗效果，深覆𬌗、深覆盖有无改进，并分析原因。

2. 下颌前牙联冠式斜面导板

（1）作用原理

1）利用下颌前牙区树脂导板斜面解除反𬌗锁结及诱导反𬌗牙的前移；

2）解除咀嚼肌张力过大所致的下颌的逆时针旋转生长，反覆𬌗深时所致的后牙萌出不足；

3）刺激后牙牙槽骨的生长及牙齿的萌出。

（2）适应证：主要用于矫治前牙反𬌗。乳牙期多数前牙反𬌗及部分或个别早期萌出的恒切牙反𬌗者，尤其适合于反覆𬌗较深、反覆盖不大的前牙反𬌗。

（3）制作方法：制作时应在下颌后退的位置上进行，可用自凝树脂直接在口内完成，也可在石膏模型上完成。导板可套在下颌前牙上，也可用粘接剂粘接在下颌前牙上。斜面与上颌前牙腭侧接触，且斜面与上颌前牙纵轴交角应小于 45°，否则上颌前牙容易被压低（图6-51）。

（4）临床应用

1）下颌前牙联冠式斜面导板粘接就位于下颌前牙后，检查上下颌前牙的咬合情况，如个别牙齿有早接触，应进行调磨，并指导患者正确戴用下颌前牙联冠式斜面导板。

2）戴用下颌前牙联冠式斜面导板 1～2 天后，如无不适反应，即可练习用上颌前牙与导板进行咀嚼。

　　3）如上颌前牙已有唇向移动，而斜面导板只与上颌前牙的舌侧龈组织接触，应根据反𬌗的程度及牙齿的反应，调磨斜面导板或增大导板斜度继续矫治。

　　4）矫治混合牙列及恒牙列早期的严重前牙反𬌗，戴用斜面导板2~3个月后，如仍无效，应改用其他方法进行矫治。

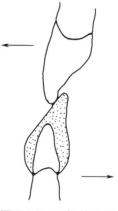

图6-51 下颌前牙联冠式斜面导板

　　3. 下颌前牙唇弓斜面导板矫治器

　　（1）作用原理

　　1）斜面导板诱导上颌前牙唇向；

　　2）双曲唇弓内收下颌前牙间隙。

　　（2）适应证

　　1）主要用于矫治前牙反𬌗；

　　2）固位良好，适用范围较广，除可用于下颌前牙联冠式斜面导板矫治器适应证的范围外，还可用于不适宜用联冠式斜面导板矫治的患者；

　　3）适用于混合牙列期有乳牙早失的患者，同时可用作乳牙缺隙保持器；

　　4）用于下颌前牙唇向错位时关闭间隙，缩小下颌牙弓的患者。

　　（3）制作方法（图6-52）：上𬌗架，在下颌机械性活动矫治器的下颌前牙舌侧基托上，向上向后，加高加厚形成下颌前牙区斜面导板，其唇侧只覆盖下颌前牙牙冠唇面的切1/3到中1/3处，如需关闭下颌前牙间隙并缩小下颌牙弓，则斜面导板可完全不覆盖到下颌前牙唇侧，但需缓冲舌侧基托的组织面，使其既可调节唇弓加力，又能内收下颌前牙关闭间隙，上颌前牙区与斜面导板的咬合关系要求同下颌前牙联冠式斜面导板矫治器。

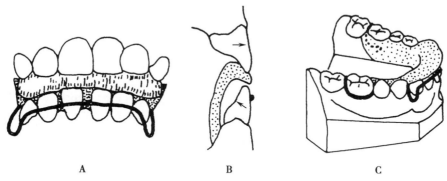

图6-52 下颌前牙唇弓斜面导板
A. 前面观　B. 侧面观　C. 𬌗面观

　　（4）临床应用

　　1）初戴时的注意事项基本与联冠式斜面导板相同，但不进行粘固，同时还应注意下颌舌侧基托的伸展及唇弓的就位。

　　2）复诊时，应注意检查调磨下颌前牙舌侧基托，并调节唇弓加力。

　　3）反𬌗矫治完成后，下颌前牙唇弓斜面导板矫治器可作为保持缺隙或缩小下牙弓后的保持器，并将斜面磨除后继续戴用。

4. 唇挡

（1）作用原理

1）唇挡可做在上颌或下颌，以解除唇肌、颏肌的异常压力，使收缩过度的唇肌、颏肌恢复正常张力或使不足的唇肌张力增大；

2）上下颌牙弓获得内外肌力平衡而正常生长发育。

（2）适应证

1）纠正咬下唇习惯；

2）向远中移动磨牙；

3）加强下颌磨牙支抗。

（3）唇挡的类型

1）金属丝套管式唇挡，直接用直径不小于 1.1mm 的不锈钢丝弯制适合牙弓的形状并套上树脂管即可。

2）金属丝唇挡，通常用 1.2mm 的不锈钢丝整体弯制而成，其承力部分为波浪形的钢丝曲。

3）树脂承压板式唇挡，其承力部分为树脂制作的承压板（图 6-53）。

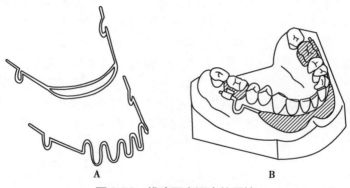

图 6-53　推磨牙向远中的唇挡
A. 金属丝唇挡　B. 树脂承压板式唇挡

（4）唇挡的要求：离开牙齿、牙龈 2～3mm；理想的厚度为 2.5～3mm；有与外观及功能相适应的尽可能宽的面；应该能在垂直向和水平向上调节；单独使用时常与第一恒磨牙带环的颊面管相连，如果第一恒磨牙未完全萌出，带环可装于第二乳磨牙上，也可插入活动矫治器上的颊侧管内。

（5）唇挡的制作方法：介绍较常用的树脂承压板式唇挡制作方法。

1）在唇挡相应部位的模型上铺蜡 2～3mm 厚。

2）将蜡表面平整光滑后，用直径 1.0～1.2mm 的钢丝弯制唇弓，唇弓弧度依牙弓形态弯曲，与颊面管方向和角度一致，注意避开唇、颊系带，且不妨碍对颌牙的咬合，唇弓在磨牙颊面管近中管口处形成 U 形阻挡曲或焊一小栓。

3）用自凝树脂涂布承压板，承压板常位于左右尖牙间，高度 7～8mm，边缘圆钝。承压板的位置通常分为高位、中位、低位，应视具体情况酌情使用。

（6）临床应用

1）初戴唇挡时，检查有无软硬组织的压痛，患者戴用唇挡适应后可全天戴用。

2）用于矫治不良习惯时，只告诉患者戴上矫治器就可治疗不良习惯，而不是作为惩罚目的。

3）用于推磨牙向后或增强支抗时，复诊应检查唇挡是否需要开展加力。达到治疗目标后，仍应继续戴用一段时间以巩固疗效。

5. 前庭盾

（1）作用原理

1）前庭盾通常安放在口腔前庭部位，用以消除唇颊肌对牙弓及颌骨的不正常压力；

2）前庭盾的前部只与上颌前牙区接触，而后部则离开牙弓少许，上下唇肌、颊肌的收缩力，通过前庭盾而作用于上颌前牙，使其舌向移动，而后牙颊侧压力解除，牙弓得以侧方扩大。

（2）适应证

1）适用于口呼吸、咬物、咬唇、吮指习惯矫治；

2）盾的前部附钢丝拉钩，用于唇功能训练；

3）用于替牙早期的上颌前突、牙弓狭窄及下颌切牙舌倾矫治。

（3）前庭盾的制作（图6-54）

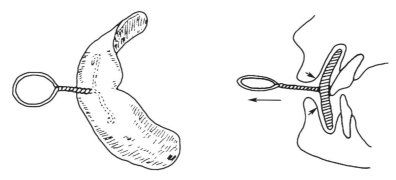

图6-54　前庭盾

1）首先要求取得精确的印模，使之接近全口义齿印模的伸展范围。

2）取得切对切的蜡咬合关系，将模型与蜡对好后上𬌗架。

3）用铅笔在模型上描绘出前庭盾的外形轮廓线，上下范围应离开移行皱襞 1.5～2mm，并作唇系带处的缓冲，后缘应伸展至最后磨牙的远中邻面。

4）在标记范围内铺 2～3mm 厚的基托蜡。如果需内收前牙，则将前牙区牙冠部分不铺蜡，并将上、下颌前牙之间的覆盖部分用蜡填平。

5）用自凝树脂涂布 2～2.5mm 厚的形似盾牌的矫治器，其外形大小与患者的口腔前庭及牙弓的唇颊面相类似。

6）需要进行唇肌功能训练时，可在前庭盾前牙区增加一或两个牵引环。个别鼻呼吸障碍未得到及时治疗者，可在前庭盾的前部打上小孔。

（4）临床应用

1）除吃饭、刷牙外，尽量延长戴用时间。戴用时上下唇应尽量闭合，并反复训练。

2）初戴时多有不适感，前庭沟及唇系带处可能会出现压痛，应注意调磨压痛点部位的树脂。

3）有口呼吸习惯的儿童，为了避免患者因夜间口呼吸习惯而发生窒息，可在前庭盾前部相当于闭合线的中份预备几个通气孔。

4）每3～4周复诊一次，可在保持前庭盾厚度约2.5mm的情况下，通过在局部应用自凝树脂垫底或缓冲的方法，调节牙弓承受的矫治力。

6. 阻鼾器

（1）作用原理：主要是将上气道的周围组织向外牵引（特别是软腭和舌体部位），从而使气道得以扩张，避免呼吸受到影响。

（2）适应证：主要适用于单纯鼾症及轻、重度的阻塞性睡眠呼吸暂停低通气综合征患者；还可用于功能性下颌后缩。

（3）种类

1）软腭作用器：直接作用于软腭，通常需要对患者进行软腭训练才能耐受。

2）舌作用器：直接将舌进行前方牵引而达到扩宽舌后、软腭后气道的作用。舒适程度及固位情况较下颌前移器要差一些。

3）下颌前移器：是目前临床上使用最多的一类，通过下颌前移，牵引舌体前伸，达到开扩咽部及气道的作用。包括类似改良功能矫治器的下颌前移器、阻鼾器、压膜-拉杆式下颌前移器、可调式下颌前移器。

（4）制作方法：以下颌前移器为例介绍如下（图6-55）：

1）以烤软的蜡获取咬合重建记录以改变下颌位置。方法是先嘱患者尽量张口并前伸下颌，然后放松并缓慢收回，直至获得一个既舒适又有最大前伸位的下颌位置。

2）根据蜡咬合记录上𬌗架固定石膏模型。

3）用直径0.7～0.9mm的不锈钢丝弯制上颌双曲唇弓，再用直径1.2mm的不锈钢丝弯制小腭弓，并根据需要弯制上、下颌后牙区箭头卡环以增加固位。

4）涂布树脂时，要求所有后牙𬌗面、上颌前牙切缘1/3，下颌前牙切缘1/2均应以树脂覆盖。

5）为防止患者因鼻腔阻塞引起呼吸困难，应在上下牙列间留置通气孔以维持正常呼吸。

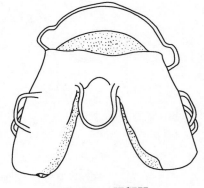

图6-55 阻鼾器

（5）临床应用

1）选用矫治器治疗阻塞性睡眠呼吸暂停低通气综合征时，应对其病因、发病机制、严重程度有一定的了解，并取得呼吸科等的合作。

2）临床上取蜡𬌗时，下颌前伸距离一般为最大前伸距离的75%，或下颌最大前伸量减3mm，切牙间垂直距离约2.0mm，对于高角病例，下颌垂直张开不宜过多。

3）告知患者可能出现的不良反应，如口干、颞下颌关节不适，戴用矫治器睡觉时唾液分泌增加等。

4）为了避免发生夜间呼吸困难，矫治器上下牙列间应设置通气孔。

7. 牙齿正位器

（1）作用原理

1）利用弹性树脂或软橡胶的弹性对错位牙进行调位；

2）正位器在关闭间隙、调整前牙倾斜度的同时，建立正常的覆盖关系；

3）生长发育高峰期的安氏Ⅱ类错𬌗病例，正位器可协调上下颌牙弓颌骨的相互关系，刺激髁突改建。

（2）适应证

1）主要用于排齐牙齿形成理想的牙弓形态；

2）轻度的牙间隙；

3）用于固定矫治器，特别是 Begg 矫治器矫治后牙位及牙弓形态的精细调整和保持；

4）调整切牙轴倾度和根转矩；

5）进行𬌗平面及前牙覆𬌗和覆盖的调整。

（3）正位器的结构

1）弹性材料体：正位器几乎全部由弹性材料体构成，它覆盖上下颌牙弓全部牙齿的唇、颊、舌面后，在𬌗面相连，形成一个整体。并在𬌗间间隔部分设计有直径 2.0mm 的通气孔 3～5 个，以利呼吸。

2）辅助部件：①球形末端邻间钩：置于第二前磨牙与第一磨牙邻间隙内，协助固位并有引导矫治器戴入的作用；②牙窝辅助推丝：需要扭转、倾斜移动牙齿时，在有关牙窝的颊舌向或近远中向埋入直径 0.7mm 的不锈钢丝弯制的辅助推丝，形成较硬的接触而增强对牙的作用；③口外牵引附件：如需要口外弓，可在第一磨牙间隙处包埋焊有颊面管的 U 形钢丝。

（4）正位器的制作

1）按全口义齿制作时的要求，制取印模，灌制模型。

2）取正中关系蜡𬌗记录，将工作模型固定在𬌗架上。

3）完成组合模型的制作：组合模型是指将需要移动的个别牙齿分割、排列成所希望的牙列形态与稳定咬合的模型。①锯下需要移动的牙齿，根据𬌗关系排牙，以获得理想的牙尖交错𬌗关系，并使侧方、前伸运动都没有𬌗干扰；一般下颌尖牙不做移动。②用蜡恢复模型上牙槽区缺损，使之与口腔实际情况一致。③根据需要弯制辅助部件。

4）复制组合模型和重新上𬌗架：①在𬌗架上，使排牙后的上下颌牙弓分开，如无特殊目的，磨牙区分开 2.5～3.0mm；②用蜡记录𬌗架上咬合打开时的关系；③用取印模的方法复制组合模型；④复制好的组合模型再根据咬合打开时的𬌗间蜡记录上𬌗架；⑤将辅助部件在复制牙模上固定。

5）正位器的完成（图 6-56）：用真空热压塑造机在复制的组合模型上，用弹性树脂或橡胶分别压制正位器的上、下牙列部分。再用条状热塑材料按咬合打开的高度加厚上下𬌗面，修整平滑后再次压塑，使矫治器成为一体。

（5）临床应用

1）准确的印模和蜡𬌗关系是正位器发挥功能的保证。

2）初戴矫治器时，应检查有无软组织以及局部牙齿受力过大造成的压痛点，并进行调磨。

3）嘱患者经常训练下颌前伸至正常位置，待患者适应一段时间后可全天戴用。

4）临床上也可将其作为一种具有可微量调整位置的保持器使用。

5）由于正位器体积较大，对呼吸功能障碍的患者慎用。

8. 肌激动器　肌激动器是 1908 年由 Andresen 设计发明的，故又称 Andresen 矫治器。早期的肌激动器结构比较简单，在经过长期临床应用的不断改良和完善，该矫治器得到了发展。

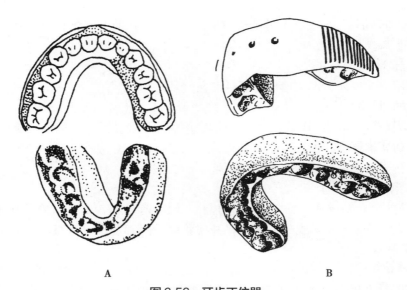

A　　　　　　　　　　　　　　　　　　　**B**

图6-56　牙齿正位器

A.真空热压塑造机压制的正位器上、下牙列部分　B.完成的牙齿正位器

（1）作用原理：肌激动器的矫治力来源于咀嚼肌、口周肌，其在口内的松散固位也主要依靠咀嚼肌。以安氏Ⅱ类错𬌗畸形为例，由于肌激动器的作用，下颌被引导到向前向下，在新的位置上，咀嚼肌群的平衡被打破后，上下颌骨受到相互的作用力，产生如下的颌骨生长效应。

1）刺激下颌骨矢状向生长；

2）刺激下颌骨垂直向生长；

3）抑制上颌骨矢状向生长（图6-57）。

（2）适应证

1）主要用于矫正青春发育高峰期安氏Ⅱ类1分类错𬌗畸形；

2）用于矫治早期安氏Ⅲ类错𬌗、安氏Ⅱ类2分类错𬌗和开𬌗畸形。

（3）基本结构：该矫治器结构简单，主要是由一整块树脂基托组成，其次是0.9～1.0mm不锈钢丝形成的诱导丝，无特定的固位装置，也没有产生机械力的加力装置（图6-58）。

1）基托：①基托的上颌部分覆盖整个腭盖或用1.0～1.2mm的不锈钢丝弯U形腭杆代替上颌部分基托，远中达最后一颗磨牙；②下颌部分向下延伸至口底，后缘必须达到

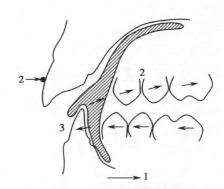

图6-57　肌激动器矫治原理

1.下颌下肌群收缩力　2.抑制上颌牙弓向前发育的力　3.下颌牙弓施以向前的推力

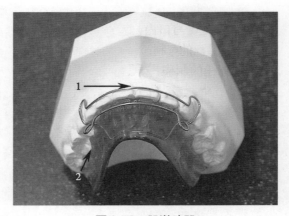

图6-58　肌激动器

1.上颌双曲唇弓；2.后牙塑胶导面。

下颌最后磨牙舌面的远中；③上下基托相连，在下颌前牙切缘形成塑胶帽，若塑胶帽仅仅盖住下颌切牙切缘，则在阻碍下颌切牙垂直萌出的同时不影响切牙的唇向移动，若不需要下颌前牙唇向移动，塑胶帽可覆盖下颌切牙及尖牙切缘 1/3；④后牙区相应的基托有牙萌出的导面，通过调磨塑胶导面，可以控制、引导后牙向正常的方向移动。

2）诱导丝：按错𬌗畸形的种类不同大致分为三类：

①上颌诱导丝：一般安氏Ⅱ类 1 分类上颌前突患者，诱导丝放在上颌，与活动矫治器的双曲唇弓相同，位于上颌前牙唇面，从上颌尖牙远中越过𬌗面，并且不能影响上下颌牙齿的𬌗向萌出（图 6-59），也可弯制成曲向远中的水平曲唇弓，该唇弓可将肌肉的矫治力传导至上颌前牙，如果上颌前牙腭侧牙槽部分的基托被缓冲，上颌前牙在唇弓的作用下将向腭侧倾斜移动。

②下颌诱导丝：结构和上颌双曲唇弓相同，在安氏Ⅲ类错𬌗下颌前突时选用。但严重的Ⅱ类 1 分类患者，因为覆盖过大，唇肌、颏肌紧张，除使用上颌诱导丝外还应增加离开下颌前牙唇面 2mm 的下颌诱导丝或下颌唇挡，以消除下唇对下颌前牙的异常肌张力。

③颌间诱导丝：主要用于矫治安氏Ⅲ类错𬌗，从上颌尖牙与侧切牙之间弯向下颌，位于下颌前牙唇面（图 6-60）。如上唇张力过大，可增加离开上颌前牙唇面 2mm 的上颌诱导丝或上颌唇挡。

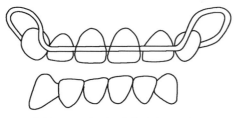

图 6-59　安氏Ⅱ类的上颌诱导丝

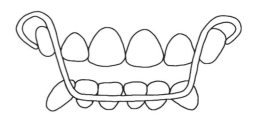

图 6-60　安氏Ⅲ类的颌间诱导丝

（4）肌激动器的制作

1）印模和模型：与一般活动矫治器制作要求相同，由于在治疗阶段，有后牙诱导面的形成，故要求牙齿的牙颈缘线清晰，咬合面及牙颈部的气泡也须去除干净。

2）咬合重建：具体方法根据不同错𬌗情况确定，颌位记录完毕后，将蜡放在石膏模型上核对，检查是否与口内情况相符，如有不符，应重新进行颌位记录（图 6-61）。

3）诱导丝的弯制：用直径 0.9～1.0mm 的不锈钢丝在模型上依不同病例的需要，弯制诱导丝。

4）基托的制作：首先应根据设计要求在模型上用铅笔画出基托的范围，包括上下颌及全部牙的𬌗面部分。一般采用自凝树脂分区糊塑，然后在蜡𬌗记录的关系上，将上下颌区、颌间区以及前牙区塑胶帽基托连成一整体，并使其表面光滑。

5）基托诱导面的形式和作用：基托与牙齿接触的部分称为诱导面，应根据临床错𬌗的类型，严格按设计要求制作后牙的诱导面（图 6-62，图 6-63）。

（5）临床应用

1）矫治器试戴 1 周后，绝大多数患者能够适应并将矫治器保持在口内的正确位置上，少数患者入睡后矫治器会不自觉脱出口腔，应检查垂直打开的距离是否不足，或是下颌前移的距离过大。

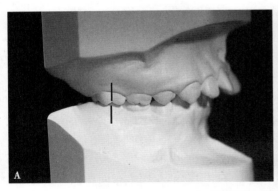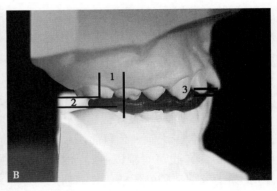

图6-61　颌位记录的核对

A. 原始咬合　B. 重建咬合

1. 下颌前移量；2. 磨牙区垂直打开量；3. 前牙区垂直打开量。

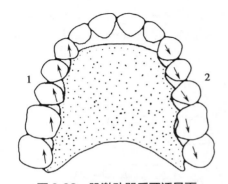

图6-62　肌激动器后牙诱导面

1. 诱导面有利于后牙向近中移动；
2. 诱导面有利于后牙向远中移动。

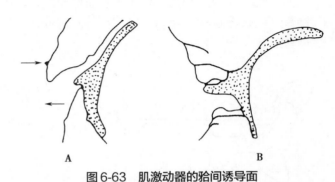

图6-63　肌激动器的𬌗间诱导面

A. 有利于上颌切牙的腭向和下颌切牙的唇向移动

B. 控制上颌磨牙伸长和刺激下颌磨牙伸长

2）矫治器戴入后1～2周复诊，检查口腔软硬组织及颞下颌关节区有无不适或压痛。患者适应后，可按前述方法形成正确的诱导面，每4～6周复诊一次，复诊时注意以下三点：①检查诱导面与牙齿接触部分是否形成光亮区，对矫治不利的光亮区应当调磨，如果缺少光亮区，说明牙导面未起作用，应在不改变下颌位置的条件下考虑重衬；②检查后牙导面是否影响乳-恒牙的替换和第二磨牙的萌出；③缓冲上颌切牙腭侧基托，调整唇弓与上颌前牙唇面接触，利于上颌切牙腭向移动。

3）肌激动器由于体积较大，戴入后影响发音和咀嚼，一般在夜间及休息时戴用，每天确保戴用至少14小时，戴用时间越长，疗效越佳。安氏Ⅱ类1分类错𬌗一般在戴用10～12个月后，后牙可达到中性关系，前牙覆𬌗覆盖关系正常。

（6）肌激动器与口外弓的联合应用：肌激动器对安氏Ⅱ类低角病例的面型改善非常有利，但对安氏Ⅱ类高角病例却十分不利，这是由于：①在垂直向控制上，肌激动器鼓励下颌后牙的萌出以矫正前牙深覆𬌗，由于下颌后牙的萌出造成𬌗平面和下颌𬌗平面的顺时针旋转、面高增加；②在矢状向控制上，肌激动器虽可明显地促进下颌向前生长，但对上颌向前发育的抑制作用较弱。因此，对安氏Ⅱ类高角或合并上颌前突病例的矫治，常需将口外弓与肌激动器联合起来使用。通过口外牵引能够有效抑制上颌骨的向前生长发育，并且可以通过改变牵引力的方向抑制上颌后牙的萌出。

口外弓 - 肌激动器的制作与肌激动器制作类似，主要区别是增加了口外弓，常用直径 1.5mm 的不锈钢丝制作，可插入肌激动器上的口外弓管内或直接埋入肌激动器两侧尖牙与侧切牙之间的树脂基托中，口外弓多与高位牵引头帽相连接，牵引力方向通过上颌阻抗中心与上颌牙弓阻抗中心之间，混合牙列期牵引力每侧 250～300g，恒牙列期每侧 400～500g。另外为了防止上颌切牙舌倾和伸长，可在肌激动器上颌前牙唇侧设计控根簧或上颌前牙基托伸至唇侧龈缘，达到与转矩簧同等的作用（图 6-64）。

9. 功能调节器 功能调节器是由德国 R.Fränkel 在 20 世纪 60 年代设计的一种活动矫治器，故又称 Fränkel 矫治器，简称 FR。根据其设计特点及适应证，功能调节器可分为四种类型，即 FR-Ⅰ、FR-Ⅱ、FR-Ⅲ和 FR-Ⅳ。现在较为常用的是 FR-Ⅲ型（图 6-65），主要用于矫正早期前牙反𬌗。

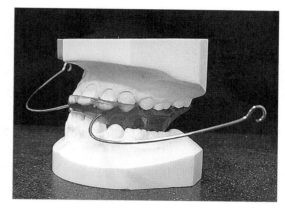

图 6-64　口外弓 - 肌激动器

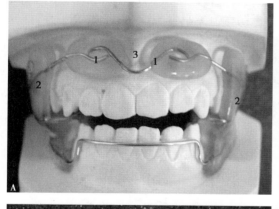

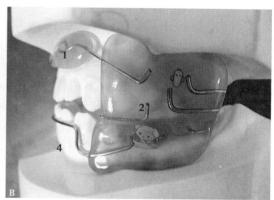

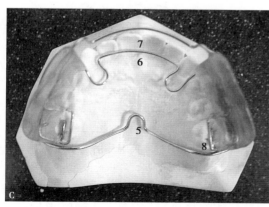

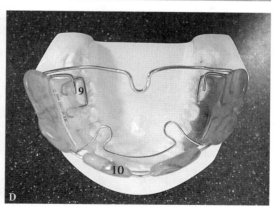

图 6-65　FR-Ⅲ型矫治器

1. 上唇挡；2. 颊屏；3. 唇挡连接丝；4. 下唇弓；5. 腭弓；6. 前腭弓；7. 下唇弓；8. 上颌𬌗支托；9. 下颌𬌗支托；10. 上唇挡。

（1）FR 作用原理：功能调节器通过颊屏、唇挡阻断口周肌肉的异常功能，消除口周肌力对牙齿、牙槽骨及颌骨生长的限制，诱导牙弓、颌骨及面部产生如下的生长效应：

1）横向的变化：牙弓和颌骨向外开展，有利于矫治牙列拥挤、牙弓狭窄和基骨发育不良。

2）垂直向的变化：垂直打开后牙咬合，磨牙垂直生长发育，有利于改善颌间关系，整平Spee 曲线。

3）矢状向的变化：通过肌功能锻炼，下颌位置发生改变，髁突产生适应性变化，有利于建立 I 类磨牙关系。

4）建立正常唇封闭：FR 戴于口内后，患者有意识地保持上下唇闭合，使功能不足的上唇恢复正常肌张力，有利于建立正常的唇封闭。

（2）适应证

1）FR- I 型：用于矫治安氏 II 类 1 分类和安氏 I 类错𬌗畸形。

2）FR- II 型：用于矫治安氏 II 类 2 分类错𬌗畸形。

3）FR- III 型：用于矫治安氏 III 类错𬌗畸形。

4）FR- IV 型：用于矫治替牙期与恒牙早期牙弓狭窄，基骨发育不足的双颌前突及轻度骨性开𬌗畸形。

（3）功能调节器的结构和制作：以 FR- III 型为代表进行介绍，FR- II 型仅介绍其不同点。

1）FR- III 型的结构：主要应用于乳牙期、替牙期与恒牙早期，上颌轻度发育不足，下颌基本发育正常或轻微前突的患者。其结构包括树脂和金属丝两部分：树脂部分包括颊屏和唇挡；金属丝部分有上唇挡连接丝、腭弓、前腭弓、下颌唇弓及支托。

①唇挡连接丝：将左右两侧的唇挡和颊屏连接成一体（见图 6-65）。

②下颌唇弓：将两侧颊屏的下部连成一体，下唇弓与下颌前牙相贴（图 6-66），与腭弓共同起支架和支抗作用，发挥抑制下颌生长的功效。

③前腭弓：在上颌前腭部形成弓形，将矫治力传递至上颌前牙（图 6-67）。

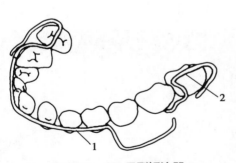

图 6-66　FR- III 型矫治器
1. 下颌唇弓；2. 下颌𬌗支托。

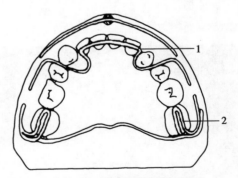

图 6-67　FR- III 型矫治器
1. 前腭弓；2. 上颌𬌗支托。

④腭弓：矫治器戴入口中后，下颌伸肌有向前复位的趋势，此向前之力通过下颌唇弓传递到上颌腭弓，促使上颌向前发育，当牙槽宽度增加时，此曲可用来向外侧稍稍扩展颊屏（见图 6-65）。

⑤𬌗支托：下颌𬌗支托的作用是防止下颌磨牙向上和向前萌出，允许上颌后牙自由向下向前萌出，保证𬌗的打开以利前牙反𬌗的矫治，同时可与唇弓一起增强下颌支抗（见图 6-66）。反覆𬌗较深的安氏Ⅲ类错𬌗畸形，可在上颌第一磨牙（或第二乳磨牙）上放置上颌𬌗支托（见图 6-67）。反𬌗一旦解除，应立即磨除该𬌗支托，以利上颌后牙的萌出。

2）FR-Ⅲ型的制作要点如下：

第一步：取印模。功能调节器治疗成功的关键在于矫治器制作是否准确、合适，所以制取准确的印模特别重要。要求印模能准确清晰地反映口腔内软硬组织的形态，包括上颌结节、整个牙列、牙槽突及黏膜皱襞的整个前庭区、唇颊舌系带状况。为了获得恰到好处的边缘伸展，必须选择一个合适的托盘，最好采用个别托盘，使肌肉和系带的附着都能反映出来。印模材也需要稀稠合适，有良好的流动性，以使边缘伸展适宜。

第二步：建立咬合。FR-Ⅲ型矫治安氏Ⅲ类错𬌗畸形的主要目的是刺激上颌的发育，抑制下颌的发育。所以重建时，应尽量使下颌后退至前牙呈切对切关系，解除反𬌗，磨牙区咬合打开 2～3mm。前牙反覆𬌗深者打开较多，反之打开较少。同时应进行唇封闭练习，还应对功能因素造成的下颌偏斜予以矫正。

第三步：修整石膏模型。为了获得颊屏及唇挡最适当的伸展范围，需要在工作模型上加深前庭沟，其深度的把握非常重要，由医师在临床中加以判断而决定，一般在 5mm 以内。

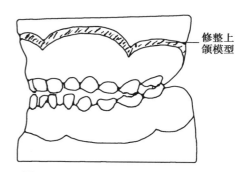

若修整不足，则基托伸展不够，不能使软组织获得应有的张力；若修整过度，则基托边缘过长，可造成软组织溃疡。由于 FR-Ⅲ型的唇挡位于上颌，所以 FR-Ⅲ型仅在上颌模型上进行修整（图 6-68），下颌模型不修整。修整上唇挡区时，一般上唇软组织可允许唇挡深入前庭沟底约 5mm，故模型上此区可由前庭沟底向上刻 5mm 左右；颊屏必须伸展到前庭沟底部，在上颌结节区和牙槽基底黏膜转折处，必须修整加深 2～3mm，并注意颊肌和颊系带附着情况及上颌结节的外形。

图 6-68　FR-Ⅲ型矫治器修整上颌模型

第四步：铺隔离蜡。FR-Ⅲ型矫治器主要是矫治Ⅲ类错𬌗畸形，以达到刺激上颌骨的发育和抑制下颌骨的发育的目的，故它只需在上颌铺隔离蜡，下颌原则上不铺蜡，若牙槽区倒凹明显可铺少许，以免矫治器取戴时擦伤黏膜（图 6-69）。模型修整后，先在上下颌模型上用铅笔画出颊屏及上唇挡所在区域的轮廓，然后在颊屏及上唇挡区铺隔离蜡。蜡的厚度一般在牙齿部分为 3mm，牙槽黏膜部分为 2.5mm，若后牙牙弓狭窄，蜡可稍厚，蜡的下缘与上颌牙的𬌗平面平齐（图 6-70）。

第五步：弯制钢丝部件。

①下颌唇弓：用直径 1.0mm 的不锈钢丝弯制而成，唇弓沿下颌切牙唇面龈乳头之上，并与下颌切牙接触，可减少下颌切牙舌向倾斜（见图 6-66），两侧至尖牙远中向龈方弯成 90° 至龈缘下约 5mm 处向后弯曲进入颊屏，两侧末端均与𬌗平面平行，离开黏膜约 1mm，以便基托包埋。

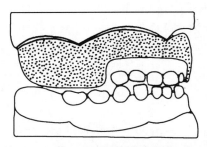

图6-69　FR-Ⅲ型矫治器上颌铺隔离蜡

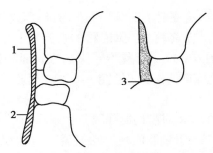

图6-70　FR-Ⅲ型矫治器

1、2. 上下颌颊屏位置及边缘形态；3. 隔离蜡的下缘与上颌牙的𬌗平面平齐。

②腭弓：用直径 1.2mm 的不锈钢丝按腭顶的外形弯制而成（见图 6-65），腭弓的中央部分形成一小的凸向前的 U 形小曲。腭弓的两端在最后磨牙的远中外形高点之下越过进入颊屏，两侧末端相互平行。

③前腭弓：用直径 0.7mm 的不锈钢丝弯制而成，其中央水平部沿上颌切牙的外形形成弧形，位于切牙的舌隆突上，切缘下 2～3mm 处，如希望上颌前牙继续萌出，前腭弓可不接触舌隆突。需要时，前腭弓的中部可以分开，形成交叉舌簧，可开展前牙向唇侧，利于反𬌗的解除。前腭弓在切牙远中沿腭黏膜的外形形成 U 形，从上颌尖牙与第一前磨牙间的间隙通过𬌗面进入颊屏（见图 6-67）。

④𬌗支托：用直径 0.9mm 的不锈钢丝制作而成，𬌗支托沿下颌第一磨牙（或第二乳磨牙）的远中形成，两端由近远中向龈方弯曲离开牙龈进入颊屏。反覆𬌗较深的安氏Ⅲ类错𬌗畸形，可在上颌第一磨牙（或第二乳磨牙）上放置上颌𬌗支托。

⑤上颌唇挡连接丝：用直径 0.9mm 的不锈钢丝弯制而成。由三段钢丝形成，中间一段弯成 V 形与上唇系带相适应；钢丝位置在龈下至少 7mm，离开龈组织面约 1mm，以便固定于唇挡内而不致擦伤龈黏膜；连接丝进入两侧颊屏后应保持直线，有利于治疗中唇挡的前移。

第六步：矫治器的完成。用蜡将弯制好的钢丝部件准确地固定在工作模型上，钢丝与缓冲蜡层之间留 0.5～1.0mm 的距离。然后用自凝树脂按要求的范围涂布颊屏、唇挡。唇挡的厚度为 2～3mm，上缘圆钝光滑尽量向上伸展以促使骨沉积和解除上唇压力。其下缘与上颌切牙牙龈相距约 3mm，并与上牙槽突外形相一致（图 6-71）。在形成颊屏前，应先将上下颌蜡层相连以防树脂进入𬌗间。颊屏上颌应离开上牙列和牙槽嵴，可促使上颌横向及矢状向发育；与下颌牙弓和下牙槽嵴相接触，可抑制下颌的发育。唇挡、颊屏的边缘应保持合理的边缘形态，涂布完成后，从模型上取下打磨抛光。

3）FR-Ⅱ型：适用于矫治安氏Ⅱ类 2 分类错𬌗畸形患者。其结构与 FR-Ⅲ型相近，包括

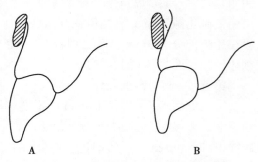

图6-71　FR-Ⅲ型矫治器　上唇挡

A. 正确　B. 不正确

树脂和金属丝两部分，差别主要在于 FR-Ⅱ型功能调节器的唇挡设计在下颌，唇弓设计在上颌，上颌有尖牙诱导丝，下颌有舌托。制作时的不同点是：①上颌第二乳磨牙和第一恒磨牙之间及上颌乳尖牙和第一乳磨牙之间需要分牙，或片切越𬌗丝邻近乳牙的邻接面，使越𬌗丝位于边缘嵴之下；②FR-Ⅱ型矫治器应在下颌前伸位时咬蜡关系上𬌗架制作完成。

（4）临床应用

1）功能调节器用于混合牙列期和恒牙列早期即生长发育的快速期效果最好。

2）初戴时检查矫治器各部件的位置准确与否，在牙弓上有无稳定的支抗，重建的咬合情况是否无误，颊屏、唇挡的树脂边缘是否光滑，戴入后就位是否正确。

3）治疗初期，嘱患者从初戴时每天 1～3 小时逐渐增加到适应后每天达 18 小时左右，每隔 4～6 周复诊一次。复诊时检查矫治器各部件的位置是否正常，以便做必要的调改。

4）FR-Ⅲ型矫治器置于上颌第一磨牙上的𬌗支托，待前牙反𬌗解除后，应立即去除，以利于上颌后牙的生长。对于某些明显上颌发育不足的患者，在治疗过程中，可将上唇挡适当前移以最大程度的刺激上颌骨生长。

5）一般经日夜戴用 3 个月后，常可观察到矢状、横向和垂直向的改善，6～9 个月左右，磨牙关系可得到矫正，1 年左右可以结束治疗。

6）混合牙列期矫治后，一般保持时间需一年半左右，恒牙列早期，则需保持 2～3 年之久。

10. 双𬌗垫矫治器　又称 Twin-block 矫治器，由上下颌两个带𬌗垫的活动矫治器组成，可全天戴用。

（1）作用原理：通过上下𬌗垫接触面间的𬌗垫斜面，改变自然牙列中承受力的斜面的方向，并通过下颌的功能性前移，产生有利于正常颌面型生长的力，从而产生矫形效果。

（2）适应证：用于替牙期、恒牙初期安氏Ⅱ类错𬌗病例，尤其是对安氏Ⅱ类 1 分类疗效显著；如用于安氏Ⅱ类 2 分类错𬌗病例，上颌前牙腭侧基托内加双曲舌簧。用于安氏Ⅲ类错𬌗病例，矫治器𬌗垫斜面正好与治疗安氏Ⅱ类错𬌗的𬌗垫斜面相反。

（3）结构和制作：该矫治器由上下颌两副活动斜面𬌗垫矫治器组成（图 6-72）。

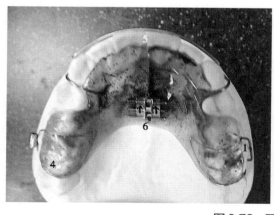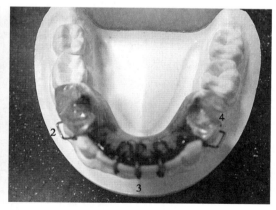

图 6-72　双𬌗垫矫治器

1. 改良箭头卡；2. 三角形卡；3. 球形末端邻间钩；4. 𬌗垫；5. 唇弓；6. 上颌螺旋扩大器。

1）上颌部分：①固位装置：在上颌第二前磨牙和第一恒磨牙上制作箭头卡环，如需要口外力时，在箭头卡环的桥部焊接圆管，以放置口外弓。在上颌前牙和后牙区也可放置邻间钩加强固位；②上唇弓：需内收上颌前牙时可做常规唇弓；③扩弓装置：在基托的中线处放置螺旋扩大器，便于扩大上颌牙弓宽度，有利于下颌的前移，否则会形成后牙对刃殆；④上殆垫：覆盖上颌磨牙及第二前磨牙殆面，在上颌第二前磨牙的近中边缘开始形成向远中的斜面，斜面延伸至相当于上颌第一磨牙近中面处，角度一般与殆平面成45°。

2）下颌部分：由殆垫和卡环组成。①固位装置：在下颌第一前磨牙制作箭头卡或三角形卡，下颌前牙之间制作邻间钩加强固位。对于伴有前牙开殆倾向的病例，建议用下唇弓代替下颌切牙区的邻间钩辅助固位，以免影响下颌切牙的萌出。②下殆垫：覆盖在下颌前磨牙的殆面上，从第二前磨牙的远中边缘处开始向近中形成斜面，角度为45°，殆垫向近中逐渐变薄。上下殆垫在第二前磨牙区形成45°斜面，使上下颌相互锁结，引导并保持下颌于前伸位置（图6-73）。

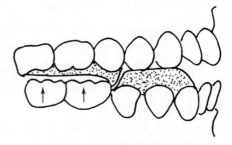

图6-73 双殆垫矫治器侧面观

3）记录：遵循功能矫治器咬合重建原则，同肌激动器。

4）涂布树脂、打磨、抛光：根据蜡殆记录上殆架，固定好卡环、唇弓、邻间钩或螺旋扩弓器，按设计的范围填充树脂，并形成45°的殆垫斜面，硬固后拆下打磨抛光。

（4）临床应用

1）矫治时机最好开始于生长发育期，并在生长发育期进行治疗。初戴时应先适应1周，吃饭时暂不戴用，适应后应24小时戴用。

2）试戴口内矫治器，注意矫治器的固位情况，检查有无压痛及黏膜刺痛，并进行调磨。教会患者当上下颌矫治器咬合在一起时，下颌顺着导斜面前伸进行咬合，并让患者明白，只有戴着矫治器吃饭，才能增大矫治力，增强疗效。

3）戴用矫治器4～6周后即可开始分次磨低上颌殆垫，以利下后牙向上萌出，减少深覆殆。每次调磨殆垫约1～2mm，磨低殆垫时应保持上下垫间45°斜面的相互锁结的咬合接触。一般2～5个月后牙弓矢状向关系可得到矫正，但此时前磨牙区的咬合关系仍未完全建立，可使用上颌斜面导板，直至前磨牙区建殆后1年左右为止，以巩固疗效。

11. Herbst 矫治器　该矫治器是一种固定的功能矫治器，最早由德国学者 Emil Herbst 于1905年提出。

（1）作用原理：将下颌前移至切牙相对位置，并使下颌在此位置进行各种功能，刺激髁突生长而使下颌长度增加，上颌生长受到抑制，同时上牙列远中移动，下牙列近中移动，随颌骨和牙颌关系的改善，咀嚼肌恢复正常功能。

（2）适应证：青春快速发育期以下颌后缩为主的安氏Ⅱ类错殆；若患者存在上颌前突，则应联合应用头帽-口外弓。

（3）结构：可被视为一个置放于上下颌之间的人工关节，由机械部分和支抗部分组成（图6-74）。

1）机械部分：由位于左右两侧的两个金属套叠装置组成。每个套叠装置包括一根套管、一根插杆、两个螺丝和两个枢轴组成。上颌枢轴通常焊接在上颌第一磨牙的远中，下颌枢轴焊接在下颌第一前磨牙的近中，套管的长度由下颌前移长度来决定，一般以上下颌切牙呈对刃时，插杆不刺伤颊黏膜，不从套管中脱出为宜。

2）支抗部分：目前常用的 Herbst 矫治器，其支抗部分常使用联冠式铸造合金夹板代替带环，覆盖在上下颌双侧后牙区，相应的部位有腭杆或舌杆连接左右以加强支抗。对于上颌牙弓狭窄的病例，常使用螺旋扩大器代替上颌腭杆扩展上颌牙弓。

（4）制作步骤：以联冠式铸造合金夹板为例。

1）印模：取模，灌注人造石模型。

2）咬合重建与颌位记录。

3）在工作模型上修整支抗牙：观测仪分析倒凹，填补倒凹，并沿龈缘向下修整 0.5mm，邻面向龈方修整，但不能损伤龈乳头。

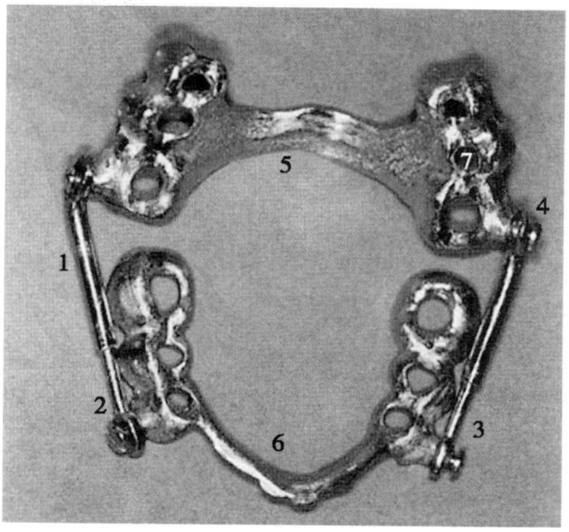

4）制作蜡型：在所有后牙铺设蜡型形成夹

图 6-74 Herbst 矫治器结构
1. 套管；2. 插杆；3. 下颌枢轴；4. 上颌枢轴；
5. 腭杆；6. 舌杆；7. 联冠式夹板。

板式带环，厚度 0.3～0.5mm，枢轴可以在上下支抗部分铸造好后再焊接，也可将其固定在蜡型的相应带环处，一起铸造。注意左右两侧的枢轴应平行，两侧的套管长度应对称。

5）常规插铸道、包埋铸造、打磨抛光，在𬌗架上装配套杆和插杆。

（5）临床应用

1）将套管与上颌部分用螺丝固定妥当后，先粘矫治器的上颌部分，再戴下颌部分，然后将插杆插入套管，用螺丝固定于下颌枢轴内。

2）矫治器戴入后，嘱患者避免大张口、后缩下颌和过度的侧方运动，以防止矫治器过分受力而损坏或脱落。

3）初戴 1～2 周内，可能有咀嚼不习惯，甚至困难，咀嚼肌酸痛，颊侧黏膜可能因矫治器摩擦而红肿，这些症状会随时间而逐渐缓解。

4）每天 24 小时戴用，疗效优于一般的功能矫治器，对于单纯下颌后缩患者，该矫治器最为理想，若伴有上颌前突则应配合使用口外弓。

5）Herbst 矫治器的治疗时间一般为 6～8 个月，然后再用肌激动器保持。

（卢嘉静）

第五节　固定矫治器

固定矫治器是正畸矫治器中应用最普遍的一种，此类矫治器通过将一些矫治器部件粘接和结扎固定在牙齿上，患者不能自行取戴，其具有如下优点：①固位好，支抗充分；②能有效地控制牙齿在不同方向的移动；③可使多数牙齿同时移动；④可施加多种类型的矫治力。

固定矫治器种类很多，目前临床上最常用的是直丝弓矫治器，部分选用方丝弓矫治器，偶尔选用 Begg 细丝弓矫治器等。

各种固定矫治器常由矫治弓丝、带环、托槽及一些附件组成。矫治弓丝是固定矫治器的主要施力部分,由不锈钢丝或合金钢丝组成。带环由不锈钢片制成,上面焊有颊面管、拉钩等附件,这些附件借带环固定在牙面上。20 世纪 70 年代初直接粘接矫治附件新技术问世以来,托槽和颊面管也可直接粘接在牙面上。另外,由于固定矫治器具有良好的稳定性,矫治中可较多地利用橡皮弹力圈进行颌内、颌间和颌外的牵引来施以矫治力。

一、方丝弓矫治器

方丝弓矫治器(edgewise appliance)是由美国口腔正畸医师 Angle 于 1928 年首先提出的,是利用方形矫治弓丝与方形槽沟的紧密接触而施以矫治力。方形矫治弓丝是这类矫治器的一个重要特点,因而称为方丝弓矫治器。

(一)主要组成部分

方丝弓矫治器主要由矫治弓丝、带环、托槽、末端颊面管及其他附件组成。

1. 矫治弓丝　矫治弓丝具有良好的弹性,一般由不锈钢丝及镍钛合金丝等制成。在第一阶段排齐牙齿时均使用细圆金属丝(round wire),在拔牙病例中拉尖牙向远中时也大多用圆丝,方形弓丝(rectangular wire)只在关闭拔牙间隙、弯制理想弓形时使用。目前临床上可供使用的弓丝规格较多,矫治中选用哪些规格的弓丝,一方面取决于所用托槽槽沟的规格;另一方面取决于矫治的目的(表 6-1)。

表 6-1　常用弓丝的规格种类

弓丝规格	槽沟规格(单位:英寸)	
	0.018 英寸槽沟	0.022 英寸槽沟
方形弓丝	0.016 英寸 ×0.022 英寸	0.019 英寸 ×0.026 英寸
	0.017 英寸 ×0.022 英寸	0.020 英寸 ×0.026 英寸
	0.017 英寸 ×0.025 英寸	0.021 英寸 ×0.025 英寸
	0.018 英寸 ×0.022 英寸	0.021 5 英寸 ×0.027 5 英寸
	0.018 英寸 ×0.025 英寸	0.021 5 英寸 ×0.028 英寸
圆形弓丝	0.012 英寸	0.014 英寸
	0.014 英寸	0.016 英寸
	0.016 英寸	0.018 英寸
	0.018 英寸	0.020 英寸

注:1 英寸 =25.4mm

2. 带环(band)　带环主要由不锈钢片或合金金属片制成(图 6-75A)。要求与牙齿紧密地贴合,以发挥良好的固位作用,且不妨碍咬合,对牙龈无刺激。目前有大小不同规格的第一恒磨牙的预成带环可供直接选用(图 6-75B)。方丝弓矫治器要求在支抗磨牙上粘接带环,对一些形态特别或严重扭转的牙也可制作个别牙带环。

3. 托槽(bracket)　托槽由不锈钢或生物陶瓷复合树脂制成。托槽中部有容纳弓丝的槽沟(slot),槽沟的宽度及深度有两类,一类是(宽)0.018 英寸 ×(深)0.025 英寸,另一类是(宽)0.022 英寸 ×(深)0.028 英寸(图 6-76),分别称为 0.018 英寸和 0.022 英寸托槽。托槽两端有固定弓丝用的结扎沟。托槽按其形态可分为单翼托槽和双翼托槽(图 6-77)。双翼托槽与弓丝有较大的接触面,易于对扭转、斜轴牙的矫正,因而在临床上被广泛使用。

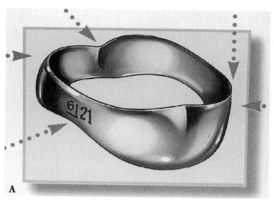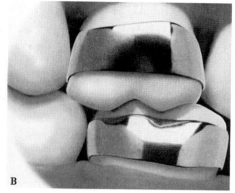

图6-75 带环

A. 方丝弓带环　B. 上、下颌第一磨牙带环

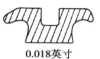

0.018英寸　　0.022英寸

图6-76 方丝弓托槽

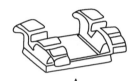

A　　　　　B

图6-77 单、双翼方丝弓托槽

A. 双翼托槽　B. 单翼托槽

托槽大多是通过粘接剂直接粘接在牙齿上,此类托槽的背面具有金属网格,便于粘接剂的嵌入且与牙面牢固地粘着(图6-78),托槽也可焊接在带环上,借带环而固定在牙面上。

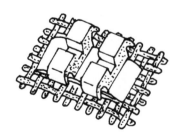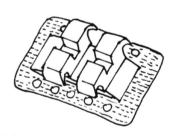

图6-78 直接粘接的托槽(粘接面为金属小网)

由于牙齿形态和轴倾度的不同以及矫治原则的不同,托槽在牙面上的位置不尽相同。托槽在牙面上位置是否正确,将直接影响到矫治效果。因此,对托槽在牙面上的高度、轴倾度及近远中位置均有一些基本要求。

(1)高度:托槽位置的高度是指由牙尖或切缘至托槽沟的殆向底面间的距离(图6-79)。一般常用高度如下:

$$4.0mm$$

$$4.5mm$$

$$5.0mm$$

需要说明的是对托槽在牙面上的高度各学派略有些差别。

（2）轴倾度：正常排列牙齿的牙长轴具有一定的倾斜度，因而在托槽粘贴时要适应牙齿的这种倾斜。另外在拔牙矫治中，要求牙齿保持良好的平行移动时，也往往要求托槽在牙面上体现一定的轴倾度（图6-80，表6-2）。

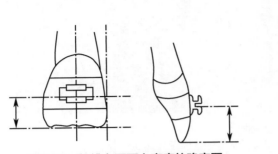

图6-79 托槽在牙面上高度的确定图

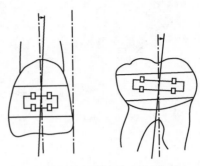

图6-80 托槽在牙面上的轴倾度

表6-2 托槽的轴倾度

上颌	拔牙者 /°	不拔牙者 /°	下颌	拔牙者 /°	不拔牙者 /°
1＼1	2	2	1＼1	0	0
2＼2	4	4	2＼2	0	0
3＼3	6	0	3＼3	6	0
4＼4	—	0	4＼4	—	4
5＼5	0	0	5＼5	4	4
6＼6	0	0	6＼6	6	6
7＼7	0	0	7＼7	6	6

（3）近远中位置：托槽的中心要与牙冠的唇、颊面中心一致。

4. 末端颊面管 末端颊面管大都焊接在带环的颊面，供矫治弓丝末端插入用。现也有直接粘接在磨牙颊面的颊面管。颊面管分为圆形颊面管（供颌外唇弓插入）和方形颊面管（供方形弓丝插入）（图6-81）。

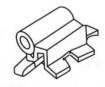

图6-81 方形和圆形颊面管

5. 其他附件 拉钩、舌侧牵引钩等。

（二）弓丝弯制的基本要求和方法

方丝弓矫治器在矫治弓丝的弯制中，按矫治牙移动的需要设计有三个常规序列弯曲，这是矫治弓丝弯制过程中的基本要求。

在弯制三个常规序列弯曲前，先将弓丝形成具有一定牙弓形态的弧度，并确定弓丝的中点，即中切牙中缝点，方丝则需使用弓丝成形器，然后调整弓丝弧度使之与预成图（是

统计分析大量牙弓形态而制成的）上的弧度完全一致
（图6-82）。

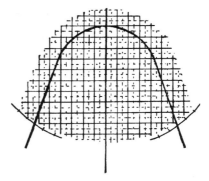

图6-82　预成弓丝形态图

1．第一序列弯曲（first order bend）　指矫治弓丝水
平方向上的一些弯曲，主要有内收弯和外展弯。

（1）内收弯（inset）：所成弯曲的弧度向内凹。其弯制
方法是用小尖头技工钳夹紧所需作内收弯的部位，在钳
子的近中侧将弓丝向舌侧弯，远中侧则向唇、颊侧弯，该
部即形成内收弯。内收弯较少使用，上颌两侧侧切牙与
中切牙间可使用内收弯。

（2）外展弯（offset）：所形成弯曲弧度向外凸。其
弯制方法与内收弯的弯制方法相反，即在钳子的近中侧将弓丝向唇、颊侧弯，而远中侧向
舌侧弯。外展弯常见于上下颌两侧侧切牙与尖牙之间，上颌第二前磨牙与第一磨牙之间
（图6-83），下颌第一前磨牙近中面后移0.5mm处及第二前磨牙与第一磨牙邻接部位后1mm
处（图6-84）。

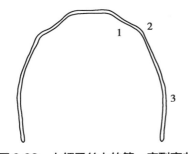

图6-83　上颌弓丝上的第一序列弯曲

1．侧切牙区的内收弯；2．尖牙区的外展弯；
3．第二前磨牙与第一磨牙间的外展弯。

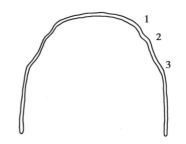

图6-84　下颌弓丝上的第一序列弯曲

1．侧切牙与尖牙区间的外展弯；2．第一前磨牙近
中的外展弯；3．第二前磨牙与第一磨牙间的外。

下颌弓丝弯制时其前部的基本弧度应与预成弓
形图前部弧段向后离开1mm，以适应上下颌前牙间
存在的正常覆盖关系，使完成第一序列的上下颌弓丝
能完全协调一致（图6-85）。

具有第一序列弯曲的上下颌弓丝代表了正常牙
弓形态的自然弧度，通过其弹力对轻度舌、唇、颊向
错位及扭转的牙进行矫治，对于严重错位牙的矫治则
需在此弓丝的基础上另外添加各种矫治弹簧曲后才
能完成。因此，弯制后的弓丝应完全保持水平，而不

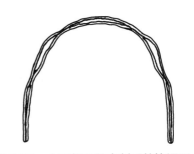

图6-85　上下颌弓丝弯制后的协调配合

应出现其他任何方向的扭曲。上下颌弓丝末端插入颊面管的部位需作舌向弯曲，用以防止
矫治过程中支抗磨牙的近中舌向扭转。

2．第二序列弯曲（second order bend）　指矫治弓丝在垂直向的弯曲，这类弯曲可使牙
升高或压低，亦可使牙前倾或后倾。第二序列弯曲有后倾弯（tip back bend）、末端后倾弯
（terminal tip back bend）、前倾弯（tip forward bend）及前牙轴倾弯（axial positional bend）。

弯制方法：弯制后倾弯时，用小尖头技工钳夹住所需作后倾弯的部位，在钳子远中将弓丝向龈方弯一定角度，在钳子近中将弓丝向骀方弯相同角度（图6-86）。前倾弯的弯制与后倾弯相反。

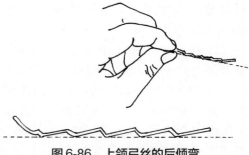

图6-86　上颌弓丝的后倾弯

后倾弯和前倾弯在临床矫治中应用于不同的错骀畸形。后倾弯可以使后牙升高、前牙压低，同时有防止支抗牙前倾的作用，因而常用于前牙深覆骀或需移前部牙齿向后的一些病例。此弯常放置在第一、第二前磨牙及第一磨牙的近中部位。前倾弯的作用与后倾弯相反，即使前牙升高、后牙压低，故常用在前牙开骀的病例。

末端后倾弯的作用与后倾弯相同，几乎用于除前牙开骀的所有错骀畸形矫正的常规曲，只不过所放置的位置不同。当末端后倾弯完全插入末端颊面管后，前部的弓丝位置是位于前牙的龈方，当将弓丝就位于前牙托槽槽沟时，其弓丝对前牙产生向龈方的力，从中起到压低前牙的作用。同时末端后倾弯对磨牙产生向后、向骀方的力，可防止磨牙矫正过程中的前移或前倾，增加了磨牙支抗。因此对于需打开咬合的患者要在前磨牙区同时弯制后倾弯，使具有末端后倾弯的弓丝在前磨牙区的位置于托槽骀方，这样当弓丝就位于前磨牙托槽槽沟时，使前磨牙产生向骀向移动的力。此力与前牙压低之力结合，就能加速咬合的打开和覆骀的减小。临床上常用的反Spee曲线的摇椅弓也属于第二序列弯曲（图6-87）。

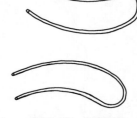

图6-87　摇椅弓

轴倾弯只在上颌中切牙和侧切牙部位弯制，在矫治过程中，使切牙保持正常的轴倾度，维持良好的外观。

在方丝弓矫治技术的应用中，第一、第二序列弯曲可在圆形弓丝或方形弓丝上应用。

3. 第三序列弯曲（third order bend）　是方丝弓矫治技术中的一个重要特征，只能在方形弓丝上完成。这类弯曲是在方形弓丝上作转矩（torque），从中产生转矩力。转矩力主要是对矫治牙做控根移动，使牙根做唇（颊）或舌向的移动，同时可在拔牙矫治病例中使牙齿保持平行移动。

转矩可分为根舌向转矩（lingual root torque）及根唇（颊）向转矩（labial root torque）。由于转矩力本身存在一对力偶，对牙齿施以根舌向转矩力时可使牙根舌向移动或牙冠唇（颊）向移动。对牙施以根唇（颊）向转矩力时，可使牙根唇（颊）向移动或牙冠舌向移动。

在矫治弓丝上作转矩弯曲时，需要用两把转矩钳来完成，以上颌前牙根舌向转矩为例，双手持钳将两把转矩钳以钳头相对的方向分别钳夹弓丝需进行转矩弯曲部位的远中侧和近中侧（图6-88），两钳子的头部相互靠上，左手钳子夹紧弓丝不动，右手钳子在夹紧弓丝的情况下做向龈方的旋转，形成转矩，此转矩发挥作用后可引起上颌前牙牙根的舌向移动，牙根舌向移动的程度与转矩力的大小有关。若左手钳子夹紧弓丝不动，右手钳子夹紧弓丝做骀向旋转，此时形成的转矩为上颌前牙牙根的唇向移动。

转矩弯曲可在弓丝的任何部位进行，转矩方向则要根据牙齿需要移动的方向而定。以控制上颌切牙根舌向移动为例，在矫治弓丝上作了根舌向转矩后，方形弓丝与托槽槽沟间就会从原来方向一致，到形成一定的转矩角，要将弓丝旋转后才能放回槽沟内。弓丝进入槽沟后由于其局部作了根舌向转矩，会产生根舌向转矩力，使牙根舌向移动，牙冠唇向移动，在牙长轴上靠近牙冠处形成了一个转动中心（图6-89）。此时若在牙冠上加上一个牙冠向舌侧移动的力，就完成了牙齿的整体移动，在内收上颌前牙时，就利用了这一特点。

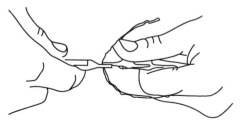

图6-88　方形弓丝转矩的弯制方法

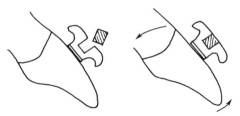

图6-89　上颌切牙根舌向移动的转矩力

（三）常用的各种弹簧曲

临床上常需要在弓丝上弯制各种形状的弹簧曲来作为加力单位。常用的弹簧曲有以下几种（图6-90）：

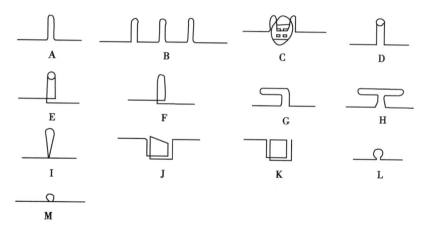

图6-90　常用的各种弹簧曲

A. 垂直开大曲；B. 连续开张垂直曲；C. 开张垂直曲组成的加力单位；D. 垂直带圈开大曲；E. 垂直带圈闭合曲；F. 闭合垂直曲；G. 水平曲；H. T形曲；I. 泪滴状曲；J. 正轴作用匣形曲；K. 垂直作用匣形曲；L. 欧米茄曲；M. 小圈曲。

1. 垂直开大曲（open vertical loop）　主要用于开拓间隙和使牙做舌向、唇颊向、扭转、升高、压低等移动。

2. 垂直闭合曲（close vertical loop）　主要用作关闭间隙。

3. 带圈垂直曲（vertical helical loop）　比垂直曲弹性更好，力温和、持久。可分为带圈垂直开大曲（vertical helical open loop）和带圈垂直闭合曲（vertical helical closed loop）。

4. 水平曲（horizontal loop）　用作压低、升高及扭正牙齿，并可作为颌间牵引钩用。临床上用于矫正开𬌗、反𬌗等的多曲唇弓（MEAW）就是由多个水平曲组成（图6-91）。

5. T形曲（T loop）　主要用来关闭间隙，并可作压低、升高及扭正牙齿等作用。

6. 泪滴状曲（tear loop）　主要用作关闭间隙，力温和。

7. 匣形曲（box loop）　主要用作升高、压低及正轴。

8. 欧米茄曲（omega loop）　用作增强支抗。

9. 小圈曲（helical loop）　用于作为牵引钩。

以上各曲既可在圆形弓丝上弯制，也可在方形弓丝上弯制；既可单独使用，也可几种曲组合应用。

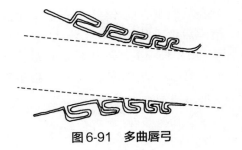

图6-91　多曲唇弓

（四）基本矫治步骤

错𬌗畸形在临床上表现的多种性，决定了方丝弓矫治技术方法的灵活性和多样性，但因矫治目标是一样的，因此矫治步骤存在一定的共性。下面以拔除第一前磨牙矫治安氏Ⅱ类1分类错𬌗为例，说明方丝弓矫治技术的基本矫治步骤。

1. 排齐和整平　主要是将上下颌牙弓中的错位牙排列整齐和使上下颌牙弓平整。排齐错位的牙齿可先用镍钛圆丝，而后换成不锈钢圆丝。根据牙齿错位的严重程度，设计并弯制合适的弹簧曲或第一、第二序列弯曲，弓丝与错位牙结扎后即可对牙施加矫治力，使牙逐渐随弓丝的回弹力移动，达到排齐牙齿的目的。平整牙弓可根据具体情况弯制加有整平牙弓𬌗曲线的弓丝，如摇椅弓或多用途弓（图6-92）。

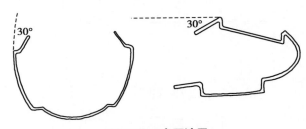

图6-92　多用途弓

2. 关闭拔牙间隙　该阶段包括拉尖牙向远中和内收切牙两项内容。根据患者覆𬌗覆盖及拥挤的程度，要进行合理的设计以增强支抗。可应用具有第一、第二序列弯曲的硬性圆形或方形弓丝完成，要求所有牙均完全入槽沟结扎。

（1）拉尖牙向远中：确定上颌中线的位置，用50～80g力拉尖牙向远中，使尖牙向第二前磨牙靠拢。

（2）内收切牙：用硬性的方形弓丝引导切牙的整体后移矫治前牙的深覆盖，达到内收切牙的目的。

3. 调整上下𬌗关系　在矫治深覆盖时，要考虑调整𬌗关系，一是利用拔牙间隙，二是利用颌间牵引，也可两种方法同时使用来调整𬌗关系，同时注意对齐上下中线。

4. 牙位及𬌗关系的精细调整　当牙齿排列整齐、拔牙间隙关闭、上下𬌗关系正确后，需对上下颌牙弓的形态、少数个别牙的牙位及上下颌接触进行进一步调整。此时需用方形弓丝弯制理想弓形（ideal wire），以达到平衡、稳定和美观。

5. 保持　当矫治达到目标后，去除上下弓丝及带环，用结扎丝将所有托槽进行连续"8"字结扎1个月左右，检查牙齿及𬌗关系平衡稳定后，拆除上下颌剩余固定装置，配戴上下颌保持器。

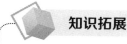

知识拓展

Begg 细丝弓矫治技术

Begg 细丝弓矫治技术是口腔正畸先驱澳大利亚的 P.R.Begg 医师根据其临床经验和科学研究创立、发展起来的。Begg 细丝弓矫治技术是一种差动牙移动技术，即牙冠首先倾斜移动，而后再进行牙根的直立移动，进而完成牙的整体移动，这是一种高效能的矫治技术。

基本原理

1. 𬌗的生理磨耗　Begg 研究了石器时代晚期的澳洲原住民的牙𬌗情况后，发现这些原住民具有广泛的𬌗及邻面磨耗，而且随着这种生理性磨耗，牙弓特别是下颌牙弓不断向前调位，牙尖磨平，覆𬌗覆盖消失，以至于前牙对刃，后牙近于安氏Ⅲ类关系。他认为：这些石器时代人类的磨耗实例反映了人类真正的牙𬌗情况，而不是病理现象。换句话说，这种磨耗应是人类唯一的实际正确𬌗，而现代人教科书所述的"正常𬌗"是不正确的。

2. 差动力（differential force）和牙齿倾斜移动　1956 年，Begg 介绍了差动力的概念，即不同牙齿对同一种力的"不同"反应（differential reaction）。其原理是：当单根的前牙和多根的后牙之间使用交互微力（如 60g）牵引时，前牙相对快速倾斜移动，而后牙几乎不动；而在同一种情况下，当用较大力时，则后牙趋于近中移动，而前牙运动受阻。

二、直丝弓矫治器

直丝弓矫治器又称预置矫治器（preadjusted appliance），源于方丝弓矫治器，将方丝弓矫治器的三个序列弯曲融入托槽及颊面管中。矫治过程中，一根有基本弓形的平直方弓丝插入托槽及颊面管中，就可以完成牙齿在三维空间上的移动，所以称为直丝弓矫治器（straight wire appliance）。优点是很少弯制弓丝，简化临床操作，减少椅旁操作时间，也避免因弓丝弯制误差造成的牙齿往返移动，缩短了疗程。直丝弓矫治器自问世之日便很快得到了应用和推广，其后经过 Roth，Bennet，Mclaughlin 等改进，矫治技术日趋成熟，形成轻力作用下的组牙滑动技术等特点，已被大部分正畸医师所采用。

（一）正常𬌗的六项标准

直丝弓矫治器的理论基础是正常𬌗六项标准，是直丝弓矫治器的发明者 Andrews 于 20 世纪 60 年代研究了 120 名未经正畸治疗的正常𬌗后得出的结果。

1. 磨牙关系　上颌第一磨牙近中颊尖咬合于下颌第一磨牙颊沟上；上颌第一磨牙的远中颊尖咬合于下颌第二磨牙近中颊尖的近中斜面上，上颌尖牙咬合于下颌尖牙和第一前磨牙之间（图 6-93）。

2. 牙齿近、远中倾斜（冠角、轴倾角）　牙齿临床冠长轴与𬌗平面垂线所组成的角为冠角或轴倾角，代表了牙齿的近、远中倾斜程度（图 6-94）。临床冠长轴的龈端向远中倾斜时冠角为正值，向近中倾斜时冠角为负值。正常𬌗的冠角大都为正值（图 6-95）。

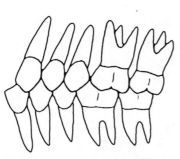

图 6-93 正常磨牙与尖牙关系

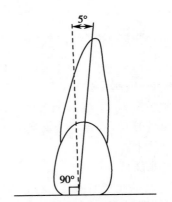

图 6-94 冠角为牙齿的近远中倾斜

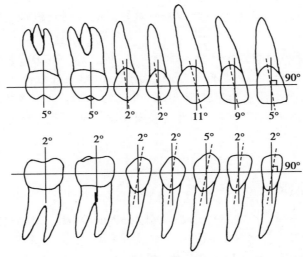

图 6-95 牙齿的冠角

正常殆牙齿临床冠都向近中倾斜,冠角多为正值

3. 牙齿唇(颊)-舌向倾斜(冠倾斜、冠转矩) 牙齿临床冠长轴的唇(颊)舌向倾斜度称为冠倾斜或冠转矩(图 6-96)。不同牙齿有不同的冠转矩:上颌切牙牙冠向唇侧倾斜,冠转矩为正;下颌切牙牙冠接近直立;从尖牙起,上、下颌后牙牙冠都向舌侧倾斜,冠转矩为负,磨牙比前磨牙更明显,下颌比上颌为甚(图 6-97)。

4. 旋转 正常殆应当没有不适当的牙齿旋转。后牙旋转后占据较多的近远中间隙;前牙旋转后正好相反,占据较少的近远中间隙。

5. 间隙 正常殆牙弓中牙齿都保持相互接触,无牙间隙存在。

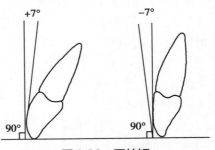

图 6-96 冠转矩

牙齿的唇(颊)舌向倾斜

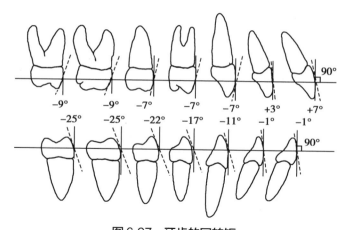

图 6-97　牙齿的冠转矩

正值为冠唇（颊）向 / 根舌向，负值为冠舌向 / 根唇（颊）向

6. 殆曲线　正常殆的纵殆曲线较为平直，或稍有 Spee 曲线，Spee 曲线深度在 0～2mm。Spee 曲线较深时，上颌牙齿可利用的殆面受限，上颌牙弓间隙不足以容纳上颌牙（图 6-98A）。整平较深的 Spee 曲线将使下颌牙弓的周径和牙弓长度增加，使下颌牙弓的殆面能与上颌牙弓建立良好的接触（图 6-98B）。颠倒的 Spee 曲线为上颌牙齿提供的殆面过大，上颌牙的间隙过多（图 6-98C）。

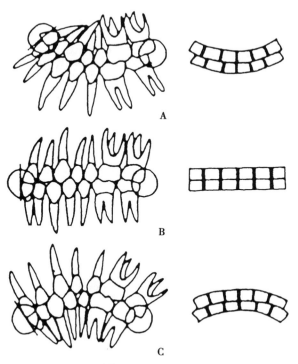

图 6-98　殆曲线

A. Spee 曲线较深时，上颌牙弓空间不足以容纳上颌牙　B. 正常 Spee 曲线较平直

C. 颠倒的 Spee 曲线，上颌牙的空间过多

未经正畸治疗的正常骀群体中牙骀可能存在着某些差异，但都符合上述六项标准，偏离其中任何一项或几项，即会造成骀关系异常。正常骀六项标准是骀的最佳自然状态，也是正畸治疗的目标。

（二）直丝弓矫治器的原理

在正常骀六项标准的基础上，Andrews 于 20 世纪 70 年代初设计出直丝弓矫治器的系列托槽与颊面管，它们是矫治的关键部件，矫治所希望达到的牙齿位置，包括近远中的倾斜、唇（颊）舌向的倾斜以及牙弓内外侧位置都已包含在托槽与颊面管之内，当一根有基本弓形的平直弓丝纳入托槽与颊面管后就使牙齿按正确的位置移动。它和标准方丝弓矫治技术的最大区别是取消了后者的三个常规的序列弯曲。

1. 消除第一序列弯曲　正常牙齿在牙弓中的唇（颊）、舌位置有所差别，若以牙齿唇（颊）面的最突点至牙齿接触点连线的距离代表牙冠突度，每颗牙齿的冠突度都不相同，这种差别在上颌牙弓比下颌牙弓更明显。例如上颌侧切牙较靠舌侧，冠突度较小；尖牙较靠唇侧，冠突度较大（图 6-99）。直丝弓矫治器通过调节托槽底板的厚度，使牙齿在牙弓中保持正确的唇（颊）舌向位置（图 6-100）。

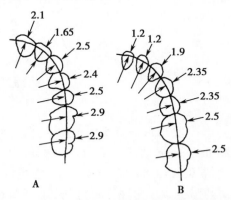

图 6-99　牙齿在牙弓中的内外侧关系（mm）
A. 上颌牙弓　B. 下颌牙弓

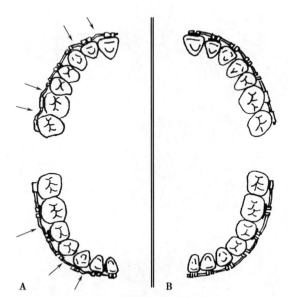

图 6-100　牙齿在牙弓中内外位置关系
A. 方丝弓矫治器用第一序列弯曲　B. 直丝弓矫治器改变托槽底的厚度

上颌第一磨牙颊侧尖连线与牙齿接触点连线成 10°；下颌第一磨牙近中颊尖与远中颊尖连线与牙齿接触点连线平行（图 6-101），以此设计直丝弓磨牙颊面管的补偿角度（offset）（图 6-102）。

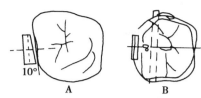

图6-101　磨牙近远中颊尖连线与牙齿接触点连线关系

A.上颌第一磨牙　B.下颌第一磨牙

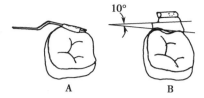

图6-102　磨牙颊面管

A.方丝弓矫治器　B.直丝弓矫治器

2. 消除第二序列弯曲　以上颌尖牙为例,正常上颌尖牙牙冠长轴根部向远中倾斜,冠长轴与𬌗平面垂线之间成角为11°。标准方丝弓矫治器在粘着托槽时将托槽向近中适量倾斜或在方丝上弯制第二序列弯曲来使牙齿达到这种位置。直丝弓矫治器尖牙的托槽槽沟包含了11°的角,弓丝纳入槽沟内时将自动产生11°的根部向远中倾斜的力,当弓丝恢复到原来平直形状时,牙齿就完成了所需要的移动,尖牙根向远中倾斜了11°(图6-103)。

直丝弓矫治器的托槽根据不同牙齿的位置,在槽沟上加入了不同的近远中倾斜角度(tip),此角度是根据临床冠确定的而不是整个牙长轴。

3. 消除第三序列弯曲　正常𬌗中上颌尖牙牙冠稍向舌侧倾斜,转矩角为−7°。标准方丝弓矫治器在弓丝上弯制第三序列弯曲来完成上颌尖牙−7°的位置。直丝弓矫治器在尖牙托槽底加入了−7°的角。当平直的弓丝纳入槽沟后,将受扭曲而自动产生使牙冠舌向倾斜7°的力,当尖牙达到这一位置时,弓丝恢复原来平直形状,尖牙也不再受扭力(图6-104)。直丝弓矫治器参照正常𬌗的六项标准在不同牙齿的托槽上均加入了唇(颊)舌向转矩角(图6-103)。同样,此角度是依据临床冠长轴而不是牙长轴。

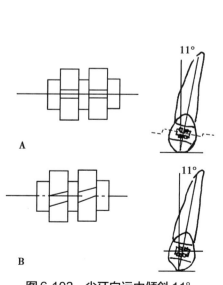

图6-103　尖牙向远中倾斜11°

A.方丝弓矫治器用第二序列弯曲　B.直丝弓矫治器用托槽槽沟的轴倾角

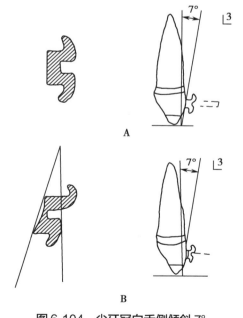

图6-104　尖牙冠向舌侧倾斜7°

A.方丝弓矫治器用第三序列弯曲　B.直丝弓矫治器用托槽槽沟转矩角

以上三点为直丝弓矫治器最基本的特征。

对拔牙病例，为防止拔牙间隙两侧牙齿在被牵引移动时发生倾斜或旋转，直丝弓矫治器在相应牙齿的托槽上增加了抗旋转、抗倾斜设计（图6-105，图6-106）。

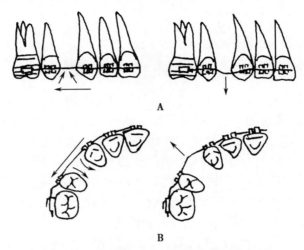

图6-105　方丝弓矫治技术抗倾斜与抗旋转

A. 抗倾斜　B. 抗旋转

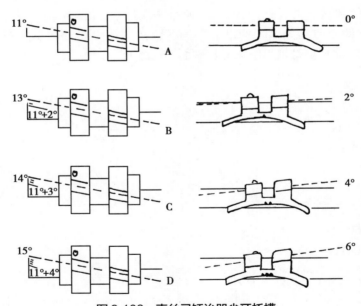

图6-106　直丝弓矫治器尖牙托槽

A. 为标准设计用于不拔牙病例　B、C、D. 用于拔牙病例

B. 最小支抗（尖牙后移2mm）：托槽上增加了2°抗倾斜角和2°抗旋转角

C. 中度支抗（尖牙后移3～4mm）：托槽增加3°抗倾斜角和4°抗旋转角

D. 最大支抗（尖牙后移5mm以上）：托槽上增加了4°抗倾斜角和6°抗旋转角

直丝弓矫治器用双翼宽托槽，配合高弹性弓丝的使用，可以自动完成扭转牙的矫治，而不需要在弓丝上弯制相应的弹簧曲。

(三)直丝弓矫治器的组成部分

直丝弓矫治器的组成部分同方丝弓矫治器,包括矫治弓丝、托槽、带环、磨牙颊面管及其他一些附件。但所不同的是直丝弓矫治器托槽与颊面管在某些部位的设计有别于方丝弓矫治器。

1. 托槽 直丝弓托槽槽沟大部分为 0.022 英寸 ×0.028 英寸,托槽远中翼龈端上置有永久性识别标志(图 6-107)。由于固定弓丝方式不同,托槽又可分为传统托槽和自锁托槽,传统托槽由结扎丝结扎固定,而自锁托槽是通过托槽自带的自锁结构替代传统结扎的一类矫治器。

自锁直丝弓矫治器最早是 1976 年加拿大 Herbert Hanson 设计的 SPEED 矫治器。根据自锁结构分为两大类:①滑道式(或称被动式)自锁托槽:自锁结构为弹性很小的金属外臂,对纳入槽沟后的弓丝不施加结扎力,自锁结构关闭后形成光滑坚硬的金属滑道,托槽和弓丝间的摩擦力很小。如 Activa、Twin-lock 和 Damon 等托槽。②弹簧夹式(或称主动式)自锁托槽:自锁结构为弹性较好的弹簧夹,当纳入槽沟的弓丝尺寸较小时,弹簧夹对弓丝不施加

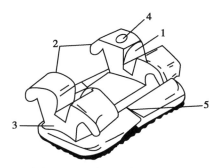

图 6-107 直丝弓矫治器托槽
1. 0.022 英寸 ×0.028 英寸槽沟;2. 双翼;3. 转矩置于托槽底;4. 永久性识别标志;5. 托槽中轴线。

结扎力,托槽和弓丝间的摩擦力很小;当纳入槽沟的弓丝尺寸较大(如方丝)时,弹簧夹将和弓丝接触而形变,其回弹力将强制地把弓丝固定在槽沟内产生力量,托槽和弓丝间的摩擦力增大。如 SPEED、In-Ovation 和 Smart-Clip 等托槽。

(1) Andrews 托槽:在直丝弓托槽刚问世的几年内,Andrews 根据 ANB 角的大小、拔牙、不拔牙、支抗大小等因素设计了 12 种直丝弓托槽系列,而每个系列的每颗牙的托槽又各不相同,如此繁杂,很不利于临床使用。

(2) Roth 直丝弓托槽:Roth 根据多年使用 Andrews 托槽积累的一些经验,于 1976 年设计出了 Roth 直丝弓托槽。他的主要设计思想是一种托槽系列能适合大部分患者。他设计的托槽包含了矫治完成后牙齿在三维方向的轻度过矫正之角度,允许牙齿的轻微倾斜移动,而不像 Andrews 托槽那样要求牙齿完全是整体移动,并主张切牙托槽位置稍靠切缘,以省去弓丝的代偿弯曲。同时 Roth 也是功能拾的倡导者。

Roth 改良后的直丝弓矫治器很快得到了广泛使用,他所设计的直丝弓矫治器托槽数据见表 6-3。

表 6-3 Roth 直丝弓矫治器托槽数据

牙位	轴倾角 /°	转矩角 /°	旋转角 /°	底厚 /mm
1⎢1	5	12	—	中(0.7)
2⎢2	9	8	—	厚(1.3)
3⎢3	13	−2	4(近中)	中(0.7)
54⎢45	0	−7	2(远中)	中(0.7)

续表

牙位	轴倾角 /°	转矩角 /°	旋转角 /°	底厚 /mm
<u>76 ｜ 67</u>	0	−14	14（远中）	薄（0.3）
<u>21 ｜ 12</u>	2	−1	—	厚（1.3）
<u>3 ｜ 3</u>	7	−11	2（近中）	中（0.7）
<u>4 ｜ 4</u>	−1	−17	4（远中）	薄（0.4）
<u>5 ｜ 5</u>	−1	−22	4（远中）	薄（0.4）
<u>76 ｜ 67</u>	−1	−30	4（远中）	薄（0.4）

（3）MBT 直丝弓矫治器托槽：Mclaughlin 与 Bennett 根据多年临床使用直丝弓矫治器的经验，特别是创造性地使用滑动法关闭拔牙间隙，得出了一些体会，1993 年对直丝弓矫治器的托槽设计进行了改良（表 6-4）。并于 1997 年与 Trerisi 共同发展了 MBT 直丝弓矫治器，现该矫治技术正被广泛推广和应用。

表 6-4　MBT 直丝弓矫治器托槽数据

牙位	转矩角 /°	轴倾角 /°	旋转角 /°
<u>1 ｜ 1</u>	17	4	—
<u>2 ｜ 2</u>	10	8	—
<u>3 ｜ 3</u>	−7	8	—
<u>54 ｜ 45</u>	−7	0	—
<u>76 ｜ 67</u>	−14	0	10（远中）
<u>21 ｜ 12</u>	−6	0	—
<u>3 ｜ 3</u>	−6	3	—
<u>4 ｜ 4</u>	−12	2	—
<u>5 ｜ 5</u>	−17	2	—
<u>6 ｜ 6</u>	−20	0	—
<u>7 ｜ 7</u>	−10	0	—

MBT 托槽与 Andrews 和 Roth 托槽的区别主要在于：①增大上颌切牙根舌向转矩角和下颌切牙冠舌向转矩角；②上颌第二前磨牙托槽底增厚；③增大上颌磨牙冠舌向转矩角；④减小上、下颌前牙特别是尖牙的轴倾角；⑤减小下颌尖牙和后牙特别是磨牙冠舌向转矩角。

（4）适合中国人牙齿特征的直丝弓托槽：20 世纪 90 年代初期，北京医科大学曾祥龙等根据直丝弓矫治器的原理，对我国正常𬌗人群牙齿的转矩角、轴倾角及冠凸距进行了研究，得出了中国人直丝弓矫治器的全部有关数据（表 6-5），同时开发了适合中国人牙齿特征的直丝弓矫治器托槽和颊面管，即 Z2 直丝弓矫治器系列。现在这些托槽和颊面管已被国内正畸医师广泛采纳和应用于正畸临床。

表 6-5　中国人直丝弓矫治器数据

牙位	转矩角 /°		轴倾角 /°		冠凸距 /mm	
	平均值	标准值	平均值	标准值	平均值	标准值
$\underline{1 \mid 1}$	10.8	3.1	3.3	2.0	1.50	0.22
$\underline{2 \mid 2}$	7.1	3.1	5.4	2.0	1.34	0.19
$\underline{3 \mid 3}$	−3.4	2.7	7.1	3.2	2.50	0.25
$\underline{4 \mid 4}$	−7.4	3.5	1.6	2.7	2.49	0.18
$\underline{5 \mid 5}$	−7.3	3.5	3.5	3.2	2.45	0.21
$\underline{6 \mid 6}$	−11.1	3.7	1.6	4.3	3.24	0.18
$\underline{7 \mid 7}$	−11.3	4.3	−2.3	4.6	3.16	0.21
$\overline{1 \mid 1}$	0.3	3.3	−0.2	2.1	1.40	0.25
$\overline{2 \mid 2}$	0.4	3.3	−0.1	2.0	1.41	0.20
$\overline{3 \mid 3}$	−3.1	3.1	0.4	2.8	2.41	0.21
$\overline{4 \mid 4}$	−15.4	3.4	2.9	3.3	2.69	0.18
$\overline{5 \mid 5}$	−23.3	4.1	4.3	3.7	2.74	0.19
$\overline{6 \mid 6}$	−31.9	3.5	3.9	4.0	3.42	0.23
$\overline{7 \mid 7}$	−31.6	4.1	3.5	4.3	3.37	0.27

2. 磨牙带环与颊面管

（1）磨牙带环：直丝弓矫治器有各种规格的带环供临床选择和使用，带环选择要求同方丝弓矫治器。

（2）颊面管：直丝弓矫治器的颊面管类似托槽，它含有轴倾角、转矩角和补偿角。轴倾角控制磨牙的近远中倾斜度，转矩角控制磨牙颊舌向倾斜度，补偿角控制磨牙近远中尖的颊舌向旋转。Roth 和 MBT 颊面管角度的设计见表 6-6。临床矫治时要根据患者具体矫治设计来确定磨牙颊面管的位置高度，然后焊接在带环上，再进行粘接。

表 6-6　直丝弓矫治器磨牙颊面管角度

颊面管类型	牙位	轴倾角 /°	转矩角 /°	补偿角 /°
Roth	$\underline{6}$	0	−14	14
	$\underline{7}$	0	−14	14
	$\overline{6}$	−1	−30	4
	$\overline{7}$	−1	−30	4
MBT	$\underline{6}$	0	−14	10
	$\underline{7}$	0	−14	10
	$\overline{6}$	2	−20	0
	$\overline{7}$	2	−10	0

（四）直丝弓矫治技术临床基本矫治步骤

直丝弓矫治器源于方丝弓矫治器，因而遵循方丝弓矫治器的矫治原则，但又具有自己的特点。

1．排齐整平 此步骤基本要求同方丝弓矫治技术：排齐错位的牙齿，整平异常的𬌗曲线。但不同之处在于此阶段要求采取尖牙向后结扎（laceback）和末端弓丝回弯，其目的是防止前牙唇倾与覆𬌗加深。

尖牙向后结扎是用结扎丝从弓丝最远中的磨牙颊面管至尖牙托槽之间进行"8"字连续结扎（图6-108）。所有拔牙与不拔牙病例，只要不希望尖牙牙冠长轴前倾者都需要采用此法。

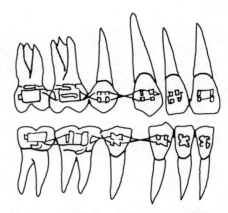

图6-108 尖牙"8"字形向后结扎

末端弓丝回弯是指将颊面管末端弓丝紧贴颊面管远中向龈方弯至90°，或者在颊面管的近中处弓丝上弯制 Ω 曲，然后将 Ω 曲与颊面管结扎（图6-109，图6-110）。

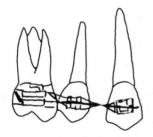

图6-109 弓丝末端回弯

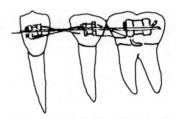

图6-110 弓丝向后结扎

2．关闭拔牙间隙 用滑动法关闭拔牙间隙，此阶段要求牙弓完全平整。用 0.019 英寸 ×0.025 英寸不锈钢丝在两侧尖牙托槽的近中（尽量靠近侧切牙的远中，便于弓丝的滑动）放置牵引钩，此钩与最远中颊面管之间用螺旋簧或弹力牵引圈进行牵引（50g～150 牵引力），一次完成 6 颗前牙的整体后移（图6-111）。此时，视情况确定是否设计增强支抗，在关闭拔牙间隙的同时矫正磨牙关系。

滑动法是直丝弓矫治技术特有的关闭拔牙间隙的方法。直丝弓矫治器有时也用关闭曲来关闭拔牙间隙。

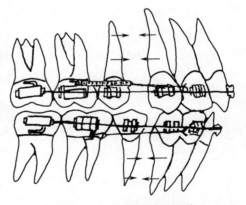

图6-111 滑动法关闭间隙
上颌用镍钛弹簧，下颌用弹力圈

 知识拓展

标准方丝弓系统与直丝弓系统的区别

1．起始阶段 许多医生发现在治疗的最初阶段，使用直丝弓矫治器支抗丧失较大，这是由于前牙的倾斜移动造成的。需要采用合适的力值控制支抗。因此在起始阶段，就要对支抗控制有充分认识。

2. 治疗中期　在治疗的中间阶段，使用直丝弓矫治器对覆𬌗进行调整时，支抗控制的重要性就更加明显。此外，在起始阶段，槽沟的平直有利于采用滑动法关闭间隙，而从另一面来说，对于标准方丝弓矫治器如果弓丝上加以倾斜和转矩，就不能有效地使用滑动机制。

3. 完成阶段　直丝弓矫治器最大的优势体现在完成阶段。此时正确的托槽位置充分展现了这一系统的优点。因为在起始阶段就对每颗牙齿的位置有了准确的标定，这时就只需细微的调整便可以使每颗牙齿进入理想的位置。因此在经过中期矫治后，往往只需要进行保持就可以结束了。

三、固定矫治器操作技术

（一）分牙

在粘接带环前 3 天左右，首先需要对所要粘接带环的牙（一般为第一恒磨牙）近远中进行分牙。其目的是让该牙与邻牙间出现一些小间隙，以便带环能够顺利戴入。常用分牙法有以下三种：

1. 弹力分牙圈分牙法（图 6-112）　用分牙钳（图 6-113）将弹力圈撑开呈扁圆形，将圈下方压入邻间隙内后，松开钳子，使分牙圈围绕邻接点。

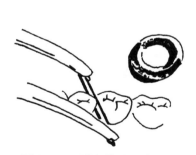

图 6-112　弹力分牙圈分牙法

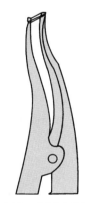

图 6-113　分牙皮圈扩张钳

2. 结扎分牙法（图 6-114）　用直径 0.6～0.7mm 分牙铜丝结扎分牙，将铜丝的一端弯成弧形后，用钳子将其从颊侧邻接点下楔状隙插入至舌侧，拉出后越过𬌗面至颊楔状隙处，与铜丝另一端交叉后拧紧。剪去多余铜丝，留 2mm 左右磨平后压入楔状隙内。

3. 分牙弹簧分牙法（图 6-115）　用直径 0.5mm 的不锈钢丝弯制分牙弹簧，将弹簧下面直线部分从颊侧龈楔状隙穿向舌侧，其簧上部通过𬌗面后使小弯部钩入舌侧邻间隙，利用弹簧的弹力进行分牙。

（二）弓丝就位及固定的方法

方形弓丝是以宽的一面与托槽槽沟垂直的方向纳入槽沟内（图 6-116）。纳入槽沟的弓丝需牢固地固定在槽沟内，才能对牙施于矫治力。矫治中，固定弓丝的方法有两种：一是用直径 0.20～0.25mm 软的不锈钢结扎丝结扎固定（图 6-117）；二是用橡皮圈固定（图 6-118）。

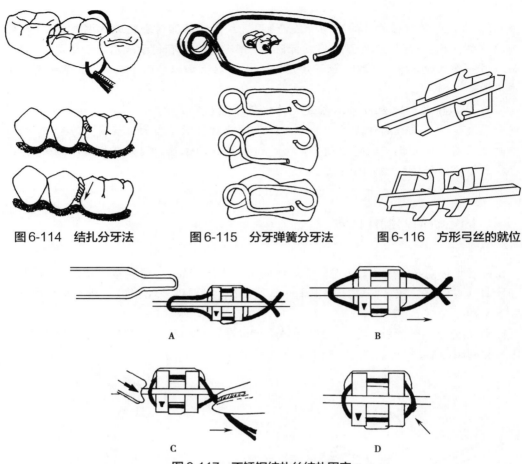

图6-114 结扎分牙法　　　图6-115 分牙弹簧分牙法　　　图6-116 方形弓丝的就位

图6-117 不锈钢结扎丝结扎固定

A. 结扎丝置入托槽翼沟内　B. 抽紧结扎丝　C. 旋转打结，同时将弓丝压入托槽槽沟内

D. 剪断过长结扎丝，将末端压向弓丝内侧，以免刺激组织

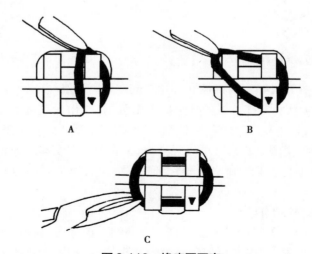

图6-118 橡皮圈固定

A. 橡皮圈先固定托槽的两个翼　B. 橡皮圈固定托槽的第三个翼　C. 橡皮圈全部就位结扎

（三）焊接技术

制作矫治器时常常需要进行焊接工作，尤其是固定矫治器，如将颊面管、钩、舌钮焊于带环上，弹簧焊于唇弓上等。矫治器焊接要求焊接物之间有足够的焊接强度，并要求焊接后的部件保持原来的物理特性。

1. 焊接器械　常用焊接器械有电点焊机（见图6-17A）和袖珍型气体焊接器（见图6-17B）。

2. 焊接种类和方法

（1）点焊：主要在电点焊机上进行，不需要焊媒和焊合金，但点焊只能焊成较小的焊点或焊线，对金属片之间有较好的焊接效果，但对钢丝件的焊接效果较差。焊接方法是将所需焊接的颊面管和拉钩放在带环的颊面，用持针器固定后将其放入电点焊机焊接头的上下接触处，调整电流强度后再通电。

（2）银焊：正畸临床常用袖珍型气体焊接器进行银焊。它所产生的火焰分为三层，外层为深蓝色的氧化焰；内层呈无色的锥形，为未燃烧的气体；中层为淡蓝色的还原火焰，此层火焰尖端为最佳焊接点。焊接时，首先在所需焊接的部件表面放置焊媒，在火焰上加温使之溶解以保护焊接面并使焊接牢固，然后再放一小片焊银，火焰再对准焊银使之溶解，即完成了焊接。

 知识拓展

正畸学发展史上的里程碑

1. Edward Angle 医生　Edward Angle 医生被认为是现代正畸学之父。他于1930年去世，享年75岁。他在19世纪后期为口腔正畸事业做出了巨大贡献，发明了现代方丝弓矫治器，提出了错𬌗畸形的安氏分类法以及创建了培养口腔正畸专业人才的Angle学校（1900年）。

2. P.R.Begg 医生　澳大利亚正畸学家，于20世纪50年代中期提出Begg矫治技术，采用细丝弓矫治器对各种错𬌗畸形进行治疗。这种技术是以差动力为基本原理，采用钉管装置移动牙齿。

3. Larry Andrews 医生　20世纪70年代早期Larry Andrews医生根据他的正常𬌗理论提出了直丝弓矫治技术。在矫治器的托槽上，根据不同牙的解剖位置，在托槽上预制了一定的厚度、角度、倾斜度，减少以往方丝弓矫治技术中弓丝的弯制，从而简化了临床操作。后来很多学者根据他的理论，以此为基础对角度、转矩进行改良，提出了Roth矫治技术和MBT矫治技术。

（许潾于）

第六节　其他矫治技术

一、无托槽隐形矫治技术

无托槽隐形矫治技术是一种个性化的错𬌗畸形矫治技术，是计算机图像处理和快速成型技术应用于口腔正畸领域的产物。该技术是在数字模型上排列牙齿，并将每一个移动步骤经光固化快速成型输出为实物模型，再以此实物模型为模具，制造出序列透明矫治器。患者经顺序戴用这些矫治器就可使牙颌逐步由矫治前的状态变化至矫治的目标状态，最终完成错𬌗畸形的治疗。

根据正畸矫治目标设计会生产出一系列（20～40 副或更多）具有正畸效果的热压膜透明塑胶矫治器（图 6-119）。在有必要的牙位会粘接牙色树脂附件辅助牙齿移动和便于矫治器固位。因为患者可以自行摘戴矫治器，而且膜片几近透明，所以相比传统固定矫治器更美观、方便、卫生，同时因为矫治器体积小，紧贴牙齿并和牙齿保持一致形态，不刺激口腔软硬组织，患者感觉舒适。

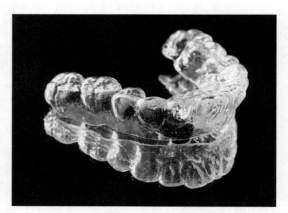

图6-119　无托槽隐形矫治器

近年来，专业的正畸医师将传统矫治技术原理应用于隐形无托槽矫治器治疗各型错𬌗畸形病例，积累了很多的经验并创新了很多思路，使得矫治适应证越来越宽泛。

应用流程：

1. 诊断和制订矫治计划　详细记录患者的错𬌗情况，制订详细的矫治计划。为隐形矫治器制作公司提供医生所希望的牙齿移动方案，以及最终的咬合关系。

2. 提供牙列记录和咬合记录　制取高强度和高清晰的硅橡胶牙模型或者用口内扫描设备准确获得患者的牙齿信息，并给隐形矫治器制作公司提供准确的咬合记录。

3. 3D 计算机模型的建立　隐形矫治器制作公司通过先进的影像成形技术，把患者的牙模型转换成精确的 3D 数字影像。根据正畸医师的矫治计划，隐形矫治器制作公司通过3D 数字影像模拟矫治全过程的牙齿移动，包括每个过程牙齿移动的距离和方向以及最终的矫治结果，并制成数字动态移动效果。

4. 隐形矫治器的确认　通过互联网，医师采用特定软件可以看到隐形矫治器制作公司制作的数字视频。如对数字视频中矫治过程的牙齿移动或矫治结果不满意，医师可以要求其修改或自行修改直至满意。一般情况下，每一步牙齿移动的距离不超过 0.25～0.3mm。

5. 制作矫治器　得到医师认同后，隐形矫治器制作公司将制作一系列的矫治器，这些矫治器对应患者的每个矫治过程。

6. 患者配戴矫治器　医师按矫治计划为患者进行附件的粘接和必要的邻面去釉，并逐步把相应的矫治器提供给患者戴用，一般每两周更换一副矫治器。除进食、刷牙外都要求患者配戴矫治器。

7. 临床控制　在矫治过程中，医师必须严密观察患者的牙齿移动，必要时需根据具体情况增加一些附件或选择使用种植支抗钉，也可增加一些牵引力，以帮助牙齿移动，最终达到预定的矫治目标。

无托槽隐形矫治技术的出现，顺应了人们追求美观、舒适、健康的现代治疗观，并仍然符合正畸治疗原则。无托槽隐形矫治技术与数字化科技更密切的结合，使得这项技术不断进步与完善，会使越来越多有正畸需求的人群获益。

二、舌侧矫治技术

舌侧矫治技术是美国的 Craven Kurz 医师于 20 世纪 70 年代开始研制，并经过不断地研究与临床实践，在 1976 年研发完成了第一代舌侧矫治器。它的美观性给口腔正畸学带来了新的飞跃。目前舌侧矫治器及矫治技术已成为一种成熟的固定矫治系统。

（一）组成部分

1. 托槽　舌侧前牙托槽含有槽沟和咬合导板（图 6-120）。咬合导板可把咬合时的剪切力转化为对上颌前牙的压入力（图 6-121）。为了提高托槽的粘接稳定性和定位的精确性，托槽的基底设计成更加贴合于牙冠舌侧的解剖形态，并预制了不同的转矩、轴倾度和托槽厚度。临床使用的有预成托槽和个体化托槽。

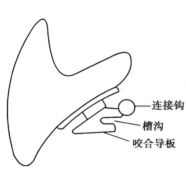

图 6-120　舌侧托槽

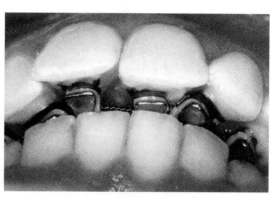

图 6-121　下颌前牙咬在咬合导板上

2. 弓丝　舌侧牙弓外形与唇侧差异较大，其弓形是蘑菇状，即在尖牙和前磨牙及前磨牙和磨牙之间设置内收弯（图 6-122，图 6-123）。由于个体差异，舌侧弓形上的内收弯大小也有所不同，在技工室阶段可以制作出每个患者个体化弓形。在临床上弯制舌侧弓丝时，还要注意弓形的左右对称性、上下弓形的匹配。

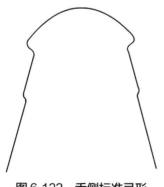

图 6-122　舌侧标准弓形

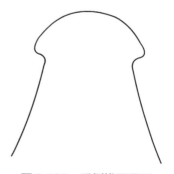

图 6-123　舌侧拔牙弓形

（二）托槽定位及间接粘接技术

与唇侧矫治系统的托槽粘接相比，舌侧托槽的定位更加困难，原因是牙齿舌侧的解剖外形不规则、口内隔湿困难、不能直视等，故常用间接粘接技术。

间接粘接是通过口内取模，在模型上确定托槽的位置，再由转移托盘将托槽转移至口内，用光固化的方法粘接托槽（图6-124）。

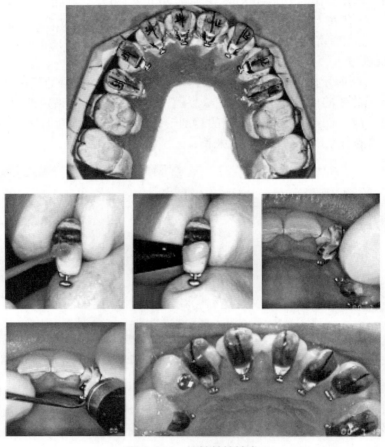

图6-124　间接粘接技术

具体步骤：

1. 取模、排牙　取1～2副高质量的印模，灌制硬石膏模型，模型要求精准、完整，修整模型后上𬌗架。尽可能地将石膏牙分开，避免破坏邻接点，牙齿修整后按照矫治计划将上下颌牙齿重新排列，形成理想的牙尖交错𬌗。

2. 在排牙模型上定位托槽　制作与所有托槽匹配的理想弓丝并使其上的托槽与排牙后的模型舌侧尽量贴近。

3. 转移托槽至初始模型　用复合树脂条带将定位于排牙模型上的托槽，从排牙模型转移到初始模型。

4. 制作转移托盘　转移托盘由两部分组成，先在模型和托槽上制作软性树脂的内层，然后再在内层上制作硬树脂外层，可分为前牙段和两个后牙段。

5. 临床光固化粘接　间接粘接法使医师有充足的时间从各个方向来调整托槽的位置，使托槽粘接更加准确，缩短了临床操作时间。目前，随着CAD/CAM技术的应用，个体化舌侧托槽的设计和制造，以及舌侧弓丝的计算机自动设计和机械弯制已经在临床应用，极大地简化了技工室的工作。

 知识拓展

制作单颗牙托盘

材料：硬石膏模型两个、自凝树脂、记号笔。

方法：选取一例轻度拥挤不拔牙患者的上颌模型两个，用一个模型进行模拟排牙后标记出每一个舌侧托槽的位置，并据此位置用自凝树脂制作单颗牙托盘。待凝固后统一编号，分别取下并进行必要的打磨。

将制作好的单颗牙托盘对应另一个模型相应牙位进行试戴和安放。

同学们可以通过制作过程了解舌侧托槽个别定位的方法和意义，方法简单，大家可以动手试一试。

（三）适应证

可以进行唇侧矫治的患者也可进行舌侧矫治，一般分为理想型病例、困难型病例和禁忌型病例。

1. 理想型病例　低角深覆𬌗、中切牙间有间隙、轻度拥挤的安氏Ⅰ类、拔除上颌前磨牙的安氏Ⅱ类患者。

2. 困难型病例　拔除四颗前磨牙、后牙反𬌗、需正颌外科配合、高角病例、开𬌗的患者。

3. 禁忌型病例　临床冠过短、患有严重的牙周疾患、患有严重的颞下颌关节紊乱病（TMD）的患者。

（四）临床应用

1. 舌侧矫治技术和常规固定矫治相似，分为排齐、整平、内收前牙和精细调整。

2. 结扎技术　在舌侧矫治中，传统的结扎方法无法使弓丝充分就位于前牙托槽槽沟底，因而使用双重结扎和对扭转牙采取扭转结扎的方法。

舌侧矫治技术与常规矫治技术相比，力学机制、临床操作等方面有很多差异，特别是在拔牙矫治中。开展舌侧矫治技术，一定要经过严格的舌侧矫治临床训练，并掌握正确的舌侧矫治技术方法，才能达到理想的矫治效果。

第七节　常用矫治辅助装置

一、口内矫治辅助装置

（一）四眼簧扩大牙弓矫治装置（quad-helix，QH）

通常由四眼簧及其焊接在 16、26 带环舌侧的扁管组成，该装置是由直径 1.0mm 的钢丝弯制成四个环圈而得名。四眼簧弓丝双折后靠插入扁管得以固定，弓丝两侧的游离端弯成与前磨牙腭侧相贴合的形状，腭侧扩大弓丝离开软组织约 2～3mm，避免压伤腭侧黏膜（图 6-125）。被扩弓的两侧后牙互为支抗，乳牙期和恒牙早期的患者扩弓后通过影像学检查可见腭中缝劈裂，恒牙期患者两侧后牙颊侧移动。扩弓加力时，取出四眼簧扩弓弓丝，调节四个环圈使扩弓弓丝大于牙弓宽度约3～4mm，或者一侧插入腭侧扁管的双折端固定不动，加力调整对侧臂至同侧牙的中央窝位置（图6-126），使其再插回对应腭侧扁管即可发挥扩弓作用。QH与16、26带环在舌面也可以是固定连接，即四眼簧扩大弓丝双折处与第一磨牙带环腭侧焊接牢固，因为此种矫治装置每次加力时必须取下带环，所以会增加椅旁操作时间。

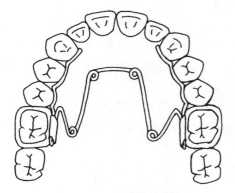 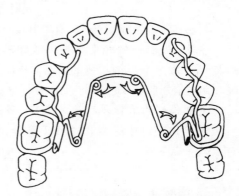

图6-125　四眼簧扩弓器　　　　　　　　图6-126　四眼簧扩弓器扩弓加力

　　调整扩弓弓丝时，要注意其对称性，以免引起弓丝就位困难；达到扩弓效果后应停止加力，此时取下扩弓弓丝，将其调至被动无力状态，重新戴入，保持3～6个月；在保持期可同时实施下一阶段固定矫治。

　　QH适用于上颌牙弓狭窄，磨牙间宽度不足，上颌磨牙单侧或双侧反𬌗（图6-127），也可用于上颌第一磨牙旋转的矫治（图6-128）。

　　四眼簧扩弓矫治器具有固位力强、支抗效果好，对牙槽骨发育影响小，治疗时间短、不易复发等特点，可单独使用，也可结合固定矫治器同时使用。

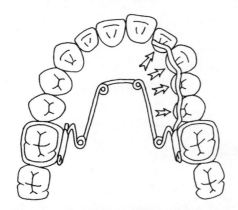 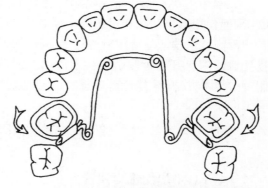

图6-127　四眼簧扩弓器矫治单侧磨牙反𬌗　　图6-128　四眼簧扩弓器矫治第一磨牙旋转

（二）颊侧扩弓辅弓

　　对牙弓狭窄的患者采用固定矫治器矫治时，可配合扩弓辅弓丝颊侧扩大牙弓。弯制方法：采用直径为0.8～1.0mm的不锈钢丝弯制成宽于牙弓的弓形，在中切牙接触位置弯制一个凸向龈方的U形曲（有利于与固定矫治器固定和稳定辅弓，也有利于辅弓丝调节加力），辅弓丝两侧在相当于第一磨牙颊管近中处，应弯制向下（𬌗方）、向内呈钩状的曲用以固定辅弓（图6-129）。

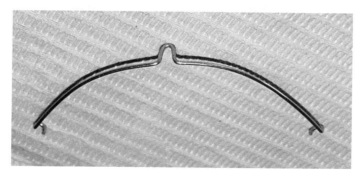

图6-129 颊侧扩弓辅弓

使用及加力方法：调整辅弓丝宽度，先钩挂于一侧主弓丝，让另一侧辅弓丝离开主弓丝颊侧约3～5mm，然后钩挂在主弓丝上（图6-130），在尖牙位置可直接用结扎丝将辅弓与主弓丝固定结扎，或在辅弓相当于尖牙位置弯制小圈曲并将两个小圆圈分别与尖牙托槽牢固结扎。每月加力一次，加力时取下辅弓调整到需要宽度，然后重新钩挂在主弓上固定即可。使用辅弓丝颊侧扩大牙弓时主弓丝应有足够强度，一般用0.018英寸×0.025英寸以上的方弓丝。牙弓扩大后需继续维持3个月。辅弓丝颊侧扩大牙弓方法可明显缩短矫治时间，增强腭侧扩弓效果。

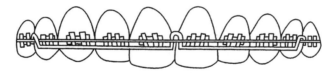

图6-130 扩弓辅弓丝颊侧扩大牙弓示意图

颊侧扩大牙弓辅弓丝有弯制容易、效果可靠、临床应用简便等优点，适合于上下颌牙弓的扩大，也可用于快速扩弓治疗后的维持。

（三）铸造或带环式腭开展矫治器

通常设计为在上颌第一前磨牙和上颌第一磨牙上放置带环，通过腭杆连接为一个整体，中间与螺旋开大器相连，如果牙冠𬌗外展隙空间足够而不影响咬合，可以在固位牙上设计铸造式固位体，以减少带环对牙龈的刺激。主要用于严重拥挤或者严重牙弓宽度不调、后牙反𬌗病例，可以通过螺旋扩大器的加力打开腭中缝。矫治器颊侧可焊接托槽，便于保持阶段同时开始牙列的排齐。另外，此种矫治器还通常配合前方牵引面具，用于矫治上颌发育不足需进行前方牵引的安式Ⅲ类错𬌗患者，但需要在矫治器的颊侧焊接牵引钩（图6-131）。

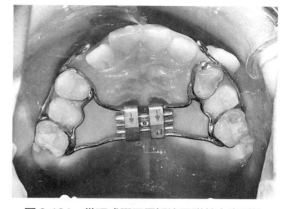

图6-131 带环式腭开展矫治器附前方牵引钩

（四）多用途弓丝

多用途弓丝是 Ricketts 生物渐进性矫治技术中常使用的基本弓形，因其具有多种功能和作用而得名（图6-132）。多用途弓是用 0.016 英寸 ×0.016 英寸方形不锈钢弓丝弯制而成。

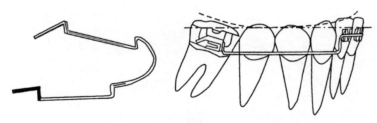

图6-132　多用途弓丝压低伸长的前牙

（1）多用途弓具体制作方法：用 0.016 英寸 ×0.016 英寸方弓丝弯制成牙弓形态，在磨牙颊面管的前方向下弯成直角向前庭区延伸，形成桥状，绕过侧方达尖牙与侧切牙之间打直角向上，使前段弓丝直接进入侧切牙和中切牙的托槽。弓丝的磨牙后倾曲一般设计为 20°～40°。为了防止切牙唇倾，可在前段弓丝上加牙冠舌向转矩 5°～10°。为了抵抗磨牙牙冠近中舌侧旋转，可将磨牙段弓丝作末端内倾弯约 30°，并适当增加磨牙根颊向转矩。

（2）多用途弓的作用：可以后倾磨牙、远中舌向扭转磨牙，产生以备用于颌间牵引的支抗预备；可以压低伸长的切牙，弓丝前部压入下颌切牙托槽时可产生 50～75g 的压低作用力；在替牙期运用多用途弓，可保持下颌磨牙至切牙的相对位置稳定。

（五）横腭杆和 Nance 弓

1. 横腭杆　主要用来加强上颌磨牙的稳定和支抗，可分为固定式横腭杆和可摘式横腭杆。可摘式腭杆目前已有成品出售，但在应用前仍然需要适当调节。临床上使用最多的仍然为焊接型固定横腭杆，一般采用直径为 0.9～1.0mm 不锈钢丝弯制，并在磨牙带环的近中舌侧线角处焊接（图6-133）。横腭杆可离开腭侧黏膜 1.5～3mm，横跨于磨牙之间，将两侧磨牙连为一体，能防止上颌磨牙发生近中倾斜和扭转运动，使两侧磨牙整体移动，增强上颌磨牙的支抗。如果逐渐给腭杆加力，还能使磨牙产生旋转作用或牙根

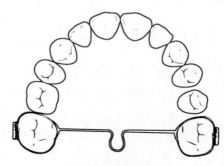

图6-133　横腭杆

的转矩改变。除此之外，横腭杆也可用于牙弓间隙的保持，但应在上颌一侧牙弓完整而另一侧多颗乳牙缺失时使用，如果上颌两侧乳磨牙均缺失时，横腭杆不能防止第一恒磨牙向近中倾斜，这时应使用 Nance 弓。另外，横腭杆借助舌体主动向上挤压，也有不同程度压低上颌磨牙的作用。

2. Nance 弓　是一种在固定矫治中选用中度支抗时常采用的口内辅助装置，一般采用 0.9～1.0mm 不锈钢丝弯制，两侧和磨牙带环舌侧焊接为一体，前部向前延伸并有一个树脂托与硬腭前部抵触。借助 Nance 弓可起到阻止磨牙前移、增加支抗、防止后牙近中移动的作用。但在内收切牙、舌倾上颌前牙时要剪断腭托。Nance 弓 16、26 带环的舌面焊接处可

增添近中舌侧拉钩，与颊侧同时牵引尖牙向远中，可防止尖牙旋转（图6-134）；腭托上还可增加各种弹簧、拉钩等附件。另外，Nance弓可改良用于推上颌磨牙向后。

（六）舌弓

舌弓主要用于保持牙弓长度，也可用于加强支抗。舌弓常采用0.9mm直径的不锈钢丝弯制而成。一般情况从一侧下颌第一磨牙沿下颌牙弓的舌侧延伸到对侧第一磨牙，前部与下颌前牙舌侧颈1/3接触。有时可在舌弓第二乳磨牙部位加上调节弯曲，以利于下颌牙弓的少量调节。下颌舌弓不如上腭杆使用得多，一般仅需要患者下颌磨牙提供最大颌内支抗时才使用。使用舌弓保持牙弓长度的患者一般在第二前磨牙萌出并达到合适的位置后去除（图6-135）。

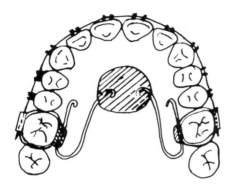

图6-134 改良Nance弓

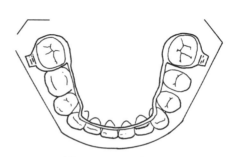

图6-135 固定舌弓

（七）摆式矫治器（pendulum）

主要用于推上颌磨牙向远中，该矫治器由Nance弓改良而成。其主要结构有：一对推磨牙向后的弹簧曲（使用直径0.8mm的TMA丝弯制而成）；一个Nance腭托（位于上颌腭部第一、第二前磨牙区域）；4个粘接在第一、第二前磨牙𬌗面的支托（使用直径0.8～1.0mm的不锈钢丝弯制而成，其连接体部分伸向腭部与Nance腭托相连）。制作完备的矫治器就位后，通过粘接剂把支托固定在4个支抗牙面上。根据需要，适当调节两侧弹簧曲，可将上颌第一磨牙推向远中（图6-136，图6-137）。

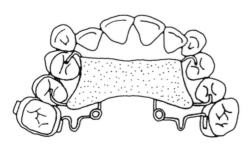

图6-136 pendulum 摆式矫治器推上磨牙向远中示意图

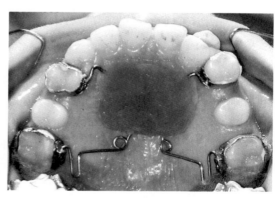

图6-137 pendulum 摆式矫治器推上颌第一磨牙向远中

二、口外矫治辅助装置

口外矫治辅助装置都以头顶、枕、颈、额、颏等解剖部位作为口外抗基，提供足够的支抗能力，促使牙向三维方向移动，抑制或促进上下颌的生长发育，改变骨骼的生长方向，从而改善上下颌基骨的关系。口外矫治装置可单独或结合口内矫治器共同发挥矫治功能。常见的口外支抗矫治装置有：口外后方牵引、口外垂直牵引、口外前方牵引和头帽颏兜牵引等矫治装置。

（一）口外支抗类矫治装置

口外支抗类矫治装置由口外支抗部分、口内部分、连接部分和力源部件等组成。

1. 口外支抗部件　口外支抗常涉及额、颏、顶、枕及颈等部位。支抗部分包括单一支抗和复合支抗。常见的口外支抗部件有颈带、头帽、颏兜和前方牵引面具。

（1）颈带：为单一的颈支抗部件，一般采用软质塑料带或多层布带等材料，两末端止于两侧耳垂的前下方，其外面附有纽扣或拉钩。国内已有成品颈带出售，适用于低位口外牵引。结构简单、制作容易、戴用舒适是颈带的主要特点，戴用不稳定是颈带的缺点（图6-138）。

（2）头帽：有简单头帽和复合头帽之分。

1）简单头帽：由两条软布带子分别绕过枕部和顶部，于两侧耳郭的前上方相连接，连接处有纽扣和挂钩。简单头帽仅供作高位口外牵引所用，制作简便、戴用舒适，但稳定性欠佳（图6-139）。

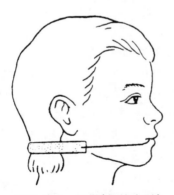

图6-138　颈带（低位牵引）

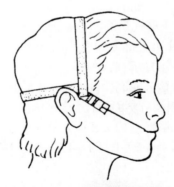

图6-139　简单头帽（高位牵引）

2）复合头帽：为简单头帽和颈带的结合。根据治疗需要，可任意调节口外牵引力所需要的方向及大小。复合头帽具有良好的稳定性，可用于较大或不对称口外牵引力。复合头帽制作过程较复杂，长时间戴用欠舒适（图6-140）。

（3）颏兜：可作受力载体，也可作支抗部件。常用硬质材料制作，现有成品出售。在作受力载体时，颏兜以头帽为支抗，通过力源部件（橡皮圈等）的连接使颏部受力，颏兜所接受的推压颏部向上向后的力，可改善下颌生长方向、矫治功能性反𬌗，消除下颌前伸不良习惯。使用颏兜时要谨慎，如果使用不当，挤压力过大，牵引时间过长，牵引方向错误，往往引起前牙唇侧牙龈损伤，更可导致颞下颌关节功能紊乱或下颌偏斜等严重后果（图6-141）。当作支抗部件时，常与前方牵引面具联合使用。

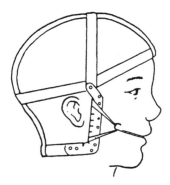

图6-140　复合头帽（口外水平后方牵引）

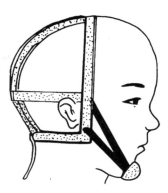

图6-141　颏兜

（4）前方牵引面具：由额垫、颏兜和牵引支架构成。额垫（又称额兜）用硬质材料制作，其外形同患者额部基本吻合；牵引支架粗钢丝（直径1.6～1.8mm）是按面部侧面轮廓弯制而成。此种面具在两侧耳屏前各弯成向后外的方形曲，在相当于口裂处附有可上下调节高度的牵引横架及调节前后位置的螺杆，塑料额垫与颏兜通过粗钢丝支架连接形成一个组合支抗（图6-142）。作为前方牵引的口外支抗部分，前方牵引面具与口内矫治器结合发挥牵引作用，根据治疗需要调节牵引角度，达到治疗目的（图6-143）。该装置使用方便，一般用于上颌发育不足的安氏Ⅲ类骨骼畸形的矫形治疗，牵引力每侧达到500～800g才有较好的治疗作用，每日牵引14小时以上为好。另外，还有一种简单面具，常以单一金属支架在面中部循额、鼻、唇、颏部凹凸形态连接额垫与颏兜，结构简洁，戴用方便，不影响患者的侧卧休息，但固位较差，亦称面架（图6-144）。目前市场上已有各种类型的成品前方牵引面具出售，临床上可以根据患者病情需要选择合适的面具。

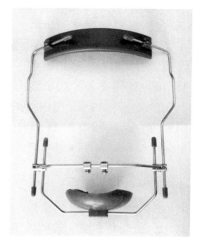

图6-142　前方牵引面具

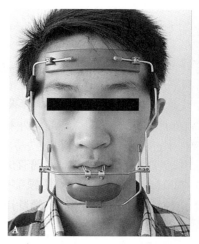

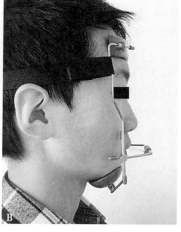

图6-143　前方牵引面具与口内装置配合牵引矫治骨性安氏Ⅲ类患者

A. 正面　B. 侧面

2. 口内部件 包括固定和活动两大类，分别是固定矫治器和活动矫治器上的零部件，二者均需要良好的固位、足够的强度及支持能力。活动矫治器应设计足够的固位装置，根据需要在矫治器上合并各种配合口外牵引装置的部件，如在箭头卡环上焊圆管以及与基托相连的牵引钩或牵引环。固定矫治器的主弓丝（最好采用方弓丝）上各种类型的牵引钩、磨牙带环上的各种颊面管，均常用于直接与口外牵引装置连接或直接与连接部件相连。

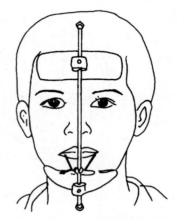

图6-144 简单面具（面架）

3. 连接部件 连接口外支抗部件与口内部件的装置，包括对称面弓、不对称面弓、复合体面弓和J形钩等。面弓的基本结构包含内弓和外弓。

（1）对称性面弓：其内、外弓的长度和方向都对称相等，可传递双侧对称的矫治力（图6-145）。

内弓：是用直径1.0～1.2mm的硬质不锈钢丝弯制而成的唇弓，它与牙弓形态相一致。根据矫治不同错𬌗的需要，可设计形态各异、功能不同的多种内弓。

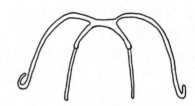

图6-145 对称性面弓的基本结构

1）U形曲内弓：在内弓的两端相当于颊面管的近中管口处弯一凸向龈方的U形曲，内弓就位于颊面管后，前牙不与内弓接触，有推上颌两侧磨牙远中的作用。

2）对称性平直内弓：①在内弓相当于前磨牙处焊一阻挡钉，在钉的远中套入扩大螺旋弹簧，内弓就位于颊面管后在外力作用下弹簧被压缩（内弓可与前牙接触），能产生推磨牙向远中的力；②内弓就位后，在自然状态下，其前牙区对应牙冠1/3与龈1/3交界处，应与前牙保持足够间隙，此间隙的大小应便于牵引时压缩弹簧运动，并保证功能状态下与前牙有接触。内弓与前牙接触有限制上颌牙弓突向前的作用。

3）扩弓式（缩弓式）内弓：当内弓宽于（窄于）牙弓时，扩弓式（缩弓式）内弓可产生使磨牙向颊侧（舌侧）移动的作用。

4）推移前磨牙向远中的面弓：在内弓末端弯成钩状挂于前磨牙托槽的近中，内弓不与前牙接触。在向后的牵引力作用下，内弓可推移前磨牙向远中（图6-146）。

外弓：是一对由口内伸向口外的连接臂，常采用直径1.5～1.8mm硬质不锈钢丝弯制而成。钢丝的中心段与内弓的前牙段形态一致呈弧形，在两侧切牙远中、口裂线平齐处弯向前，在靠近口唇处弯向两侧，形成与口角、面颊部形态相一致的弧形臂，两末端弯成与面颊平行或垂直的环圈，以便挂橡皮圈与头帽相连。外弓的中部弧形段与内弓相应部位焊接，形成完整面弓。根据外弓臂的长短可分为长、中、短三种外弓。前者止于第一恒磨牙远中，短外弓止于该牙的近中，中外弓止于第一恒磨牙区（图6-147）。

（2）非对称面弓：传递两侧不对称的作用力，根据外弓臂长短不同以及焊接位置不同分为两种情况。

1）外弓长短不对称：一侧外弓臂加长，另一侧外弓臂缩短，两侧施以相等的牵引力时，长臂侧内弓上产生大于短臂侧内弓向远中的作用力（图6-148）。

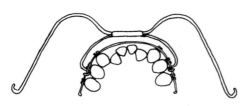

图6-146　面弓推移前磨牙向远中

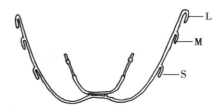

图6-147　三种长度的外弓

L. 长外弓　M. 中等长度外弓　S. 短外弓

2）外弓臂焊接不对称：内外弓焊接部位移至一侧侧切牙和尖牙的部位，两侧外弓的末端处于对称位置，焊接侧可获得较大的向远中的推力（图6-149）。

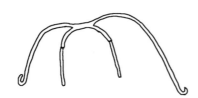

图6-148　外弓臂长短不对称

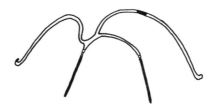

图6-149　非对称焊接型面弓

（3）复合体面弓：在面弓上合并其他正畸附件则称为复合体面弓，如合并推后牙向远中的矫治器面弓直接连于矫治器基托上（图6-150）。

（4）J形钩：用直径1.2mm硬质不锈钢丝弯制成J形，口外端弯成与面颊平行的环圈，口内端形成钩状。临床上常配合固定矫治器成对使用，使用时常根据患者面型做一些调整。J形钩的正确使用可以远中移动尖牙和后牙，也可协助主弓丝内收前牙或压低上颌前牙。J形钩的标准长度为85～115mm，目前市面上已有成品出售（图6-151）。

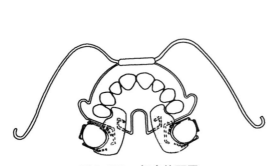

图6-150　复合体面弓

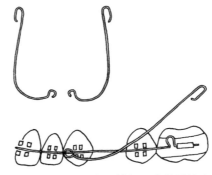

图6-151　J形钩及其与口内装置结合

4．力源部件　常用的是橡皮圈、弹性带以及螺旋弹簧，一般情况下将橡皮圈或弹性带的一端套在头帽纽扣上，另一端挂在面弓的外弓上，弹性带或橡皮圈被拉长发挥牵引力作用。

（二）各种常用口外支抗装置

1．口外后方牵引装置　适用于骨性或牙性安氏Ⅱ类错𬌗。在拔牙病例中可用于内收上颌前牙并关闭拔牙间隙；不拔牙患者可用之抑制上颌骨的向前生长，推磨牙向远中以调整磨牙远中关系为中性关系；与口内矫治器配合用于加强上颌磨牙支抗。

（1）低位口外牵引矫治装置：由颈带、橡皮圈、面弓、口内固定或活动矫治器等组成。面弓低位口外后方牵引装置主要应用于：①低角型安氏Ⅱ类错𬌗，低位牵引下颌平面角较小的Ⅱ类错𬌗，可抑制上颌骨的向前生长发育、推上颌磨牙向远中，或在拔牙病例中用于加强上颌磨牙支抗；②安氏Ⅲ类下颌平面角较大的患者，用于推下颌磨牙向远中或在拔牙病例中加强下颌磨牙支抗。不能用于下颌平面角较小的安氏Ⅲ类错𬌗及下颌平面角较大的安氏Ⅱ类错𬌗。

因存在固位问题，上颌口外低位牵引装置一般不与活动矫治器联用。如果用作抑制上颌向前生长，要求内弓的前部与上颌前牙接触，口内磨牙带环上焊接与面弓的内弓相连接的颊面管即可。如果为了加强磨牙支抗，面弓的内弓不应与前牙有接触（图6-152A）。

（2）高位口外后方牵引矫治装置：由简单头帽、橡皮圈、面弓及口内矫治器等组成。由于向上向后的牵引力，既可压低上颌后牙又可推上颌磨牙向后，该矫治装置较适用于骨性或牙性安氏Ⅱ类错𬌗。应用于不拔牙病例，可抑制上颌骨的向前生长，推上颌磨牙向远中以调整磨牙关系；用于拔牙病例，可内收尖牙及切牙，关闭拔牙间隙，也可用于加强上颌磨牙支抗。用于控制上颌向前生长时，采用对称面弓，其内弓与所有前牙接触，使作用力均匀分布于全牙列，内弓在磨牙颊面管近中处弯制U形阻挡曲，将内弓末端直接穿入颊面管之中。与功能矫治器（如Activator）联合使用口外高位牵引，可以抑制上颌向前向下生长，并可刺激下颌骨向前生长。下颌平面角过小的安氏Ⅱ类错𬌗、下颌逆时针方向旋转生长，是该矫治装置的禁忌证（图6-152B）。

（3）水平口外牵引矫治装置：由复合头帽、橡皮圈、面弓及口内矫治器组成，该牵引矫治装置的特点是牵引力方向基本呈水平状，无垂直向分力，故较适用于下颌平面角较正常的安氏Ⅱ类错𬌗。与口内各种矫治器配合，可加强支抗、抑制上颌的向前生长发育、推磨牙向远中以调整磨牙关系，内收唇向的上颌前牙；用于拔牙病例，牵引尖牙向远中，内收唇倾的切牙，关闭间隙。采用不对称面弓，可使一侧磨牙受到较大的推力，达到单侧移动磨牙向远中的目的（图6-152C，见图6-140）。

（4）头帽颏兜牵引矫治装置：由头帽、颏兜和弹力带组成的一种作用于下颌颏部的纯口外力矫治装置。头帽可以是简单头帽或复合头帽，该装置作为一种主动矫治手段，可迫使下颌向后移动，因此可以治疗下颌前伸习惯引起的功能性反𬌗。安氏Ⅲ类错𬌗伴有下颌骨过度生长倾向、面下1/3偏短的低角型Ⅲ类患者，牵引力的合力方向从颏部直接延伸到髁突或微偏下后方，可使下颌向后、向下旋转，而使下颌生长型变得较为有利（图6-153）；对有开𬌗倾向、下颌平面角较大的安氏Ⅲ类错𬌗，牵引力的合力方向通过髁突的稍上方，使下颌向上并向后旋转（图6-154）。该矫治装置适用于：①安氏Ⅲ类错𬌗伴有下颌轻度发育过

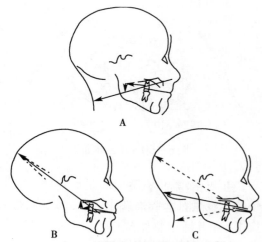

图6-152　口外后方牵引装置受力示意图

A. 低位口外牵引矫治装置　B. 高位口外后方牵引矫治装置　C. 水平口外牵引矫治装置

度，且下颌可后退至前牙对刃或接近对刃，前下面高度短的低角短面型，无颞下颌关节紊乱症状，下颌前牙位置正常或下颌前牙唇向的患者；②下颌发育过度的前牙反𬌗纠正后的保持手段；③成人骨性下颌前突患者外科正颌术后的保持。

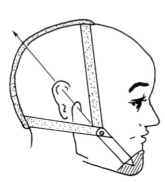

图 6-153　头帽颏兜牵引方向通过髁突

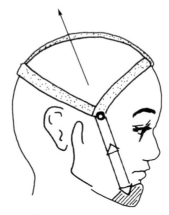

图 6-154　头帽颏兜牵引方向通过髁突上方

2．口外垂直牵引装置　由头顶帽、面弓、口内矫治器和橡皮圈组成。该矫治装置能控制上颌的垂直向生长，压低上颌后牙，促进下颌向上向前旋转。内弓与口内活动矫治器相连接时将内弓末端埋入基托或插入卡环上的圆管内；内弓也可与带环颊面管相连，内外弓臂的长度根据压低的牙位而定：①同时压低前磨牙和磨牙时，外弓臂应止于后牙段的中点偏远中的位置；②单独压低上颌磨牙时，内弓插于磨牙颊面管内，外弓臂止于面颊部相当于口内的磨牙处。该牵引装置不适用于深覆𬌗患者。

3．口外上颌前方牵引矫治装置　该矫治装置由口外部分和口内部分组成。口外部分即前方牵引面具。口内部分可以作上颌活动矫治器，在 14、16、24、26 上弯制箭头卡环，在 12 与 13 之间及 22 和 23 之间的唇侧可各弯制一牵引钩；亦可作上颌固定矫治器，在相应部位弯制对称牵引钩，以便同前方牵引面具上的拉钩连接，其牵引力向前下方向与𬌗平面有约 15° 交角，主要用于刺激上颌向前生长。活动矫治器或固定矫治器都在两侧后牙上制作𬌗垫，待反𬌗解除后逐渐磨低𬌗垫，上下颌后牙有接触时，应将𬌗垫全部磨去。口外前方牵引装置使用安全，对以上颌发育不足为主要特征的安氏Ⅲ类错𬌗的矫治非常有效。利用口外力可促进生长发育期（8～11 岁）患儿的上颌骨发育。口外上颌前方牵引装置以额和颏两处为支抗部位，因此在促进上颌及上颌牙弓向前生长的同时，也可促使下颌骨向下、向后呈顺时针方向旋转，故有抑制下颌向前生长的作用，这对上颌发育不足伴有下颌发育过度的低角型安氏Ⅲ类错𬌗有利（图 6-155）。另外，年龄较大的患者，在固定矫治器治疗中可协助移动牙弓向前，尤其适用整体前移上颌牙弓，但下颌平面角偏高者应慎重使用。

4．口外牵引力　口外牵引力包括口外正畸力（340～450g）和口外矫治力（500～1 700g）。

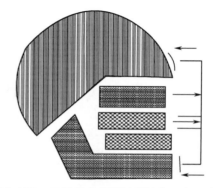

图 6-155　口外前方牵引装置的作用力示意图

（1）不同矫治目的牵引力大小：①压低和内收 4 颗切牙所用的牵引力约为 100～150g；②远中移动尖牙、前磨牙或压低单颗磨牙一般每侧为 150～300g；③加强磨牙支抗，一般每侧为 200～300g；④推磨牙向远中、压低后牙段牙弓每侧可加力约 300～500g；⑤上颌每侧受力≥500g 时，能有效抑制上颌骨生长；⑥上颌快速矫形，可使用每侧 1 200～2 000g 的力值；⑦用于抑制牙弓垂直向生长的头帽颏兜矫治装置，一般每侧加力 500g 或更大力值（以颏部软组织能接受程度和颞下颌关节情况来确定）。

（2）上下颌可接受的矫治力：上颌可接受每侧 800～1 100g 的矫治力；下颌每侧可接受 1 200～1 700g 的矫治力，但抑制下颌生长的初期加力阶段应从较小力值（150～300g）开始，逐渐增加至每侧 500g。

5. 不同矫治目的口外牵引时间 ①矫形治疗：如抑制颌骨生长，每天不应少于 12 小时或每周不少于 100 小时，嘱患者尽量延长戴用时间；②加强磨牙支抗：可根据需要每天戴 8～12 小时；③每日力作用时间短者应相应加大牵引力，但初期阶段宜先用轻力，逐渐增加力值。

6. 注意事项 使用口外辅助矫治装置需严格要求患者合作，强调戴用该装置所需要的时间和戴用矫治器顺序的重要性。要求戴口外面弓的患者应先摘除口外弓上的弹性橡皮圈，后取出口外弓，防止出现面弓从手中滑脱刺伤眼睛或面颊组织等不良后果，禁止戴口外唇弓外出游玩。患儿及家长要密切配合医师的治疗，按时复诊，及时发现问题及时解决。

三、种植体支抗

有效的支抗控制是正畸治疗成功的保证。传统增强支抗的方法也可能达到不错的效果，但都会有不同程度的支抗消耗，不能达到支抗牙绝对不动的"绝对支抗"。口外支抗虽可提高支抗效果，但需要患者的良好配合。通过颌骨内植入种植体或者微型种植钉的骨性支抗，使得正畸过程获得绝对支抗成为可能。

种植体支抗出现过的种类有：牙种植体、骨内种植体、骨膜下种植体、钛板种植体、微螺钉种植体、可吸收种植体等。本教材主要介绍目前正畸临床上使用最多的微螺钉支抗种植体（图 6-156）。此类种植体一般由钛合金制成，具有良好的生物相容性，同时也具有良好的硬度，可以保证在旋入的过程中不发生折断。种植体直径一般介于 1～2mm，长度 6～10mm 左右，为一体式结构。种植体头部大多为规则的多角形，可以和专门的螺丝刀吻合，有些顶部还有穿结扎丝的孔。种植体骨内部分外形呈螺纹状，一般不做表面处理。

1. 理想的微螺钉支抗种植体应具备的条件 微螺钉种植体材料必须符合生物相容性，必须具备足够硬度可以承受各种形式与大小的矫治力而不致折断或变形。微螺钉可以在植入骨内之后立即受力，并可持续承受正畸力，在作用期间不会松脱。微螺钉种植体容易操作与清洁，并适合于各种矫治力学的运用（如内收唇倾的

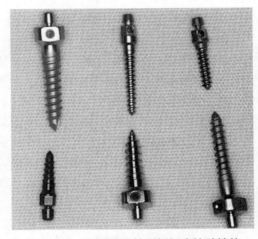

图6-156 各种型号的微螺钉支抗种植体

前牙等）。微螺钉种植体的上部结构设计需与目前的方丝弓及直丝弓系统相容，即连接通道部分容易与托槽、磨牙颊管及其拉钩等不同大小、形式的设计相融合，以方便正畸医师良好控制牙齿在三维空间的移动，微螺钉种植体系统（包括植入工具）的设计与手术方式应简单化与人性化。

2. 目前国内微螺钉支抗种植体的特点　微螺钉支抗种植体种类繁多，有即刻加载和二期加载、自攻和助攻之分。近年来微螺钉种植体有"单期手术、自攻设计、即刻负载"的发展趋势。以自攻型即刻加载的微螺钉种植体（self drilling micro screw anchorage，SDMA）系统比较有代表性，在正畸临床上应用较多。

3. 微螺钉支抗种植体的适应证　①严重拥挤或严重牙弓前突病例，不允许磨牙前移的患者；②前牙排齐或后移时后牙支抗不足，不能合作佩戴口外弓的患者（图6-157）；③后牙前移动或远中移动时前牙支抗不足的患者；④严重骨性开𬌗、𬌗平面倾斜、对颌牙缺失磨牙伸长等需要绝对压低后牙的患者（图6-158）；⑤骨性深覆𬌗需要绝对压低下颌前牙、露龈笑需要绝对压低上颌前牙的患者（图6-159）；⑥上下中线明显不齐的患者；⑦牙周病、牙缺失较多、牙位置明显异常，导致支抗牙数量不足的患者。

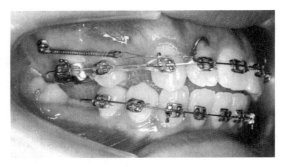

图6-157　微螺钉作为直接支抗内收上颌前牙

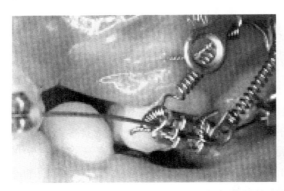
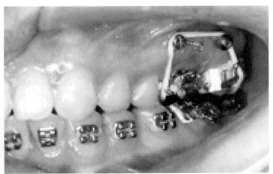

图6-158　微螺钉支抗体直接承载，压低伸长的上颌后牙

4. 微螺钉支抗种植体的禁忌证　年龄较小、乳牙期、替牙期患者，进展期牙周炎、牙龈炎、复发性口腔溃疡、口腔干燥症患者；骨纤维异常增生症、牙骨质瘤等颌骨疾病，骨质疏松、维生素D缺乏、甲亢、甲状旁腺功能亢进、贫血、慢性肝病等；妊娠期、哺乳期女性患者等不宜使用种植体支抗。

5. 微螺钉的植入方式　可供微螺钉种植体植入的区域有：后牙颊侧牙槽嵴、牙槽

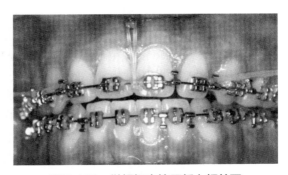

图6-159　微螺钉支抗压低上颌前牙

间隔、硬腭部、磨牙后区、上颌结节等。微螺钉植入的角度最好与皮质骨的走行呈 45°，且向牙根尖处倾斜（图6-160），按照微螺钉种植体植入方式分为自攻及助攻两种。

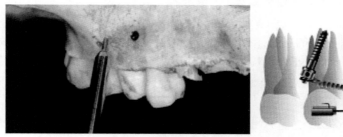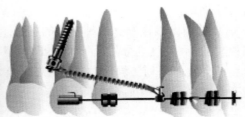

图6-160　微螺钉植入骨时，其方向依循皮质骨的形态约呈 45°

（1）助攻式植入：手术需要首先在局麻下应用低速手机或者手动钻针穿通骨皮质全层，再用螺丝刀旋入种植体。助攻型微螺钉种植体由于预先钻透坚硬的骨皮质，在植入微螺钉时要容易得多，而且对牙根的伤害也会减到最低。因为种植体在碰到牙根或者上颌窦皮质骨时，就无法旋入，可以更改方向后继续旋入。

（2）自攻式植入：利用种植体的锐利尖端以及手动螺丝刀施加的压力穿透骨皮质并旋入预定位置。自攻式植入方法操作更加简单，而且对设备的依赖性更小，但是对医师操作有较高的要求，在旋入的过程中既要保持较大的压力，同时也要严密控制旋入的方向，而且锐利的尖端容易折断。没有经验的医师甚至会对邻近的牙根造成损伤。绝大多数情况下，正畸医师不需要外科医师的帮助，就能够独立完成种植体的植入及取出工作。

在取出种植体的过程中，由于创伤很小，甚至不需要局部麻醉，用手动丝锥套住种植体的头部，与植入时的方向相反旋出即可。

6. 微螺钉支抗种植体的优缺点

（1）微螺钉种植体是一种植入与取出都比较简单的临时骨内支抗装置，较适合于正畸医师自行施行手术，其植入术是一种简单、微创的技术，容易掌握；种植体作为支抗其施力点更接近牙齿的抗力中心，可以达到比较好的牙齿整体移动；不需要患者的配合，减少传统口外装置的不适感及不便利性，更能达到轻而持续的矫治力量；减少作用于牙齿所产生的不良反应，例如对埋伏牙的交互牵引导致支抗牙的伸长；增加无牙区的支抗及殆平面的垂直控制，有利于磨牙向前及向后牵引；微螺钉种植支抗扩大了牙列、颌骨畸形矫正非手术治疗的范畴。

（2）微螺钉种植体松动率在 7% 左右，植入时折断的情况偶有发生。种植体植入后 1 周内部分种植体周围软组织可有轻度炎症，但只要加强口腔健康护理，大多数患者都能保持良好状态，仅有 15% 的种植体周围组织有较明显红肿、触诊出血等种植体周围炎表现。种植体松动与种植体周围组织炎症有明显关系。种植体植入时支抗螺钉与牙根接触可能导致种植体松动，也可能伤及牙根，出现牙根吸收。在上颌腭侧斜面、磨牙后区及颏孔附近植入微螺钉种植体时，不能忽略对腭大神经、下牙槽神经、颏神经以及它们的分支造成的可能损害，种植手术也要避免对上颌窦等重要器官造成伤害（虽然概率很小）。另外，微螺钉种植体尚不能用作矫治力的支抗。

微螺钉支抗种植体丰富了正畸支抗设计的内容，实现了传统正畸手段难以完成的牙移动，尤其在成人正畸方面显示出其独特的优势，为正畸学的发展提供了一种新思路和新工具。由于对种植支抗的研究和应用的时间还比较短，许多观念仍在不断完善中，在提高临床成功率、普及应用、积累经验和争取患者的理解与接受等方面还有一些问题需要解决。有关加载前等候时间、加载力大小、标准化种植体植入手术方法和支抗螺钉植入的最适宜位置，目前仍有争议，有待进一步研究和观察。随着对正畸种植体的设计、组织学、正畸力对种植体界面变化影响的深入研究，正畸种植体支抗必将进一步成熟，有可能给正畸矫治设计和矫治技术带来巨大的改变。

 小　结

　　矫治器是一种治疗错𬌗畸形的装置，分为活动矫治器、功能矫治器和固定矫治器。活动矫治器可自行摘戴，但矫治方向大多为牙齿的倾斜移动，目前较多用于预防性矫治及阻断性矫治；功能矫治器的矫治力源是口颌系统的肌力，主要适用于口、面肌功能异常所引起的功能性错𬌗畸形和部分早期的骨性错𬌗；固定矫治器是目前最常见的一种正畸矫治器，其中以方丝弓、直丝弓矫治器应用最广泛，方丝弓矫治器可施加多种类型的矫治力，具有高效控制牙齿在不同方向移动的优点；直丝弓矫治器是由方丝弓矫治器发展而来，正常𬌗的六个标准是直丝弓矫治器的重要理论基础。临床诊疗中根据矫治的需要选择适合的矫治器，在矫治过程中，矫治牙能否按设计要求的方向及程度移动，与支抗的设计有着重要的关系。

　　舌侧矫治技术、隐形矫治技术是矫治技术的新发展，随着这些技术的不断改进与完善，在临床的应用会越来越广泛。

思考题

1. 固定矫治器和活动矫治器各自的优缺点是什么？
2. 支抗的定义、种类，加强支抗的方法有哪些？
3. 功能矫治器有哪几种类型？
4. 什么是正常𬌗六项标准？直丝弓矫治器的原理是什么？
5. 口外支抗部件有哪些？使用时如何选择？

（李　罡）

第七章　错𬌗畸形的预防和早期矫治

　学习目标

1. 掌握：错𬌗畸形早期预防的定义、常见错𬌗畸形预防性矫治的方法。
2. 熟悉：常见错𬌗畸形早期阻断性矫治的内容。
3. 了解：混合牙列期暂时性错𬌗的表现。

错𬌗畸形可导致颌骨及颜面的形态异常，妨碍口颌系统的正常功能，影响个体的容貌美观甚至心理健康。因此，早期预防畸形的发生，及时对已发生的畸形进行早期治疗，阻断其发展，或通过早期控制，引导牙颌面良性发育，不仅对儿童口颌系统的正常生长发育、儿童心理的健康成长十分重要，而且可简化治疗方法并缩短疗程。错𬌗畸形早期一般可用很短的时间，通过比较简单的矫治方法和矫治器得到矫正；如果没有进行早期防治，畸形可能发展严重，给以后的治疗增加难度，甚至需要成年后采用正畸 - 正颌联合治疗。充分了解并通过各种渠道向广大父母和儿童宣传预防错𬌗畸形的基本知识，掌握早期诊断、早期预防、早期治疗的方法是全体口腔医师的重要任务。

第一节　错𬌗畸形的预防措施

早期预防是指发生错𬌗畸形以前采取预防措施，去除可能造成错𬌗畸形的危险因素，终止错𬌗畸形的发生。错𬌗畸形的预防应从妊娠期开始，注意母体的健康和胎儿的保护。婴儿出生后须及时检查、定期观察，防止错𬌗畸形的发生和发展。

一、早期预防

（一）胎儿时期的预防

胎儿时期母体的健康、营养、心理以及内外环境随时影响着胎儿的生长发育。母亲应注意营养、卫生，保持良好心态，以保证身体健康，避免畸形的形成。母亲在整个妊娠期应摄入丰富的含糖、蛋白质、脂肪及钙、磷、铁等无机盐类的食物和多种人体所需的维生素，以满足胎儿生长发育的需要。妊娠期应避免接触有毒有害物质及污染的环境，如过量的放射线照射，服用某些化学药物，烟、酒、咖啡的过量摄入等。妊娠期还应增强体质，避免患急性发热性疾病,如流感、疱疹等。此外,保证正常分娩,防止分娩时对颅面的创伤而导致面部畸形,也十分重要。

（二）婴儿时期的预防

1. 正确的喂养方法 母乳中含有婴幼儿生长发育所必需的各种物质,且易消化、吸收,因此提倡母乳喂养。正确的喂养姿势为约45°的斜卧位或半卧位。如果采用人工喂养时,最好使用与口唇外形吻合的解剖扁形奶嘴(图7-1),奶嘴孔不宜过大,以便有足够的吮吸功能活动刺激颌面部的正常生长。不论母乳喂养,还是人工喂养,婴儿都不能睡着吃奶,否则可能使下颌过度前伸而形成上下颌骨矢状向位置不调。人工喂养时,注意奶瓶与殆平面垂直或稍下10°左右适宜。奶瓶位置过高,会诱导下颌前伸,形成反殆畸形;奶瓶位置过低,会压迫下颌,使下颌发育不足,形成下颌后缩畸形。

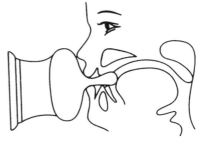

图7-1 解剖扁形奶嘴

2. 正确的睡眠姿势 从出生开始,应特别注意婴儿的睡眠姿势,必须经常调换位置,不可长期偏向一侧,以免一侧颌面经常受压而形成畸形。

3. 破除口腔不良习惯 婴儿时期常因吮吸活动不足或缺乏与亲人的情感交流,而出现口腔不良习惯,如吮拇、吮指、吮咬唇或咬物等。一经发现有口腔不良习惯应及早破除。

（三）儿童时期的预防

1. 合理的膳食 儿童时期颅、颌面的生长发育很快,应摄入富含营养并有一定硬度的食物,以促进和刺激牙颌的正常发育。

2. 防治疾病 预防呼吸道疾病及影响全身和牙、颌、面生长发育的疾病,对口颌系统的生长发育十分重要。鼻呼吸可使腭部在发育过程中正常下降,如有扁桃体过大、鼻炎、鼻窦炎等呼吸道疾病时,应尽早治疗以维持呼吸道通畅,避免用口呼吸。长期呼吸功能异常的患儿,可造成上颌前突、腭盖高拱等错殆畸形。此外,一些影响生长发育的疾病,如佝偻病等应及时治疗。

3. 防治龋病 儿童时期预防和治疗龋齿,维持乳牙列的健康完整,保障后续恒牙顺利萌出,可有效地减少错殆畸形的发生。要养成良好的口腔卫生习惯和饮食习惯,做到早晚刷牙,用含氟牙膏刷牙,饭后漱口,少吃零食。可用窝沟封闭防龋。定期检查,如已发生龋坏应及时治疗,恢复乳牙冠的正常外形,以保持牙弓的长度及正常刺激,以免骨量的丢失,导致牙列拥挤、牙错位萌出。

4. 心理维护 口腔不良习惯也可对幼儿造成不利的心理刺激,尤其是年龄稍大的儿童。当不良习惯引起牙颌畸形时,对儿童的心理造成一定程度的伤害。因此,家长、老师和医师要对患儿进行正确的指导及恰当的治疗,维护儿童的心理健康成长。

二、预防性矫治

乳牙期及替牙期的局部障碍,如乳牙或恒牙早失、乳牙滞留、恒牙萌出异常等,均可导致错殆畸形的发生。尽早发现这些局部障碍并及时正确处理,可预防由其导致的错殆畸形。

（一）乳牙或恒牙早失

乳牙、恒牙早失均影响咀嚼或发音功能,乳牙早失后可导致恒牙错位萌出,邻牙向失牙间隙倾斜(图 7-2),对颌牙伸长,而致上下颌牙弓咬合关系紊乱。

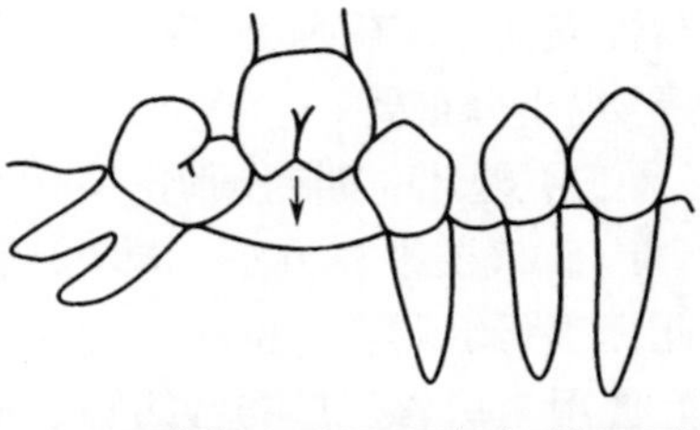

1. 乳牙早失的处理　一般应维持间隙,保持牙弓长度,以便后继恒牙萌出时有足够的间隙,方法是采用缺隙保持器。

(1) 缺隙保持器的适应证及要求

1) 适应证:①乳牙早失,X 线片显示后继恒牙

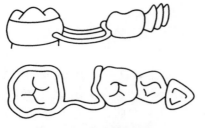

图 7-2　下颌第一磨牙早失致对颌牙移位

牙根尚未发育或仅形成不到 1/2,牙冠骀面有较厚的骨质覆盖,间隙已缩小或有缩小趋势;②一侧或双侧多数乳磨牙早失,影响患儿咀嚼功能者。

2) 要求:①不妨碍牙及牙槽高度及宽度的正常发育;②能保持牙弓长度;③能恢复一定的咀嚼功能。

(2) 常用的缺隙保持器

1) 丝圈式缺隙保持器(图 7-3):适用于个别后牙早失。注意丝圈应离开牙槽嵴 1～2mm,不妨碍牙槽嵴正常发育,并与邻牙有良好的接触以保持缺隙的宽度。

磨牙已向近中移动,缺隙变小的患者可在增加前段牙弓支抗后,用螺旋弹簧开展间隙,推第一磨牙向远中(图 7-4)。

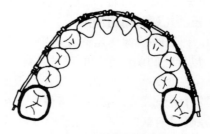

图 7-3　丝圈式缺隙保持器

图 7-4　推第一磨牙向远中

2) 活动义齿式缺隙保持器:用于多数乳磨牙早失缺隙的保持,并可恢复一定的咀嚼功能。活动义齿式缺隙保持器的结构与制作和一般的简单活动义齿类似,可设计双臂卡环,不用骀支托以免妨碍牙槽高度的发育(图 7-5)。注意:3～6 个月定期观察,不能妨碍新牙萌出,有必要时需重新制作。

2. 恒牙早失的处理　视情况采取保持缺隙的方法待以后义齿修复;或待乳牙替换完成后做全面的矫治计划;对个别恒牙早失亦可经正畸治疗用邻牙代替早失牙。

(1) 上颌中切牙早失:可酌情将侧切牙移至中切牙

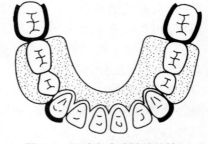

图 7-5　活动义齿式缺隙保持器

的位置上,并保持中切牙宽度的间隙,待成年后做全冠修复,恢复中切牙的外形。同时让尖牙前移并磨改外形以代替侧切牙,第一前磨牙顺次前移代替尖牙,其余后牙均顺次前移,使上下颌牙列建立良好的尖窝关系。

(2) 第一磨牙早失患者:如缺隙区牙槽宽度足够可利用双侧前磨牙、前牙、健侧第一磨

牙作支抗,移动缺失侧的第二磨牙向近中以代替第一磨牙。矫治过程中应仔细观察,注意调𬌗并防止第二磨牙近中移动时牙冠倾斜,同时防止对颌磨牙伸长形成𬌗干扰(图 7-6)。酌情让第二磨牙前移代替第一磨牙。

(二)乳牙滞留的处理

乳牙未脱,X 线片显示后继恒牙胚正常,牙根已形成 1/2 以上,对侧同名牙已萌,或后继恒牙已错位萌出,应尽早拔除滞留的乳牙,以便恒牙在萌出的过程中自行调整。下颌乳切牙滞留,下颌切牙舌向萌出的患者,在拔除下颌乳切牙后,由于舌的活动,舌向错位的下颌切牙可能向唇侧移动到正常的位置。上颌侧切牙舌向萌出的患者,如与下颌切牙已建立咬合关系并形成反𬌗时,常需要矫正。乳磨牙粘连的患者拔除粘连的乳磨牙后,应密切观察前磨牙的萌出。如果前磨牙牙根已基本形成但又缺乏自行萌出的能力时,应根据患者的牙龄、上下牙列拥挤等情况全面考虑后再进行治疗。

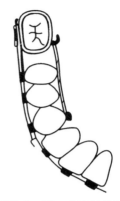

图 7-6 第一磨牙早失固定矫治器前移第二磨牙

(三)恒牙萌出异常

1. 恒牙早萌的处理 恒牙萌出时间明显提前,临床检查有轻度松动,X 线片显示牙根刚开始形成,其长度不足 1/3 或牙根未形成,即可诊断为恒牙早萌。多系乳牙根尖周感染破坏了牙槽骨及恒牙胚的牙囊而使后继恒牙过早萌出。由于牙根刚开始形成或尚未形成,在过早萌出时易受外伤或感染而脱落。

对早萌牙的正确处理是阻止其继续萌出,方法是采用阻萌器。阻萌器是在丝圈式缺隙保持器上加焊一根阻萌丝。戴入阻萌器后,应定期观察牙根发育情况,如牙根已形成 1/2 以上时,可取下阻萌器让其萌出(图 7-7)。

2. 恒牙迟萌、阻生及异位萌出的处理 恒牙在应萌出的年龄不萌,而对侧同名牙已萌出时为迟萌。X 线片显示未萌恒牙牙根已大部分形成,位置异常,部分或全部阻生在牙槽骨中。常见原因有萌出间隙不足、乳牙滞留、恒牙萌出道异常等。

分析迟萌、阻生的原因,尽早拔除迟脱的乳牙、残根、残冠、多生牙,切除囊肿、牙瘤和致密的软硬组织。如恒牙牙根已形成 2/3 以上而萌出力不足时,可用外科手术开窗,导萌阻生牙及迟萌牙(图 7-8)。

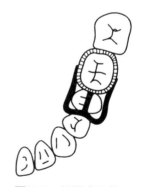

图 7-7 丝圈式阻萌器

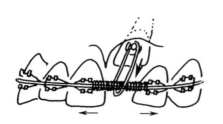
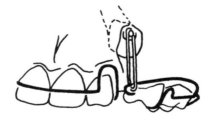

图 7-8 导萌

3. 恒牙萌出顺序异常的处理 恒牙萌出顺序异常，如第二磨牙先于前磨牙、尖牙萌出可用第一磨牙前的固定舌弓维持牙弓长度，以便后继尖牙、前磨牙替换后有足够的间隙自行调整、排齐(图 7-9)。如上颌第二磨牙已向前移或形成远中关系，则需设计矫治器将上颌第二磨牙推向远中，以便保持磨牙中性关系。

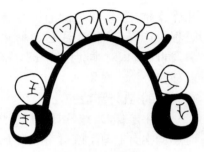

图7-9 固定舌弓

（四）系带附着异常的处理

对唇系带附着异常致上颌中切牙间间隙者，临床上需做唇系带修整术。常先用固定矫治器使左右侧中切牙向中线靠拢关闭间隙，待将间隙关闭后，从牙槽嵴顶仔细地切除附着的异常唇系带及全部纤维组织，以保持间隙关闭后效果。通常不主张先行唇系带手术再关闭间隙，因为手术瘢痕会影响间隙的关闭。舌系带过短的患者常发生下颌牙弓过宽、前牙开𬌗，在矫治错𬌗的同时，需做舌系带延长术，使舌恢复正常的功能活动。

第二节 错𬌗畸形早期阻断性矫治

阻断性矫治是对乳牙期及替牙期因遗传、先天或后天因素所导致的正在发生或已初步表现出的牙、牙列、咬合关系及骨发育异常等，采用简单的矫治方法进行治疗，或采用矫形的方法引导其正常生长，达到阻断畸形的发展，建立正常的牙颌面关系为目的的矫治。

一、混合牙列期的暂时性错𬌗

混合牙列期由于恒牙的萌出和乳牙的替换，出现的暂时性错𬌗一般可在生长发育中自行调整，不需矫治。但必须仔细分析，跟踪观察，以便及时正确处理。常见的混合牙列期暂时性错𬌗有：上颌左右中切牙萌出初期，左右中切牙间常出现一间隙；上颌侧切牙萌出时，牙冠向远中倾斜；中切牙、侧切牙萌出初期，可能出现轻度拥挤；上下颌第一磨牙在乳牙建𬌗初期，为偏远中𬌗关系；混合牙列期常出现前牙深覆𬌗。

1. 上颌左右中切牙萌出初期，两中切牙间常出现一间隙 这是由于上颌侧切牙牙胚挤压中切牙牙根，使中切牙牙根向近中倾斜所致，当侧切牙萌出后间隙即逐渐消失。

2. 上颌侧切牙初萌出时，牙冠向远中倾斜 这是由于上颌尖牙牙胚压迫侧切牙牙根，使侧切牙牙根向近中倾斜所致。当尖牙萌出后，侧切牙即可恢复正常。

3. 中切牙、侧切牙萌出初期，可能出现轻度拥挤 主要是因为恒牙比乳牙宽度大。当乳磨牙被较小的前磨牙替换时，其余留间隙可供前牙调整，加上颌骨前部宽度的增长，因此前牙的拥挤可自行调整而排列整齐。

4. 上下颌第一磨牙在乳牙建𬌗初期，为偏远中𬌗关系 在乳磨牙被前磨牙替换时，可利用剩余间隙自行调整，但下颌第一磨牙向近中移动的距离比上颌第一磨牙多，可能使上下颌第一磨牙调至中性𬌗关系。

5. 混合牙列期常出现前牙深覆𬌗 主要是因切牙牙冠长度较大，同时后牙垂直生长不足所致。当第一磨牙高度生长及前磨牙牙冠完全萌出后，深覆𬌗可能自行调整。

二、不良习惯的矫治

口腔不良习惯在生长发育过程中破坏了正常的肌力、𬌗力的协调平衡，使口颌系统受到异常的压力，造成牙弓、牙槽骨及颌骨发育异常。口腔不良习惯持续的时间越长，错𬌗畸形发生的可能性和严重程度越大。因此应尽早破除口腔不良习惯，阻断畸形的发展。

（一）吮指习惯

婴儿时期可在吮吸的手指上涂抹盐酸小檗碱等苦味药水或将手指戴上指套以阻断其条件反射。有的可在拇指戴金属丝制的指套或金属指套。国外还采用在口中放入奶嘴形橡皮乳头的方法，这种方法造成的损害较吮指习惯小。儿童时期，可采用说服教育，鼓励儿童自行改正。绝不能责备和打骂，以免影响患儿的心理健康。必要时可戴唇挡，如由于吮拇指所引起的上颌前突、深覆盖、牙弓狭窄等，可戴前庭盾。由于吮指习惯引起前牙开𬌗并伴有继发性吐舌习惯者，可戴具有腭刺、腭网或腭屏的舌习惯矫治器（图 7-10）。

（二）舌习惯

舌习惯主要有吐舌、舔牙和伸舌三种不良习惯。主要采用附有腭刺的舌习惯破除器矫正。此矫治器可防止舌前伸，不能吐出，久之即可矫正舌的不良习惯，而牙也能向𬌗方萌出，矫正开𬌗畸形（图 7-11）。

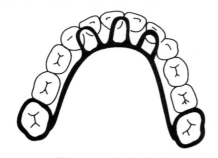
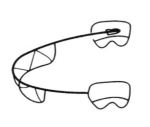
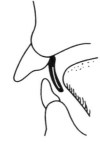

图 7-10　腭网矫治器　　　　　　图 7-11　吐舌习惯矫治器

（三）唇习惯

唇习惯以咬下唇多见，易形成前牙深覆盖、深覆𬌗。幼年儿童可先用前庭盾，使唇与牙隔离，可防止吮咬。如前庭盾不能固位，可用胶布封闭嘴唇，前牙改观后，唇肌张力加强了，则前庭盾可自行在口内固位。纠正咬下唇习惯，也可用矫正舌习惯的矫治器，在矫治器上附加双曲唇弓焊唇挡丝，同时利用双曲唇弓矫治上颌前牙前突及牙间隙。

（四）口呼吸习惯

对于口呼吸的儿童，须首先检查和治疗鼻咽部的疾病，去除引起口呼吸的诱因。疾病治疗后如仍有口呼吸习惯，需随时提醒患者闭口用鼻腔呼吸，也可用前庭盾或夜间用不干胶封闭嘴唇矫正口呼吸。前庭盾可锻炼唇肌以增强其肌力，使其能自然闭合（图 7-12）。口呼吸导致的错𬌗畸形，在矫正口呼吸后可进行矫治器矫治。

（五）偏侧咀嚼习惯

对具有偏侧咀嚼的儿童，首先必须去除病因，如治疗龋齿，缺牙应作缺隙保持器，必要时作修复，错𬌗也应进行矫治等。然后教患儿加强废用侧的咬肌锻炼，并用该侧咀嚼。全口进行调𬌗，去除𬌗干扰。及早戒除偏侧咀嚼，可改善颜面偏斜畸形。

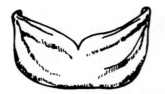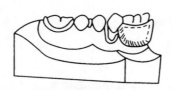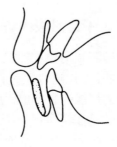

图 7-12 前庭盾和下颌唇挡

三、牙齿数目异常的处理

（一）牙数目过多

由于牙胚在发育过程中发生异常而形成一颗或数颗多生牙。牙弓中存在多生牙常使正常的恒牙迟萌或错位萌出。临床检查可见已萌出的多生牙大多形状异常，位于牙弓内或牙弓外，常伴恒牙错位，牙弓内数目较正常多（图 7-13）。未萌多生牙常使恒牙分开，牙弓中出现间隙。临床检查发现多生牙，一般均应照 X 线片或全景片确诊。

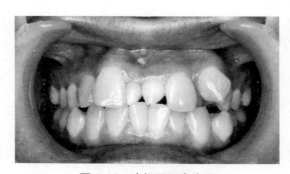

图 7-13 中切牙区多生牙

矫治：尽早拔除多生牙。多数多生牙早期拔除后，错位恒牙可自行调整；如恒牙舌向错位，个别牙反𬌗，或恒牙间间隙较大，可用简单的矫治器矫治；阻生的多生牙和冠根倒置于牙槽骨中的多生牙，如果位置高不压迫恒牙牙根，不妨碍恒牙的移动，同时外科手术拔除困难时，可以定期观察暂时不予处理。

（二）牙数目过少

先天性缺牙在乳牙列中较少发生，其多见于恒牙列。外胚叶发育不全的患者可表现为多数牙先天缺失，并伴有毛发稀少，皮脂腺与汗腺分泌减少，指甲发育不全等。牙齿缺失的原因包括：遗传因素与先天发育异常。外胚叶发育不全的患者常有明显的家族史。

矫治：先天性缺牙与恒牙早失的处理类似。在混合牙列期可以定期观察待其自行调整，到恒牙列期问题明确后再根据错𬌗畸形的情况酌情处理。原则上对个别牙缺失的患者，尽量选用后牙前移的替代疗法，而多数牙缺失的患者则只能用义齿修复的方法恢复牙列和咬合，以恢复其咀嚼功能。

四、牙列拥挤的早期矫治

（一）轻度牙列拥挤的矫治

对于轻度牙列拥挤可在替牙期、恒牙早期利用乳恒牙交替后的剩余间隙进行及时的早期矫治。尤其对于临床上可拔牙或可不拔牙的临界病例，在此时大多可采用不拔牙矫治，来达到外形满意，咬合理想，事半功倍的作用。

1. 适应证 混合牙列末期，恒牙早期；轻度拥挤 4mm 以内；软组织侧貌无前突。

2. 方法 对于轻度拥挤又很难自行调整的错殆畸形，采用固定矫治器，主要利用前磨牙与乳磨牙替换后的剩余间隙或其他间隙矫正拥挤牙，同时也可利用口外弓推磨牙向后开拓间隙，因为此时第二磨牙尚未萌出。

（二）中度牙列拥挤的矫治

混合牙列期中度牙列拥挤患者，一般不进行早期矫治，可以定期观察至恒牙列期再酌情按牙列拥挤的矫治法矫治（见第八章第一节"三、诊断与矫治"）。

（三）严重牙列拥挤的矫治

混合牙列期经间隙分析诊断为严重牙列拥挤的患者，矫治前应十分慎重。因为疗程长达 3～4 年，患者必须合作，应在有丰富临床经验的正畸医师监控下进行。如果医师经验不足，患者不能坚持定期复诊时，宁可观察，等待恒牙替换完，拥挤程度确定后再进行矫治。如果患者及家长要求矫治的心情十分迫切，可考虑用序列拔牙法，早期解除牙列拥挤。

由于序列拔牙需治疗数年，至少每半年应拍摄全景片，取牙模型一副，观察患儿的牙生长发育情况。由于序列拔牙法疗程太长，难以取得患者的合作，且对儿童全身与颌骨的发育常常估计不足，很多人不主张用此法来矫治牙列拥挤。目前用现代固定矫治技术对牙列拥挤的矫治并不困难，宁可到恒牙列早期畸形明确后行一次性矫治。

 知识拓展

序列拔牙法

对拥挤量大于 8mm 确诊为严重牙列拥挤，及有家族史拥挤倾向的患儿，可酌情考虑采用序列拔牙治疗。

第一期：拔除乳尖牙。当侧切牙萌出时严重拥挤、错位，约在 9 岁左右时拔除乳尖牙，让侧切牙利用乳尖牙的间隙调整到正常的位置。

第二期：拔除第一乳磨牙。9～10 岁时拔除第一乳磨牙让第一前磨牙尽早萌出。

第三期：拔除第一前磨牙。序列拔牙法的目的是最终拔除第一前磨牙，让尖牙萌出至第一前磨牙的位置上。

有人主张将采用序列拔牙法的拔牙时间推迟到 10 岁以后，即在下颌尖牙快萌出时，颌骨宽度增长后再行间隙分析。如下颌尖牙萌出完全无间隙时，可拔除下颌第一乳磨牙，让下颌第一前磨牙提早萌出后再拔除第一前磨牙，让下颌尖牙萌出于下颌第一前磨牙的位置上。而上颌由于牙萌出顺序是第一前磨牙先于尖牙，此时如尖牙完全无间隙萌出时，可以拔除上颌第一前磨牙让上颌尖牙萌出于上颌第一前磨牙的位置上。

五、反殆的早期矫治

早期反殆的患儿多为牙性及肌性反殆，如果不进行治疗，上颌骨的生长长期受障碍，下颌骨不断向前生长，则可形成安氏Ⅲ类骨性反殆，同时随着时间的增长，牙颌畸形将越来越严重，治疗也越来越困难。因此反殆患者应尽早矫治以阻断畸形的发展。

（一）多数乳前牙反殆的矫治

多数乳前牙反殆是乳牙列期常见的错殆畸形。乳前牙反殆应尽早矫治，可以早到患儿合作的时候，一般在 4 岁左右即可进行矫治。如果矫治的时间太晚（6～7 岁），乳牙牙根已吸收则会给治疗带来困难。

1. 调殆　乳前牙反殆，反覆殆浅者，可采用调磨法即调磨下颌切牙切缘的舌侧部分、上颌切牙切缘的唇侧部分，使上下颌前牙解除反殆锁结关系。特别应注意调改未磨耗的乳尖牙，以便下颌闭合运动时无咬合干扰而回到正常的位置，同时应训练患儿克服前伸下颌的习惯。

2. 上颌殆垫式矫治器　乳前牙反殆，反覆殆中度者，可选用附双曲舌簧的上颌殆垫式活动矫治器（图 7-14）推上颌前牙向唇侧并后退下颌，殆垫的高度以脱离前牙反殆的锁结关系为宜，注意双曲舌簧的弹簧平面应与上颌切牙牙长轴垂直，靠近牙颈部，使用轻微的矫治力。当反殆解除后应及时磨低殆垫以免殆垫压低后牙且有利于治疗效果的稳定。矫治器一般 7～10 天复诊加力一次，每次打开舌簧 1mm，嘱吃饭时必须戴用矫治器，反殆解除后应注意调改上下颌乳前牙的咬合早接触点，特别是过高的乳尖牙牙尖，一般在 3～6 个月内可完成矫治。

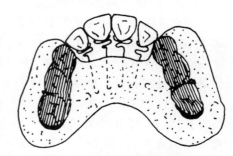

图 7-14　殆垫舌簧式活动矫治器

3. 下颌前牙联冠式斜面导板　乳前牙反殆，反覆殆较深者，可以设计下颌前牙联冠式斜面导板（图 7-15），一般在 6 颗下前牙上制作，下颌前牙联冠向后上延伸形成一斜面至反殆的上颌切牙舌侧，斜面与上颌切牙牙长轴呈 45°，以引导上颌切牙向唇侧，下颌后退至正常位置。斜面不能太平，否则会造成垂直压入分力过大，不仅压低了切牙，也无引导上颌切牙向唇侧的力；斜面的斜度也不能太大，斜度过陡时，上颌切牙受力过大，不利于上颌切牙的调整。特别注意：有时个别反殆患儿戴用联冠斜面导板后，前伸下颌将斜面咬在上颌切牙的唇侧，反而会加重畸形并使下颌更向前伸。由于戴入下殆前牙联冠斜面导板后，后牙咬合打开，后牙可以继续萌出，对改正前牙深覆殆有利。下颌前牙联冠式斜面导板一般是粘接在下颌前牙上，2～3 周内畸形可明显改善，有时可在过深反覆殆改正之后，为方便患者进食，可改为殆垫式矫治器继续推上颌切牙向唇侧，使前牙反殆完全纠正。以上各矫治器必要时均可配合头帽、颏兜，特别对反覆盖大、反覆殆浅者。

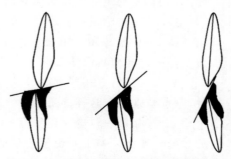

图 7-15　下颌前牙联冠式斜面导板矫治器对斜面的要求

（二）混合牙列期个别切牙反𬌗的矫治

混合牙列期个别切牙反𬌗，多系乳牙迟脱而使个别上颌切牙舌向错位与下颌切牙呈反𬌗关系或下颌切牙唇向错位与上颌切牙呈反𬌗关系。

1. 咬撬法　适用于 1～2 颗刚萌出且反𬌗的切牙，上颌切牙牙长轴垂直或内倾，下颌切牙可能轻度唇向错位，反覆盖小，正在建立反覆𬌗或反覆𬌗小，牙弓内有足够空间容纳错位牙者。

在家长的监护下，教患儿手持一个略窄于上颌切牙宽度、有一定弹性的木片或竹片，将其一端放置于反𬌗上颌牙的舌面，嘱患者闭嘴，则木片咬于下颌错位牙的切缘唇面。然后用手压木片的另一端，其力的大小以反𬌗牙唇面龈组织稍发白色、患儿感觉牙齿发胀为度。每次饭前若能坚持有节奏地重复此动作 20 次，1～2 周后，反𬌗的上颌牙即向下颌牙的唇面逐渐萌出（图 7-16）。如果无效，反覆𬌗加深，可改用其他矫治方法。

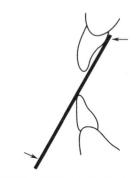

图 7-16　咬撬法矫治个别牙反𬌗

2. 上颌𬌗垫式矫治器　主要用上颌𬌗垫式双曲舌簧活动矫治器，通过𬌗垫解除牙的锁结关系后，用双曲舌簧推反𬌗牙向唇（颊）侧移动。

（三）骨性反𬌗的早期矫治

骨性反𬌗是上下颌骨大小不调所致的上下颌矢状向关系异常的错𬌗畸形，常为上颌骨发育不足，或下颌骨发育过度所致。使用面罩前牵引矫治器（图 7-17），口内矫治器可设计为上颌活动矫治器附后牙平面𬌗垫，增加卡环或邻间钩以增强固位，基托包绕上颌后结节，在尖牙远中放置牵引钩。采用橡皮圈以一侧 300～500g 的重力前牵引，牵引方向为向前、下方与𬌗平面呈向下约 30° 角，可促进上颌骨周围骨缝的缝间生长，使上颌骨向前、下方生长；如果牵引方向与𬌗平面平行，上颌除向前移外还将产生旋转（前份上旋，后份下旋），同时随着面罩向后方的反作用力，可将下颌向后移并抑制下颌生长。

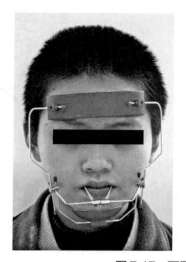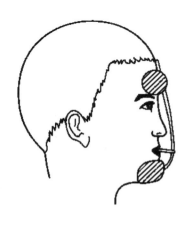

图 7-17　面罩前牵引矫治器

（四）后牙反殆的早期矫治

乳牙和混合牙列时期，都可能出现单侧或双侧多数后牙反殆。

1. 调殆　仔细调改尖牙及乳磨牙咬合的早接触点，以便下颌尽早地回到正常的闭合道位置。

2. 治疗龋齿　及时治疗后牙龋齿，改正单侧咀嚼习惯。

3. 单侧后牙反殆采用单侧殆垫式活动矫治器　在健侧做殆垫升高咬合，双曲舌簧推舌向错位的后牙向颊侧。

4. 双侧后牙反殆　乳牙列期双侧后牙反殆较少见，矫治方法为仔细调殆，去除殆干扰，使下颌恢复正常的功能运动，并观察牙弓的调整。如果第一恒磨牙萌出后仍为反殆，则应采用矫治器进行矫治，通常是扩大上颌牙弓以纠正后牙反殆，可选用以下矫治器：①活动式扩弓矫治器：附双侧上颌后牙平面殆垫，腭侧用分裂弹簧或扩大螺旋以扩大牙弓（图7-18），改正后牙反殆；②固定式扩弓矫治器：可采用 W 形扩弓矫治器或四角圈形扩弓矫治器（图7-19）扩大上颌牙弓，纠正双侧后牙反殆。真性上颌骨发育不良的骨性反殆，则应使用矫治力分开腭中缝，以达到真正扩大上颌骨的目的。

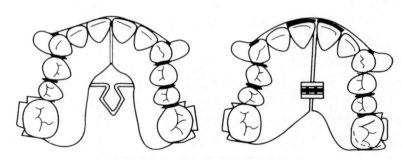

图 7-18　扩大牙弓活动矫治器

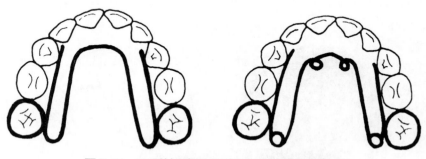

图 7-19　W 形扩弓矫治器或四角圈形扩弓矫治器

六、骨性（或功能性）Ⅱ类错殆的早期矫形治疗

（一）下颌后缩

多使用功能矫形治疗方法，主要作用是前导下颌，刺激髁突的生长，调整颌骨位置。一般常用的功能矫治器有肌激动器、功能调节器、双殆垫矫治器和 Herbst 咬合前导矫治器等。

（二）上颌前突

上颌前突的诊断主要应与下颌后缩相鉴别，主要应通过侧貌分析，X 线头影测量分析进行确诊。

1. 破除不良习惯　对于有咬下唇、吮颊或不良吞咽习惯引起的上颌牙弓狭窄、上颌牙 - 牙弓前突者，可用矫治器破除不良习惯，恢复牙弓的形态、矫治过度前突的上颌前牙。

2. 抑制上颌发育过度　早期可选用头帽 - 口外弓矫治器。

（三）上颌前突合并下颌后缩

可选用肌激动器，通过口外力抑制上颌，而口内矫治器前导下颌。在口内肌激动器上还可以附扩弓簧以矫治狭窄的上颌牙弓，使之与下颌牙弓协调。

 小　结

早期预防错殆畸形的发生，及时对已发生的畸形进行早期治疗，阻断其发展，或通过早期控制，引导牙颌面良性发育，不仅对儿童口颌系统的正常生长发育、儿童的心理健康十分重要，而且可简化治疗方法并缩短疗程。本章从错殆畸形的预防措施及错殆畸形的早期矫治等方面进行介绍，并通过图片展示了常用矫治器的结构和作用原理。

思考题

1. 简述乳牙早失常用的矫治器有哪些？
2. 简述前牙反殆有哪些治疗方法？
3. 简述混合牙列期暂时性错殆有哪些？

（左艳萍　杜礼安　苑迎娇）

第八章　常见错𬌗畸形的矫治

 学习目标

1. 掌握：单纯牙列拥挤的矫治方法。

2. 熟悉：正畸拔牙的主要考虑因素；邻面去釉的方法；深覆𬌗、深覆盖的矫治方法；前牙反𬌗对口颌功能的影响及矫治方法。

3. 了解：其他常见错𬌗畸形的病因和常用治疗手段。

在正畸临床中，牙列拥挤、反𬌗、前牙深覆盖和深覆𬌗等一些错𬌗畸形较为常见，可以单个表现，也可以复合叠加，错𬌗畸形造成的近、远期危害也比较严重，例如：牙列拥挤导致自洁作用不良，容易菌斑聚集，使牙齿发生龋坏；反𬌗不尽早矫治容易导致面中部发育不足，下颌发育过度，影响面型美观等。了解常见的错𬌗畸形的病因和临床表现，对常见错𬌗畸形做出正确的诊断和合理的治疗或就诊指导，对于防治错𬌗畸形具有重要的意义。

第一节　牙列拥挤

牙列拥挤是最为常见的错𬌗畸形，60%～70%的错𬌗畸形患者中可见拥挤的存在。

一、病因

造成牙列拥挤的直接原因为牙量骨量不调，牙量（牙冠宽度总和）相对大于骨量（牙弓现有弧形长度），牙弓现有弧形长度不足以容纳牙弓上的全部牙齿。牙量骨量不调受多因素的影响，主要有以下原因：

（一）进化因素

人类演化过程中，因环境与食物结构的变化，咀嚼器官表现出逐步退化减弱的趋势，以肌肉最快，骨骼次之，牙齿最慢，这种不平衡的退化构成了人类牙列拥挤的种族演化背景。

（二）遗传因素

牙齿的大小、数目、形态及颌骨的大小、位置、形态均在一定程度上受遗传的影响。

（三）环境因素

乳恒牙的替换障碍如乳牙早失、乳牙滞留等均可引起牙列拥挤的发生。一些口腔不良习惯也可造成牙列拥挤,如长期咬下唇可造成下颌前牙舌倾,合并拥挤。另外,长期食用精细柔软的食物使咀嚼功能退化,也可导致牙槽、颌骨发育不足,造成牙量骨量不调。

二、临床表现

牙列拥挤多发生在前牙部位,也可见于后牙部位。单纯牙列拥挤表现为牙齿因牙弓内间隙不足而排列错乱,单纯牙列拥挤可视为牙性错殆,一般不伴颌骨及牙弓间关系不调,磨牙关系中性,面型基本正常,很少有口颌系统功能异常。复杂牙列拥挤除牙量骨量不调造成的拥挤之外,还存在颌骨、牙弓间关系不调,并影响到患者的面型,常还伴有口颌系统功能异常。

三、诊断与矫治

(一)牙弓拥挤度的确定和矫治原则

牙弓拥挤度的确定依赖模型测量。替牙列使用 Moyers 预测法;恒牙列直接由牙弓应有长度与牙弓现有弧形长度之差得出,常用方法有铜丝法和分规分段测量法。

牙列拥挤总的矫治原则是应用正畸手段减少牙量或(及)增加骨量,使牙量与骨量趋于协调,同时兼顾牙、颌、面三者之间的协调性、稳定性及颜面美观。下面将详述减少牙量和增加骨量的具体方法。

(二)减少牙量

1. 拔牙矫治　通过减少牙数达到牙量与骨量相协调的目的。

(1)解除 1mm 的拥挤需要 1mm 的牙弓间隙,拥挤度越大,拔牙的可能性越大。然而决定正畸拔牙的因素除了牙弓拥挤度外,还应考虑以下 7 个因素:

1)牙弓突度:内收唇倾的切牙需要额外的牙弓间隙。切牙切缘每向舌侧移动 1mm,需要有 2mm 的牙弓间隙。切牙越唇倾,内收时需要的牙弓间隙越多,拔牙的可能性越大。

2)Spee 曲线曲度:将直尺放置在下颌切牙切缘与最后一颗磨牙牙尖上,测量牙齿颊尖连线最低点至直尺的距离,为 Spee 曲线曲度。每整平 1mm Spee 曲线曲度,至少需要 1mm 的牙弓间隙。Spee 曲线的曲度越大,拔牙的必要性越大。临床上也会根据下颌两侧测量的Spee 曲线的曲度相加除以 2,再加 0.5mm,作为整平牙弓所需要的间隙数值。

3)支抗磨牙的前移:关闭拔牙间隙时支抗磨牙的前移是不可避免的。采用强支抗时,磨牙前移占用的间隙不超过拔牙间隙的 1/4;采用中度支抗时磨牙前移不超过拔牙间隙的1/2;而弱支抗时磨牙前移至少为拔牙间隙的 1/2。

4)垂直骨面型:面部垂直向发育通常以下颌平面的陡度来区分(图 8-1)。

①正常垂直骨面型:FH-MP 角平均为 27.2°(±4.7°);

②高角骨面型:当 FH-MP 角大于 32°时,为垂直向发育过度;

③低角骨面型:当 FH-MP 角小于 22°时,反映垂直向发育不足。

在正畸拔牙问题上,高角骨面型和低角骨面型有不同的考虑:高角骨面型拔牙标准可以适当放宽,低角骨面型拔牙要从严掌握。在决定拔牙的牙位时高角与低角也有差别:高角骨面型若拔除靠后的牙齿有利于前牙开殆的控制;低角骨面型若需要拔牙,宜拔除靠牙弓前部的牙齿,这样不仅易于关闭拔牙隙,且有利于咬合打开。

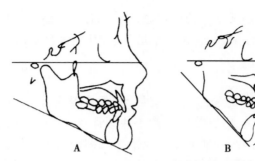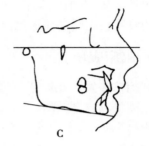

图8-1 垂直骨面型

A. 正常垂直骨面型 B. 高角骨面型 C. 低角骨面型

5）矢状骨面型（图8-2）

①Ⅰ型骨面型，如需要拔牙，通常是上下颌牙弓对称性拔牙。

②Ⅱ型骨面型，上颌牙弓相对靠前，下颌牙弓相对靠后。为代偿骨骼不调，下颌切牙可适当唇倾，下颌拔牙应慎重或靠后拔牙。

③Ⅲ型骨面型，上颌牙弓相对靠后，下颌牙弓相对靠前。为代偿骨骼不调，上颌切牙可适当唇倾，上颌拔牙应慎重或靠后拔牙。

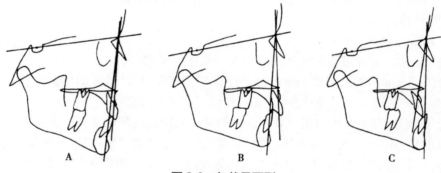

图8-2 矢状骨面型

A. Ⅰ型骨面型 B. Ⅱ型骨面型 C. Ⅲ型骨面型

6）面部软组织侧貌：改善面型已经成为越来越多正畸患者的重要诉求，在确定是否拔牙矫治时，不能忽视对软组织侧貌，特别是鼻-唇-颏关系的分析与评价。

7）生长发育：牙列拥挤，特别是复杂牙列拥挤，在确定拔牙与否时必须考虑后续的生长发育因素。

 知识拓展

为什么医生很少拔除尖牙？

很多需要矫治的孩子都见到突出在牙弓之外的是尖牙，似乎只要拔除它，牙弓就整齐了，但医生却很少这样做。原来尖牙的牙根粗壮、牢固，在撕咬食物、支撑口角和保持面容方面起着非常重要的作用，而且一般还是口腔内最后脱落的牙齿，所以医师不会随便拔除它。

（2）拔牙矫治的原则

1）拔牙保守原则：对正畸拔牙应采取慎重态度，决定是否拔牙要经过细致的模型分析、软组织侧貌分析和 X 线头影测量分析，并注意尊重家长及患者意见。可拔可不拔时尽量不拔，也可经诊断性治疗 3～6 个月后再决定。

2）患牙优先原则：拔牙前应进行常规的口腔检查，并在全景片上对牙体、牙周膜和牙槽骨进行全面评估，确定是否存在严重龋坏牙、埋伏牙、额外牙、先天缺失牙、短根及弯根牙等，尽可能先拔除以上病患牙。

3）左右对称原则：单侧拔牙往往使中线偏向一侧，对面部美观、对称性有较明显的影响，因此单侧拔牙应格外慎重，除非原有牙弓已出现明显不对称，一般主张对称拔牙。临床有时为了上下颌牙弓协调、稳定或简化治疗等原因，可采取单侧拔除下颌切牙。

4）上下协调原则：即补偿性拔牙的问题，多数情况下，上颌牙弓或下颌牙弓拔牙后，对颌牙弓也需拔牙，使上下颌牙弓牙量保持一致，得到良好的咬合关系。当矫治目标不设定为中性𬌗关系或 Bolton 指数存在严重不调时，经仔细测量分析或排牙实验后，也可考虑单颌拔牙。

（3）常见拔牙模式

1）拔除 14、24、34、44：临床最常见的拔牙模式。可为前牙拥挤、前突提供最大限度的可利用间隙。适用于安氏 I 类拥挤或双颌前突病例，也可以在伴下颌前牙拥挤或前突的安氏 II 类 1 分类、伴上颌前牙拥挤的安氏 III 类错𬌗患者中采用。

2）拔除 15、25、35、45：牙列拥挤或牙弓前突较轻的安氏 I 类边缘病例，特别是下颌平面角较大、前牙开𬌗或开𬌗倾向时；第二前磨牙因牙齿发育异常如畸形中央尖，或者完全舌向或颊向错位为简化治疗时。

3）拔除 14、24：适用于安氏 II 类 1 分类患者，下颌前牙排列位置基本正常，下颌平面角较大，年龄较大、下颌生长潜力较小者。

4）拔除 15、25 和 34、44：适用于上颌前牙拥挤不严重，下颌平面角较大的安氏 III 类错𬌗患者。

5）拔除 14、24 和 35、45：适用于上颌前牙拥挤前突明显，下颌前牙轻度拥挤的安氏 II 类 1 分类患者。

6）拔除下颌切牙：适用于单纯下颌前牙拥挤，拔除一颗在牙列之外的下颌切牙可得到快速稳定的结果；也用于上下颌前牙 Bolton 指数不协调，如上颌侧切牙过小时；此外，安氏 III 类错𬌗有时拔除一颗下颌切牙，以建立正常覆盖关系并保持稳定。

2. 邻面去釉（interproximal enamel stripping）　一般是针对第一恒磨牙之前的所有牙齿进行，邻面去除釉质的厚度一般为 0.25mm。牙齿邻面釉质的厚度为 0.75～1.25mm，是邻面去釉方法的解剖生理基础。在两颗第一恒磨牙之前的牙齿经邻面去釉后，共可得到 5～6mm 的牙弓间隙。在下颌牙弓由于切牙近远中径小，邻面去釉的程度较小，所能获得的牙弓间隙亦较小。

（1）适应证

1）轻度或部分中度拥挤，特别是低角病例。

2）牙齿较大或上下颌牙弓牙齿大小比例失调。

3）口腔健康，牙齿有龋坏。

4）成年患者。

（2）禁忌证

1）龋病易感者。

2）牙釉质发育不良者。

（3）治疗程序：邻面去釉需遵循正确的程序并规范临床操作（图8-3）。

1）固定矫治器排齐牙齿，使牙齿之间接触点关系正确。

2）根据拥挤（或前突）的程度确定去釉的牙数，去釉的顺序从后向前。

3）使用分牙圈或开大型螺旋弹簧，使牙齿的接触点分开，便于去釉操作。最先分开的牙齿多为第一恒磨牙和第二前磨牙。

4）使用弯机头和细钻去除相邻两颗牙的邻面0.2～0.3mm的牙釉质，再做外形修整，去釉面应涂氟。操作时注意保护牙龈和颊、舌组织。

5）在弓丝上移动螺旋弹簧，使近中牙向远中已经去釉获得的间隙移动。复诊时向远中移动的牙的近中接触点被分开，重复去釉操作以获得足够的间隙。

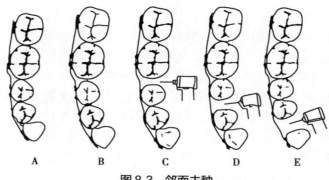

图8-3 邻面去釉

（三）增加骨量

扩展牙弓是增加骨量的主要措施，包括牙弓长度扩展与宽度扩展。

1. 扩展牙弓长度

（1）推磨牙向远中：向远中移动上颌第一恒磨牙，每侧可得到2～4mm的间隙；使下颌磨牙直立，每侧可得1mm的间隙。临床通常的情况是推上颌磨牙向远中。

1）适应证：第一恒磨牙前移造成的轻度牙列拥挤；磨牙远中𬌗关系；第二恒磨牙未萌或初萌尚未建𬌗；最好无第三磨牙。

2）矫治器

口外弓：内弓的前部应离开切牙2～3mm（图8-4），使用口外弓推上颌磨牙向远中时，使用的牵引力每侧为300～500g，每天戴用12～14小时，并且应根据患者的面部垂直发育调整牵引力的方向，下颌平面角适中的病例使用水平牵引，高角病例使用高位牵引，低角病例使用颈牵引。

口内矫治器：有活动式和固定式。活动矫治

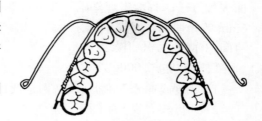

图8-4 口外弓推上颌磨牙向远中

器中比较有代表性的是树脂颈枕矫治器（acrylic cervical occipital appliance，ACCO）（图 8-5）。ACCO 推磨牙向远中的支抗来自于腭基托和前牙，为了增强支抗、防止前牙唇倾，该处的唇弓做成树脂式并与前牙紧密贴合，起到类似唇挡的作用。推上颌磨牙向远中的口内固定式矫治器中，最常用为摆式矫治器（pendulum），其后移磨牙的弹簧曲由钛钼丝（TMA）制成，并用改良 Nance 弓增加支抗，不需要使用口外弓。远中直立下颌磨牙有多种方法，例如固定矫治器的磨牙后倾曲、螺旋弹簧、滑动引导架、下颌唇挡（图 8-6）等。这些方法常需配合使用Ⅲ类颌间牵引，用以防止可能出现的下颌切牙唇倾。

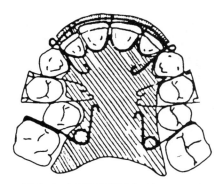

图 8-5　树脂颈枕矫治器（ACCO）

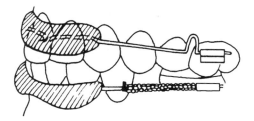

图 8-6　下颌唇挡

（2）唇向移动切牙：切牙切端唇向移动 1mm 可以得到 2mm 间隙。然而唇向移动切牙将使切牙前倾，牙弓突度增加，同时覆殆变浅，仅仅适用于切牙较为舌倾，覆殆较深的病例。唇向移动切牙多使用固定矫治器。

2. 扩展牙弓宽度　牙列拥挤患者的牙弓宽度常比无拥挤者窄，使用扩大基骨和牙弓宽度的方法能获得排齐牙齿的间隙，并且可以保持稳定的效果。宽度扩展有三种类型：矫形扩展、正畸扩展和功能性扩展。

（1）矫形扩展：即上颌腭中缝扩展，分为快速及慢速扩展。

1）适应证：主要用于严重拥挤或者严重宽度不调、后牙反殆的病例；上颌发育不足进行前方牵引的安氏Ⅲ类错殆可以合并使用腭中缝扩展。此外，还可以用于鼻道阻塞的患者。8～14 岁的替牙晚期和恒牙早期患者都有效果，但年龄越小，骨缝扩展的作用越明显，牙周并发症的可能性越小，并能使颅面生长发育趋于正常化；少数患者直到 18 岁仍有较好的腭中缝扩展效果。

2）扩展速度：有快速、慢速之分。快速腭中缝扩展（图 8-7），每日将螺旋开大 0.5～1.0mm（每日旋转 2～4 次，每次 1/4 圈），连续 2～3 周。力的积累最大可达 2 000～3 000g，使腭中缝迅速打开，随着腭中缝扩大，上颌中切牙间出现间隙，当上颌磨牙舌尖与下颌磨牙颊尖舌斜面咬合时停止扩展，然后将原螺旋开大器结扎固定保持 3～4 个月，使新骨在扩开的腭中缝处沉积。慢速腭中缝扩展每周将螺旋打开 1mm（每周 4 次，每次旋转 1/4 圈），螺旋产生 1 000～2 000g 力，在 10～12 周内逐渐使腭中缝扩开，然后将螺旋开大器结扎固定约 3～4 个月或去除扩大器用活动矫治器保持 1 年以上维持扩展效果。快速和慢速扩展都可获得相同的作用效果，但慢速扩展更符合骨的生理反应。

3）效果：腭中缝扩展可使磨牙区增大 10mm。对于年龄较小者，宽度扩展 50% 为骨缝效应，50% 为牙齿效应。年龄较大者骨缝效应减小，牙齿效应增大，因而易出现上颌磨牙颊倾、舌尖下垂，下颌平面开大的不利倾向。上颌宽度的增大使上颌牙弓周长增加 4mm 以上，远期效果稳定。

（2）正畸扩展：通过后牙向颊侧倾斜移动使牙弓宽度扩大，每侧可得 1～2mm 间隙。上颌常用分裂基托矫治器（图 8-8），下颌多用金属支架活动矫治器。

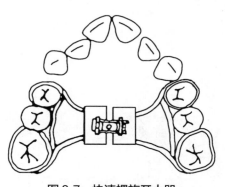

图 8-7　快速螺旋开大器

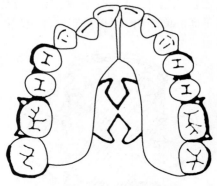

图 8-8　分裂基托矫治器

（3）功能性扩展：由于功能调节器（FR）（图 8-9）的颊屏去除了颊肌对牙弓的压力，在舌体的作用下颌牙弓的宽度得以扩展，牙弓宽度增加可达 4mm。然而此种治疗往往需要从替牙早期开始并持续到青春快速期。

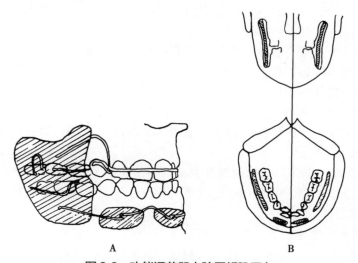

A   B

图 8-9　功能调节器去除唇颊肌压力

A. 侧面观　B. 正面观和𬌗面观

典型病例：患者，男，18 岁。恒牙列，磨牙中性关系，上颌牙弓Ⅲ度拥挤，间隙不足，下颌牙弓Ⅱ度拥挤。

诊断：安氏Ⅰ类错𬌗，牙列拥挤。

治疗设计：拔除 14、24、34、44。直丝弓矫治器矫治。经过 20 个月治疗，上下颌牙弓排列整齐，无剩余拔牙间隙，磨牙中性关系，前牙覆𬌗、覆盖正常（图 8-10）。

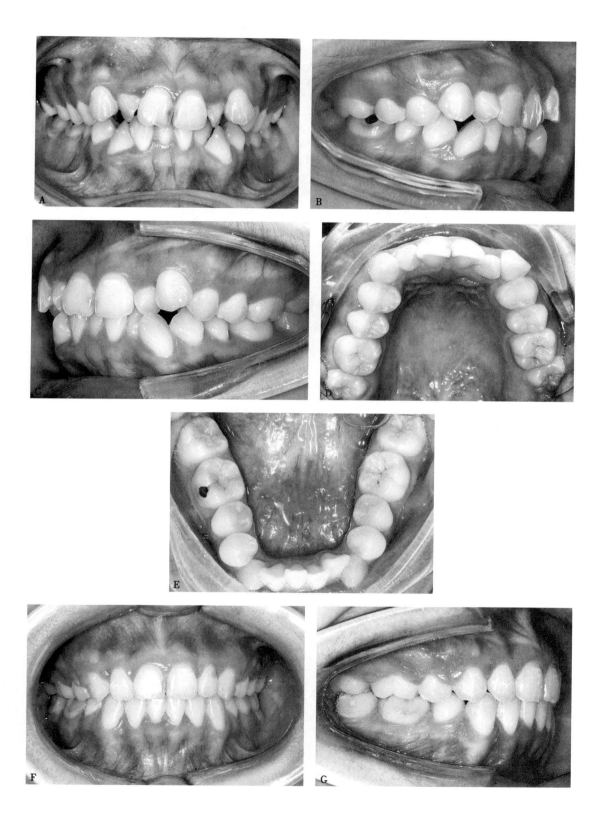

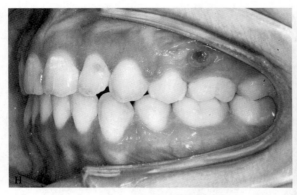
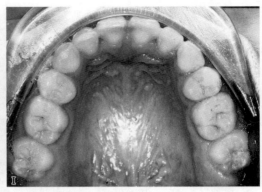
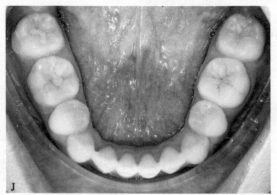

图 8-10　牙列拥挤矫治前后对比

A～E. 矫治前　F～J. 矫治后

第二节　反　　𬌗

反𬌗是我国儿童中常见的一种错𬌗畸形，包括前牙反𬌗和后牙反𬌗。不同类型反𬌗的临床表现、病因及矫治方法有所不同。

一、前牙反𬌗

前牙反𬌗包括个别前牙反𬌗及多数前牙反𬌗。个别前牙反𬌗是一个症状，常合并牙列拥挤。多数前牙反𬌗指三颗以上的上颌前牙与对颌牙呈反𬌗关系，是一种错𬌗类型。本节讨论的前牙反𬌗指多数前牙反𬌗。前牙反𬌗的严重程度有差别，但治疗原则却相通。

（一）病因

1. 遗传及先天因素　前牙反𬌗有明显的家族遗传倾向。另外，先天性疾病如先天性唇腭裂、先天性梅毒、先天性巨舌症、上颌恒牙先天缺失等常造成前牙反𬌗。

2. 后天原因

（1）全身性疾病：维生素 D 缺乏、钙磷代谢紊乱、垂体功能亢进等。

（2）呼吸道疾病：慢性扁桃体炎，腺样体增生、肥大，为保持呼吸道通畅和减小压迫刺激，舌体常向前伸并带动下颌向前，形成前牙反𬌗、下颌前突。

（3）乳牙及替牙期局部障碍：乳牙龋病及多数乳磨牙早失、上颌乳牙滞留、上颌乳前牙早失、乳尖牙磨耗不足等均是前牙反殆形成的重要原因。

（4）口腔不良习惯：伸舌、吮指、咬上唇、下颌前伸习惯及不正确的人工喂养姿势等，均可造成前牙反殆。

知识拓展

临床检查口呼吸

为明确鼻呼吸道是否通畅，临床检查通常比较简单的做法是嘱患者闭口，医师手指按压患者一侧鼻翼，令患者吸气和呼气，相同方法检查对侧鼻呼吸道。另外，也可以使用口镜放在患者鼻孔下1～2分钟后，通过观察镜面是否有雾气来进行诊断。

（二）临床表现

1.牙殆关系异常　多数情况下，反殆涉及6颗上颌前牙，有时可为4颗上颌切牙。反殆涉及一侧后牙时，可以表现为下颌偏斜。上颌前牙常有不同程度的拥挤，下颌牙弓一般大于上颌牙弓，磨牙关系多数为近中。

2.颌骨发育与颅面关系异常

（1）下颌生长过度。

（2）上颌骨发育不足，长度减小。

（3）上、下颌间关系异常，Ⅲ类骨面型。

（4）上颌切牙唇向倾斜，下颌前牙舌倾。

3.面部软组织　软组织侧貌呈明显的Ⅲ类骨面型。

（三）分类诊断

1.按牙型分类（图8-11）　安氏分类中，将磨牙为中性关系的前牙反殆列为Ⅰ类错殆；将磨牙为近中关系的前牙反殆列为Ⅲ类错殆。

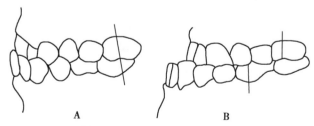

图8-11　前牙反殆的牙型分类
A.Ⅰ类错殆　B.Ⅲ类错殆

2.按骨型分类　前牙反殆可分为两种类型（图8-12）：

（1）骨骼Ⅰ型：ANB角≥0°；

（2）骨骼Ⅲ型：ANB角<0°。

一般情况下牙型和骨型是一致的，但骨型与牙型不一致的病例也并不少见。

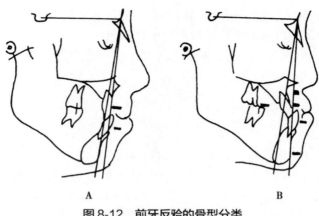

图 8-12　前牙反殆的骨型分类
A. 骨骼Ⅰ型　B. 骨骼Ⅲ型

3. 按致病机制分类

（1）牙源性（牙性）：由于替牙期牙齿萌出、替换障碍，上下颌切牙的位置异常，造成单纯前牙反殆。其磨牙常为中性关系，颌面基本正常，矫治容易，预后良好。

（2）功能性（肌能性）：后天因为各种诱因（咬合干扰、早接触、口腔不良习惯及不正确哺乳、扁桃体肥大等）导致下颌反射性前伸而形成的前牙反殆称为功能性反殆。磨牙多为轻度近中关系，一般反覆盖较小，反覆殆较深，下颌骨大小、形态基本正常，显示轻度的下颌前突和Ⅲ类骨面型。下颌可以后退至前牙对刃关系，下颌后退或处于姿势位时，侧面型较牙尖交错位时有改善。

（3）骨骼性（骨性）：由于上、下颌骨生长不均衡造成的颌间关系异常，表现为下颌发育过度、上颌发育不足，磨牙近中关系，前牙反殆，Ⅲ类骨面型显著，下颌前突且不能后退。骨性前牙反殆又称为真性Ⅲ类错殆或真性下颌前突，矫治难度大，严重时需配合外科手术。

4. 鉴别诊断（表 8-1）

表 8-1　鉴别诊断

反殆类型	牙源性	功能性	骨骼性
磨牙关系	多为中性	多为轻度近中	近中磨牙关系
面型	基本正常	轻度的下颌前突和Ⅲ类骨面型	Ⅲ类骨面型显著
是否能后退至对刃殆	可以	可以	不能
ANB 角	≥0°	≥0°	<0°
预后	良好	较好	矫治难度较大，有的需要配合外科手术

（四）矫治方法

前牙反殆不进行矫治会出现随生长逐渐加重的趋势，所以早期矫治尤为重要。早期矫治方法相对简单，且有利于颌面部向正常方向发育。有的前牙反殆病例矫治较简单，但如果同时伴有牙列拥挤、牙弓高度与宽度的不调以及颜面不对称时，则矫治难度较大。前牙反殆特别是骨性前牙反殆病例，矫治后随生长发育有复发的可能，因此不少病例要分阶段治疗，矫治的时间比较长。不同类型前牙反殆患者治疗方法有所不同，现简述如下：

1．上颌殆垫式矫治器　适用于乳牙期、替牙期以牙齿因素为主的前牙反殆。患者反覆殆较浅、反覆盖较大，上颌前牙牙长轴较直立，并可有轻度拥挤。伴有双侧后牙反殆时可以在矫治器上设计分裂簧扩展上颌牙弓。

2．下颌前牙联冠式斜面导板矫治器　适用于乳牙期以功能因素为主的前牙反殆病例，患者反覆殆较深、反覆盖不大、牙列较整齐、不伴有拥挤。

3．肌激动器（activator）　适用于替牙期以功能性因素为主的前牙反殆，也可用于恒牙早期上颌切牙舌倾、下颌切牙唇倾的牙性反殆病例，但不适用于骨骼畸形较明显，或者牙齿拥挤错位的反殆病例。

4．功能调节器Ⅲ型（FR-Ⅲ）　适用于乳牙期和替牙期，对于功能性反殆和伴有轻度上颌发育不足、下颌发育过度的病例有较好的效果。由于该矫治器不直接作用于牙齿，对切牙即将替换或正在替换的患者，其他矫治器很难发挥功能时，FR-Ⅲ有其独特的作用。

5．上颌前方牵引矫治器　适用于替牙期或乳牙期上颌发育不足为主的骨性前牙反殆，恒牙早期病例也可以试用。

6．固定矫治器　对恒牙早期需要拔除四颗前磨牙矫治的前牙反殆病例，固定矫治器可以在建立适当的前牙覆殆、覆盖关系的同时，排齐牙列，矫正前牙反殆并调整磨牙关系，是一种较好的选择，治疗期间要使用Ⅲ类颌间牵引。由于Ⅲ类牵引有使上颌磨牙伸长的作用，易使咬合打开，因此对高角病例应慎重使用。

7．正畸-正颌联合治疗　重度下颌骨性前突畸形和上颌发育受限或伴有其他错殆畸形，如开殆、下颌偏斜等可进行正颌外科手术。

 知识拓展

反殆需要尽早治疗

临床工作中，经常听到正畸医师说常规矫治的年龄是 12～14 岁，但这并不包括反殆的患儿。前牙反殆的患儿在 3 岁以后，如果能够配合医师的治疗，都可以进行矫治，重要原因是延迟矫治后，前牙反殆会严重影响患儿。面中部（上颌）的生长发育，导致面中部发育不足，侧貌呈凹面型，严重影响成年后的容貌，所以应当重视对反殆的早期防治。

典型病例：患者，女，16 岁。恒牙列，磨牙为中性偏近中关系，前牙反殆Ⅱ度，上颌前牙Ⅲ度拥挤。

诊断：安氏Ⅰ类错殆，前牙反殆，牙列拥挤。

治疗设计：拔除 14、24、35、45。直丝弓矫治器矫治。关闭间隙，调整咬合关系，打开咬合，经过 24 个月治疗，上下颌牙弓排列整齐，无剩余拔牙间隙，磨牙中性关系，前牙覆殆、覆盖正常（图 8-13）。

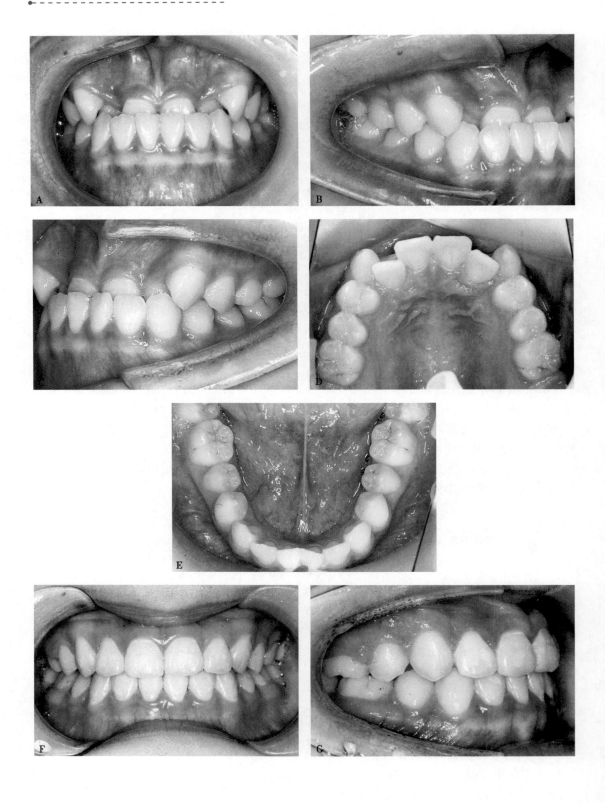

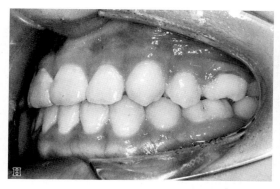
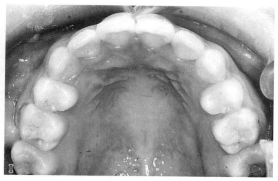
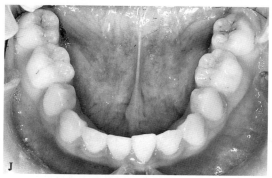

图8-13 前牙反𬌗矫治前后对比

A～E. 矫治前 F～J. 矫治后

二、后牙反𬌗

后牙反𬌗可发生在乳牙期、替牙期和恒牙期，有个别后牙反𬌗，也有多数后牙反𬌗，可发生在单侧或双侧。

（一）病因

1. 乳磨牙早失或滞留引起替牙后上颌后牙舌向错位或下颌后牙颊向错位。

2. 一侧多数牙龋坏，只能用另一侧咀嚼，日久可导致单侧多数后牙反𬌗。

3. 对一侧下颌的不正常压力，如长期一侧托腮的习惯，可使下颌逐渐偏向另一侧，引起另一侧多数后牙反𬌗。

4. 口呼吸患者两颊压力增大，上颌牙弓逐渐变窄，可引起双侧多数后牙反𬌗。

5. 唇腭裂患者，上颌牙弓宽度发育不足，常有双侧后牙反𬌗。

6. 其他因素 如替牙期咬合干扰与髁突良性肥大，易引起单侧后牙反𬌗；巨舌症也可引起后牙反𬌗。

（二）矫治方法

1. 一侧后牙反𬌗 可戴上颌单侧𬌗垫式矫治器（图8-14）。对于个别后牙反𬌗，除了用𬌗垫式矫治器外，还可

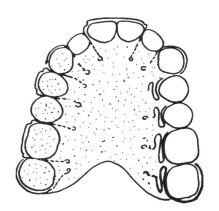

图8-14 上颌单侧𬌗垫式矫治器

用上下固定矫治器进行上下反𬌗牙的颊舌向交互牵引,以解除后牙反𬌗。

2．双侧后牙反𬌗　患者上颌牙弓明显狭窄,可采用上颌分裂基托,附双侧𬌗垫活动矫治器,利用分裂簧扩大上颌牙弓宽度。此外,还可应用螺旋分裂基托矫治器。

第三节　前牙深覆盖

前牙深覆盖指上颌前牙切端至下颌前牙唇面的最大水平距离超过 3mm。前牙深覆盖时磨牙多为远中关系,并常伴有前牙深覆𬌗,是典型的安氏Ⅱ类 1 分类错𬌗;前牙深覆盖、磨牙为中性关系的情况在临床上较少见,且往往是局部原因造成。

一、病因

造成前牙深覆盖的原因是上下颌牙弓矢状关系不调,上颌牙弓过大或位置靠前、下颌牙弓过小或位置靠后;或者是上下颌骨的位置关系异常。上下颌骨或上下颌牙弓关系不调受遗传与环境两方面的影响。

(一)遗传因素

研究表明,Ⅱ类错𬌗上颌牙相对于下颌牙不成比例的偏大。另外,上颌前牙区额外牙、下颌切牙先天缺失等均可致前牙深覆盖。这些因牙齿大小、数目异常造成的错𬌗受遗传较强的控制。严重的骨骼畸形,如下颌发育过小、上颌发育过大也受遗传因素明显的影响。

(二)环境因素

1．局部因素　包括口腔不良习惯和替牙障碍。一些口腔不良习惯如口呼吸习惯、长期吮拇指、咬下唇等可造成上颌前牙唇倾、拥挤,前牙深覆盖。

2．全身因素　全身疾病如钙磷代谢障碍、佝偻病等,均可引起上颌牙弓狭窄,上颌前牙前突和远中关系。

二、类型

按病因机制,前牙深覆盖分为以下 3 型:

1．牙性　常因上下颌前牙位置或数目异常造成,颌骨、颅面关系基本协调,磨牙关系可为中性。如上颌前牙唇向、下颌前牙舌向错位;或者上颌前部额外牙或下颌切牙先天缺失等。

2．功能性　异常神经肌肉反射引起的下颌功能性后缩。异常神经肌肉反射可因口腔不良习惯引起,也可由𬌗因素导致。功能性下颌后缩,上颌一般正常,当下颌前伸至磨牙中性关系时,上下颌牙弓矢状关系基本协调,面型明显改善。此型错𬌗多数预后良好。

3．骨性　由于颌骨发育异常导致上下颌处于远中错𬌗。功能性和骨性前牙深覆盖远比单纯牙性者多见。

研究表明,形成安氏Ⅱ类 1 分类错𬌗的骨骼因素中,下颌后缩是主要因素。这提示早期进行生长控制时使用功能矫治器促进下颌发育,比使用口外弓抑制上颌发育更具有普遍性。

三、矫治

（一）早期矫治

1. 尽早去除病因，例如破除各种口腔不良习惯，治疗鼻咽部疾患，拔除上颌额外牙及扩展宽度不足的上颌牙弓等。

2. 对于存在上下颌骨关系不调的安氏Ⅱ类1分类错𬌗患者，进行矫形治疗以免影响颌骨的生长（图8-15）。

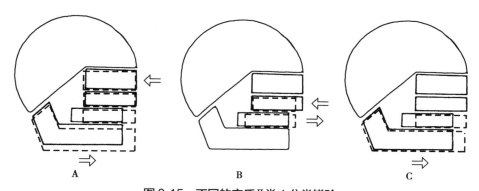

图8-15　不同的安氏Ⅱ类1分类错𬌗
A. 上下颌骨不调　B. 上下颌牙弓不调　C. 下颌后缩

（1）促进下颌向前生长：Ⅱ类错𬌗的主要因素是下颌后缩，因此，对大多数Ⅱ类错𬌗病例，近中移动下颌是矫正前牙深覆盖、远中磨牙关系和增进面部和谐与平衡的有效方法。从替牙期到恒牙早期，下颌经历了生长快速期，在此阶段宜采用功能矫治器如肌激动器、Twin-block矫治器、Herbst矫治器刺激，促进下颌向前生长，对许多Ⅱ类错𬌗前牙深覆盖和远中磨牙关系的矫正起到很好的作用。

（2）远中移动上颌与抑制上颌向前生长：远中移动上颌的难度很大，真正的骨骼畸形需要采用外科手术。但是，抑制上颌向前的发育却是可以做到的。在生长发育早期使用口外弓，限制上颌向前生长，与此同时，下颌能自由地向前发育，最终建立正常的上下颌矢状关系。

（3）后部牙槽嵴高度的控制：除颌骨矢状关系不调外，Ⅱ类错𬌗常伴有颌骨垂直关系不调。根据几何学原理，后部牙槽嵴高度减小，下颌将向前向上旋转，下颌平面角减小，颏点位置前移，这对高角病例的治疗有利；相反，后部牙槽嵴高度增加，下颌将向后向下旋转、下颌平面角增大，颏点位置将后移，这对低角病例的治疗有利而不利于高角病例侧貌的改善。

口外弓通过改变牵引力的方向对后部牙槽嵴高度的控制能起到较好的作用。高角病例使用高位牵引，低角病例使用颈牵引，面高协调者使用水平牵引。功能矫治器，例如肌激动器则不然，治疗中后部牙槽嵴高度增加、下颌平面角增大的情况常常发生。因此，对以下颌后缩为主、下颌平面角较大的Ⅱ类高角病例，临床上常将高位牵引口外弓与肌激动器联合使用（图8-16）。

改变颌骨生长的最佳治疗时间在青春生长迸发

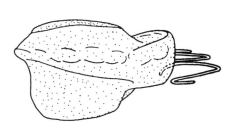

图8-16　口外弓肌激动器

期前 1～2 年。由于改变生长型是有限度的，大多数有颌间关系不调的安氏Ⅱ类 1 分类错𬌗病例，需要在恒牙早期进行二期综合性矫治。

（二）综合性矫治

1．矫治原则　恒牙早期前牙深覆盖病例大多数为安氏Ⅱ类 1 分类错𬌗，伴有不同程度的颌骨及颅面关系不调。轻度或中度骨骼关系不调时，正畸治疗常常需要减数拔牙，在间隙关闭过程中，通过牙齿上下、前后向的不同移动，代偿或掩饰颌骨的发育异常。对于尚处于青春生长迸发期前或刚刚开始的部分患者，可以抓紧时机，进行矫形生长控制。严重的骨骼异常需要在成年之后进行外科正畸。

2．恒牙期安氏Ⅱ类 1 分类错𬌗的治疗目标　①通过拔牙解除牙列拥挤，排齐牙列；②减小前牙的深覆𬌗；③减小前牙的深覆盖；④矫正磨牙关系。

为达到这一矫治目标，需要拔牙提供间隙。常用的拔牙模式是拔除 14、24、34、44，有的患者也可拔除 14、24、35、45。上颌牙弓拔牙间隙主要用于前牙后移、减小覆盖；下颌牙弓拔牙间隙主要用于后牙前移、矫正磨牙关系。

3．正畸治疗方法　恒牙期拔除 4 颗前磨牙的安氏Ⅱ类 1 分类错𬌗患者的矫治多采用固定矫治器。以方丝弓矫治器为例，矫治过程如下：

（1）排齐和整平牙弓：应用弓丝以由细到粗、由软到硬、由圆丝到方丝为原则。整平牙弓时常可戴用平面导板打开咬合。如需增强磨牙支抗，可配合使用腭杆、口外弓等辅助装置。

（2）颌内牵引：远中移动上颌尖牙，使尖牙与第二前磨牙靠拢（图 8-17A），下颌尖牙一般不需要单独向远中移动。

（3）内收切牙、减小覆盖：内收上颌前牙是矫正前牙深覆盖的主要方法。如上颌前牙需要较多的后移，应当使用方丝，对上颌切牙进行内收的同时行根舌向（冠唇向）的转矩控制（图 8-17B）。上颌前牙内收时，由于"钟摆效应"，前牙的覆𬌗将会加深，使原本在第一阶段得以控制或矫正的深覆𬌗重新出现。为此，在弓丝的关闭曲前后弯人字形曲，在内收的同时，继续压低上颌切牙（图 8-18）。

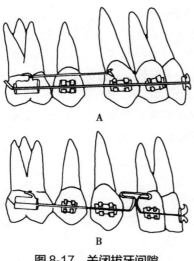

图 8-17　关闭拔牙间隙

A. 颌内牵引　B. 关闭曲内收

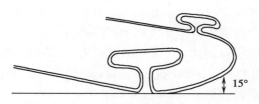

图 8-18　人字形曲

（4）磨牙关系矫正：由于上颌的 6 颗前牙分两阶段向远中移动，下颌 6 颗前牙同时向远中移动，下颌磨牙的前移比上颌磨牙多；另外，在内收切牙时常配合使用Ⅱ类颌间牵引，起到保护上颌磨牙支抗，消耗下颌磨牙支抗的作用，这能进一步改变上、下颌磨牙前移的比例。治疗中若使用口外弓，上颌磨牙的前移会得到更有效地控制。通过这些共同作用，使前后牙段发生不同比例的近远中移动，最终前牙达到正常的覆盖关系，磨牙建立中性关系。

（5）精细调整：可利用各种牵引如三角形、矩形牵引等达到理想的尖窝关系。

典型病例：患儿，女，11 岁。右侧磨牙为中性关系，左侧磨牙为远中关系，前牙深覆盖，上颌前牙前突，上、下颌牙列Ⅱ度拥挤。

诊断：安氏Ⅱ类 1 分类亚类。

矫治设计：拔除 14、24、35、44，直丝弓矫治技术，上颌横腭杆 +Nance 弓。

治疗时间：23 个月（图 8-19）。

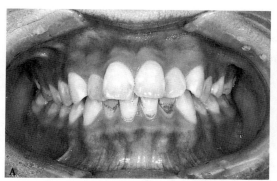
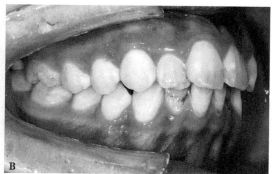
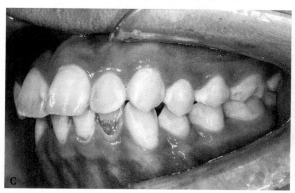
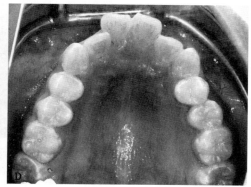
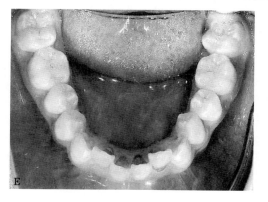

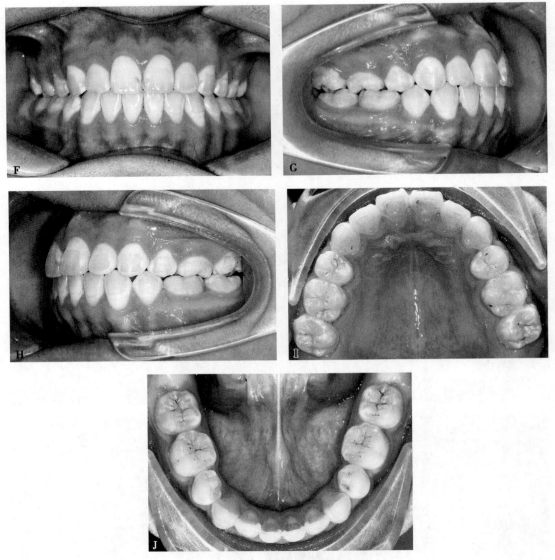

图8-19 前牙深覆盖矫治前后对比

A～E. 矫治前　F～J. 矫治后

第四节 深覆殆

深覆殆是上下颌牙弓及颌骨垂直向发育异常所致的错殆畸形，主要表现为上颌前牙切缘覆盖下颌前牙牙冠唇面1/3以上或下颌前牙切缘咬合与上颌前牙舌面切1/3以上。

一、病因

1. 遗传因素　上下颌骨间大小、形态发育不调可导致深覆殆。上颌发育过大，下颌形态异常,位置靠后。下颌呈逆时针生长型。

2. 全身因素　儿童时期全身慢性疾病致颌骨发育不良,后牙萌出不足,后牙牙槽嵴高度发育不足,前牙牙槽嵴高度发育过度。

3. 咬合因素　咬肌、翼内肌张力过大,有紧咬牙习惯,抑制了后牙牙槽嵴的生长。

4. 局部因素　多数乳磨牙或第一恒磨牙早失,颌间距离降低;先天缺失下颌切牙或乳尖牙早脱,下颌牙弓前段缩短,下颌切牙与上颌切牙无正常接触,导致下颌切牙伸长。

5. 双侧多数磨牙颊、舌向错位严重,后牙过度磨耗。

二、临床表现

以安氏Ⅱ类2分类为例简述其临床表现:

1. 面型　一般呈短方面型,面下1/3较短,下颌平面角小,咬肌发育好,下颌角区丰满,颏唇沟深。

2. 牙　上颌切牙垂直或内倾,上颌尖牙唇向,上牙列拥挤,下颌切牙内倾拥挤。

3. 牙弓　上下颌牙弓呈方形,切牙内倾致牙弓长度变短,下颌牙弓矢状曲线曲度过大;上颌牙弓因切牙内倾,矢状曲线常呈反向曲线。

4. 咬合　前牙呈深覆殆,覆盖常小于3mm,前牙呈严重的闭锁殆。

5. 磨牙关系　由于下颌被迫处于远中位,常呈远中关系;如仅为牙弓前段不调,磨牙可能呈中性关系。

6. 口腔内软组织　由于上下颌切牙呈严重闭锁殆,深覆殆可能引起创伤性牙龈炎、急性或慢性牙周炎。

7. 颞下颌关节　下颌运动长期受限者,可出现咬肌、颞肌、翼内肌压痛,张口受限等颞下颌关节紊乱疾病。

三、诊断

为了更好地分析、治疗,将深覆殆分为牙性和骨性两类。

1. 牙性　上下颌前牙及牙槽嵴过长,后牙及牙槽嵴高度发育不足;上颌前牙牙长轴垂直或内倾,下颌前牙有先天缺牙或下颌牙弓前段牙列拥挤致下颌牙弓前段缩短;磨牙关系可能为中性、轻度远中或远中;面部畸形不明显。

2. 骨性　除牙型表现外,同时伴颌骨与面部的畸形,面下1/3畸形明显。

四、矫治

(一)替牙期及恒牙初期

1. 牙性深覆殆　由牙或牙槽在垂直向发育异常引起。

(1)治疗原则:改正切牙牙长轴,抑制上下颌切牙的生长,促进后牙及牙槽嵴的生长。

(2)治疗方法:常用上颌活动矫治器,平面导板上附双曲舌簧(图8-20),平面导板高度以打开后牙咬合3mm左右为宜。矫正上颌切牙内倾的同时矫正深覆殆,让下颌及下颌切牙自行调整,待上颌切牙牙长轴改正,深覆殆改善后,视下颌情况用活动或固定矫治器排齐下颌前牙,改正下颌切牙内倾和曲度过大的矢状曲线。

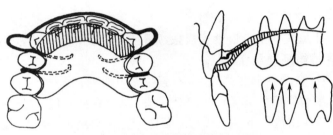

图 8-20　附双曲舌簧的平面导板

2. 骨性深覆殆　除牙或牙槽在垂直向发育异常外,同时伴有上下颌骨间位置的失调。

(1)治疗原则:首先矫正内倾的上颌前牙,解除妨碍下颌骨发育的障碍,引导颌面部正常生长,刺激后牙及牙槽嵴的生长,抑制前牙及牙槽嵴的生长。

(2)治疗方法:可使用上颌活动矫治器或固定矫治器,先粘接上颌托槽以矫正上颌切牙牙长轴,解除闭锁殆;如覆殆深,可同时在上颌牙弓舌侧作平面导板,打开后牙咬合以利后牙生长,并使下颌自行向前调整,待上颌切牙牙长轴矫正,深覆殆改善后,作下颌固定矫治器排齐下牙列并矫正矢状曲线;如仍为远中关系,可进行Ⅱ类牵引,如后牙长度仍不足时,可在双侧后牙作垂直向牵引以刺激牙及牙槽嵴的生长。

(二)恒牙后期及成年人

因为生长发育已基本结束,治疗重点应是矫正牙及牙槽嵴的异常。但使用的矫治力应更轻、更柔和,以利于牙周组织改建。

1. 牙性深覆殆　可用固定矫治器,先矫正内倾的上颌切牙以解除对下颌的锁结,上颌牙弓舌侧可附平面导板打开后牙咬合以矫正深覆殆。咬合打开后再粘接下颌托槽排齐下牙列,改正殆曲线使上下颌前牙建立正常的覆殆、覆盖关系。

2. 骨性深覆殆　成人骨性深覆殆,特别是前、后面高比例过大,下颌平面角小的患者,治疗十分困难。严重的骨性深覆殆患者打开咬合、改正深覆殆难度很大,必要时可以采用外科 - 正畸治疗。

典型病例:患儿,女,11 岁。混合牙列,双侧磨牙远中关系,前牙覆盖 5mm,覆殆Ⅱ度,面型较突。

诊断:安氏Ⅱ类错殆,深覆盖,深覆殆。

治疗设计:拔除 14、24、35、45。直丝弓矫治器矫治。24 个月治疗,上下颌牙弓排列整齐,无剩余拔牙间隙,磨牙为中性关系,前牙覆殆、覆盖正常(图 8-21)。

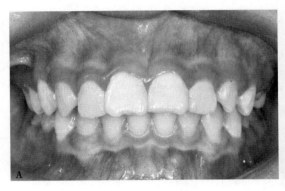
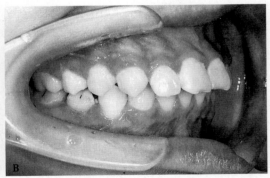

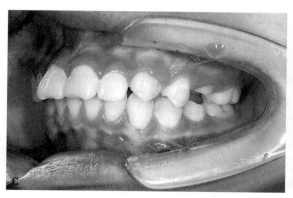

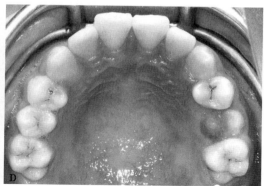

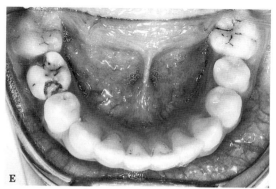

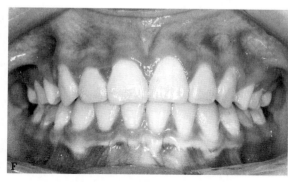

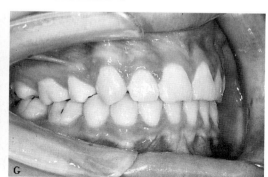

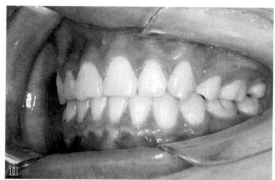

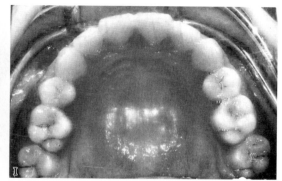

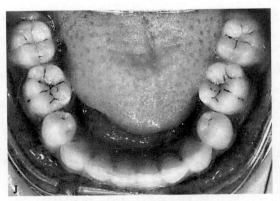

图 8-21　深覆𬌗矫治前后对比

A～E. 矫治前　　F～J. 矫治后

第五节　其他错𬌗畸形

一、锁𬌗

锁𬌗是后牙的一种错𬌗畸形，指上颌后牙被锁结在下颌后牙的颊侧，或是下颌后牙被锁结在上颌后牙的颊侧。

（一）分类

1. 正锁𬌗　是上颌后牙舌尖的舌斜面与下颌后牙颊尖的颊斜面相咬合，𬌗面无咬合接触（图 8-22A）。

2. 反锁𬌗　是上颌后牙颊尖的颊斜面与下颌后牙舌尖舌斜面相咬合（图 8-22B），𬌗面无咬合接触，该错𬌗在临床上较少见。

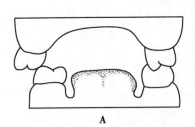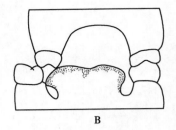

图 8-22　锁𬌗

A. 正锁𬌗　B. 反锁𬌗

（二）病因

1. 个别牙锁𬌗　可因个别乳磨牙早失、滞留或恒牙胚位置异常，以致错位萌出而造成锁𬌗。上下颌第二恒磨牙的正锁𬌗较为常见，多由颌弓长度发育不够，间隙不足所致。

2. 单侧多数后牙正锁𬌗　各种原因引起的单侧咀嚼习惯，日久废用侧易形成深覆盖，由深覆盖再发展而成为多数后牙正锁𬌗。

（三）危害

1. 由于锁𬌗的锁结关系，影响下颌的侧向运动，使咀嚼功能降低。

2. 因锁𬌗导致下颌有关肌肉的异常动力平衡，形成下颌骨发育不对称和颜面不对称畸形。

3. 可能诱发颞下颌关节疾患。

（四）矫治

矫治原则：升高咬合，解除锁𬌗关系。

1. 个别牙正锁𬌗　上颌后牙颊向错位多见。可采用单侧𬌗垫活动矫治器，即在健侧的上颌牙弓或下颌牙弓装置单侧𬌗垫，使锁𬌗牙脱离牙尖锁结，在上下颌锁𬌗牙上各放置一带环，在上颌牙带环的颊面及下颌牙带环的舌面上各焊一个牵引钩，挂橡皮圈于上下颌牵引钩之间，上下牙交互支抗进行矫治（图8-23）。

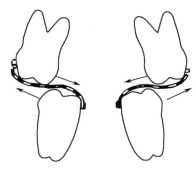

图8-23　交互支抗纠正锁𬌗

2. 一侧上、下颌第二磨牙正锁𬌗　临床上较多见，而且上颌磨牙颊向错位的程度，常比下颌磨牙舌向错位的程度重。如果同侧的上颌第三磨牙尚未萌出而又即将萌出，可将该侧第二磨牙拔除，以便第三磨牙自行调位于已拔除的第二磨牙位置萌出，与下颌第二磨牙建立正常关系。

3. 一侧多数后牙正锁𬌗　常见于下颌牙弓狭窄，锁𬌗侧下颌后牙向舌侧错位严重，但上颌后牙颊侧错位不明显。这种患者可戴用下颌单侧𬌗垫式矫治器，即在健侧下颌后牙上作𬌗垫，使锁𬌗牙脱离牙尖锁结，矫治器在锁𬌗侧下颌后牙舌侧放置双曲舌簧，矫治锁𬌗侧下颌后牙向颊向移动，以矫治正锁𬌗。

4. 反锁𬌗矫治

（1）矫治原则与正锁𬌗相同而方法相反。多数反锁𬌗矫治的最有效方法是将锁𬌗侧上颌牙弓扩大。

（2）锁𬌗关系解除后，对𬌗垫进行分次调磨，同时调磨锁𬌗牙的过高牙尖，必要时配合脱敏措施。矫正个别后牙锁𬌗或多数后牙锁𬌗，都要注意间隙问题。如间隙不足，需先开拓间隙；如严重拥挤则需配合减数。

二、开𬌗

开𬌗主要是上下颌牙弓及颌骨垂直向发育异常，上下颌牙在牙尖交错位及下颌功能运动时无接触。开𬌗患者除高度、长度异常外，面部宽度显著减小，上下颌牙弓明显狭窄。

（一）病因

1. 口腔不良习惯　常见的不良习惯为吐舌习惯，其形成的前牙区开𬌗间隙呈梭形，与舌的形态一致。此外，如伸舌吞咽、吮拇指、咬唇等均可造成前牙区开𬌗，咬物习惯（如咬铅笔等）可能在咬物的位置形成局部小开𬌗。

2. 下颌第三磨牙前倾或水平阻生　推下颌第二磨牙向𬌗方，使之高出𬌗平面，同时常伴有舌习惯等因素，多见于全口多数牙无𬌗接触的患者。

3. 严重的佝偻病　患儿可呈现大范围开𬌗，其特征是前大后小的楔形间隙。

4. 遗传因素　关于开𬌗是否存在遗传的问题，一些学者对此有不同的看法，尚需进一步研究。有的患者在生长发育过程中，上颌骨前份呈向前、上旋转，下颌骨呈向后、下旋转的生长型，可能与遗传有关。

5. 外伤 如外伤后的颌骨错位愈合等。

（二）临床表现

1. 牙及牙槽嵴 后牙萌出过多，牙槽嵴发育过度；前牙萌出不足，牙槽嵴发育不足。磨牙可能呈中性、远中或近中关系，伴有前牙开𬌗或前磨牙开𬌗或磨牙开𬌗。

2. 颌骨 上颌可能正常或宽度发育不足，腭穹高拱，其位置向前、上旋转；下颌支短、下颌角大、角前切迹深，下颌体向前、下倾斜度增大，下颌骨向后、下旋转。

3. 面部 严重的开𬌗患者呈长面型，面下 1/3 过长，微笑时显露上颌前牙牙龈；面宽度减小。

4. 功能损害 咀嚼及语音功能显著降低，且随开𬌗程度及范围的增大，功能降低也更明显。

（三）诊断

明确开𬌗畸形的机制，对治疗有指导作用。

1. 牙性 主要为牙及牙槽嵴的问题，即前牙萌出不足，前牙牙槽嵴发育不足和（或）后牙萌出过长、后牙牙槽嵴发育过度，面部无明显畸形，颌骨发育基本正常。

2. 骨性 患者除牙及牙槽嵴的问题外，主要表现为下颌骨发育异常，下颌支短、下颌角大、角前切迹深、下颌平面角（FH-MP）大，PP、OP、MP 三个平面离散度大，Y 轴角大，下颌向后、下旋转，后、前面高比（S-Go/N-Me）小于 62%，面下 1/3 过长，严重者呈长面综合征表现，可伴有前牙及牙槽嵴的代偿性增长。

（四）矫治

首先明确病因，根据开𬌗形成的机制选择正确的治疗方法。

1. 生长期儿童

（1）牙性开𬌗：多系不良习惯引起。混合牙列期可用活动矫治器加舌屏、腭刺改正不良习惯，如后牙萌出过多时可在后牙区加𬌗垫以压低后牙；幼儿一般在破除不良习惯后，上下颌切牙可以自行生长；如患者年龄较大，切牙不能自行调整时，可在开𬌗的上下颌切牙上粘接托槽进行垂直牵引。

（2）骨性开𬌗：分析是否为缺钙所致佝偻病，如系全身因素引起的畸形则应配合补钙及全身治疗。生长早期患者除用前述矫治器外，还应配合口外颏兜牵引，矫治器的𬌗垫应较高，以刺激髁突生长和下颌支增长，引导下颌骨正常生长。

2. 生长后期及成年人

（1）牙性开𬌗：一般用固定矫治器矫治，如直丝弓或多曲方丝弓矫治技术（MEAW）等（图 8-24）。必要时配合后牙𬌗垫压低后牙。应用多曲方丝弓技术纠正成人开𬌗病例，以及应用种植支抗钉压低磨牙的临床效果均较为肯定。

多曲方丝弓矫治技术的基本原理是利用多个靴形曲，从而增加了弓丝的长度及弹性。通过后牙远中直立，配合前牙区垂直牵引，使开𬌗患者分离的𬌗平面合二为一，形成新的𬌗平面。如伴有前牙前突、拥挤的患者，可采用拔牙矫治，可选择拔除牙弓中、后段的牙，如拔除 4 颗第二前磨牙或 4 颗第一磨牙，使后牙前移、前牙后移，降低颌间距

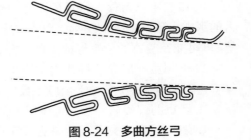

图 8-24 多曲方丝弓

离的同时上颌前牙向后、下移动以减少前牙的开𬌗；此外，还应注意破除不良习惯。如为第三磨牙阻生，其萌出力使第二磨牙抬高形成全口多数牙开𬌗时，应及时拔除阻生的第三磨牙并压第二磨牙（可使用种植支抗钉）使之回到正常位置，同时应加强咀嚼肌的训练以矫治开𬌗。

（2）骨性开𬌗：因生长发育基本完成，矫治十分困难。轻、中度骨性开𬌗患者除了采用前述拔牙矫治、多曲方丝弓矫治技术以及种植支抗钉外，可采用增加牙代偿的掩饰矫治法，将开𬌗区的上下颌牙适当地代偿性伸长，尽可能地改善面部形态。严重的骨性开𬌗、长面综合征患者则应进行正畸 - 正颌联合治疗。

三、双颌前突

（一）病因

1. 有明显的种族及地域差异，一般黑种人面型比黄种人突，而黄种人又比白种人显突。
2. 舌习惯和口呼吸可加重双颌前突；与遗传有关，但不确切。

（二）临床表现及诊断

患者表现为明显的开唇露齿，面部中、下 1/3 向前凸出。上下唇短缩，上下颌前牙唇倾大，磨牙多为中性关系，常伴颏部发育不良。严重者常有口呼吸习惯及不正常的吞咽动作，口腔易干燥。头影测量显示 SNA 角、SNB 角一般大于正常。

（三）矫治

1. 牙及牙槽骨前突　患者除了上下颌前牙倾斜前突，常伴有不良的舌习惯以及唇肌松弛。恒牙列早期双颌前突，应尽早去除不良习惯，训练唇肌和培养正确吞咽动作。治疗方法主要采用拔牙固定矫治，利用拔牙间隙内收上下颌前牙，尤其要重视对支抗的控制，采用增强支抗方法。用方丝内收切牙时，要要重视对上下颌切牙的转矩控制。

2. 颌骨前突的矫治　恒牙列早期患者一般采用固定矫治器矫治，通过拔牙获得间隙，通过对切牙的控根移动改善颌骨前突，通过牙代偿掩饰颌骨前突状态。正畸方法可改善牙齿排列及达到较正常的咬合功能。较严重的骨性前突且有明显的遗传倾向的病例，应待成年后进行正畸 - 正颌联合治疗。

 小　结

本章节主要对常见错𬌗畸形的病因、诊断、治疗进行了一些总结和归纳。作为口腔医学的学生，既要学习好临床诊断，更要注意掌握运用矫治方法的工作程序，在技术操作中不断去加深对理论的理解。

牙列拥挤是临床最为常见的错𬌗畸形，正确诊断拥挤的类型和程度，才可能选择正确的矫治方法；正畸临床拔牙需要考虑牙列拥挤度、牙弓突度、Spee 曲线、支抗磨牙前移、垂直骨面型、矢状骨面型、软组织侧貌等多方面的因素；儿童时期的前牙反𬌗容易对成年后的容貌产生严重影响，一般应该早期治疗；深覆盖、深覆𬌗、开𬌗患者的治疗，要特别注意明确病因诊断，避免矫治的设计出现偏差；一些严重的骨性错𬌗畸形，需要正畸 - 外科联合治疗，并需要给予患者明确的指导。

思考题

1. 牙列拥挤患者拔牙矫治的原则和邻面去釉的步骤。
2. 需要减数拔牙的正畸患者,不同骨面型如何设计拔牙位置?
3. 快速扩弓与慢速扩弓的技术操作和优缺点比较。
4. 为什么儿童时期的前牙反殆需要早期矫治?

（何　冰　谢静忠）

第九章 正畸治疗中的口腔健康维护

学习目标

1. 掌握：正畸患者进行口腔卫生维护的方法。
2. 熟悉：固定矫治器、活动矫治器的维护方法。
3. 了解：正畸治疗中口腔健康常见问题。

近年来，随着矫治器的不断改进和矫治技术的不断更新，正畸医师已经可以做到精确地移动牙齿，同时在正畸治疗后能获得良好的矫治效果和长期稳定的疗效。然而正畸治疗是一个长期的过程，应该注意矫治器戴入口中对口腔内环境的影响。如果在正畸治疗过程中能够采取对患者进行口腔健康教育和口腔卫生行为的监督、正畸临床的规范操作以及必要时采取适当的预防治疗手段等措施，再加上患者的认真配合，就可以避免牙釉质脱矿和牙周组织炎症的发生。只有医师和患者共同合作，对矫治器和口腔卫生进行良好维护，才能取得满意的矫治效果。

一、正畸治疗中口腔健康常见问题

（一）牙釉质脱矿

正畸治疗过程中，由于矫治器部件粘接在牙齿上，造成其周围的牙釉质表面清洁困难，容易出现食物残渣和菌斑堆积。在治疗中或拆除矫治器后，可在牙齿唇（颊）面上发现形态不规则的白垩色斑，这就是牙釉质脱矿。当脱矿程度严重时，牙釉质表层剥离，出现明显的龋损。根据文献报道，上颌前牙最容易发生牙釉质脱矿，其中侧切牙发病率最高；下颌尖牙和前磨牙也是易感牙位。上颌牙齿牙釉质脱矿程度要重于下颌牙齿。牙釉质脱矿的好发部位是托槽周围及托槽龈方。

有研究表明，在没有任何干预措施的情况下，正畸患者牙釉质脱矿的患病率高达50%～60%。当患者能够在医师的指导下认真完成自身口腔卫生维护时，牙釉质脱矿的患病率就会明显下降。由此可知，患者自身口腔卫生的维护是减少牙釉质脱矿的关键。

在口腔正常环境下牙釉质的脱矿与再矿化维持着一种动态平衡，牙釉质不会出现脱矿。使用固定矫治器进行正畸治疗过程中，在托槽之间被弓丝遮挡的牙面以及托槽龈方的牙釉质区不易清洁，菌斑中的致龋菌不断地将糖类转化为酸，菌斑局部的 pH 值显著下降,动态平衡被打破,脱矿过程占优势,最终导致牙釉质脱矿。当患者唾液系统出现问题,例如唾液分泌量小,唾液黏稠,将会影响其对菌斑中酸性物质的缓冲作用。上颌前牙由于远离口腔内大唾液腺的开口,菌斑中产生的酸性物质不易被唾液成分缓冲,也容易产生脱矿。

（二）牙周组织炎症

戴用矫治器的正畸患者如果忽视了口腔卫生维护,就会出现不同程度的牙周组织健康问题,最常见的就是牙龈炎症。主要表现为牙龈红肿、探诊出血,有些表现为牙龈增生(图 9-1)。多数情况下,这种变化是暂时的,只要患者保持好口腔卫生,必要时进行洁治,牙龈炎症可以缓解或消失。患者经过长期口腔卫生宣教,养成良好的卫生习惯,正畸治疗后牙齿排列位置改善,治疗后患者的牙周状况甚至好于未经正畸治疗者。少数患者牙龈炎症也能在此期间发展为牙周炎,表现为牙齿松动度增大、牙龈退缩、牙槽骨吸收。

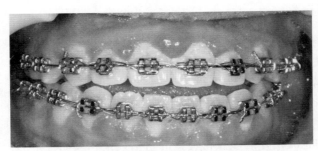

图 9-1　正畸治疗中口腔卫生不良患者牙龈增生

菌斑滞留是牙周组织炎症的直接原因。研究表明正畸治疗中牙周组织炎症、组织破坏程度和口腔卫生的好坏直接相关。后牙较前牙容易发生,而且其程度重于前牙。其中上颌后牙更容易发生,下颌前牙也是好发部位之一。牙齿的邻面较唇(颊)面和舌面更易发生并程度较重。

二、正畸治疗中口腔健康教育和卫生保健

在正畸治疗中应采取措施来预防牙釉质脱矿和牙周组织炎症的发生,并尽可能去阻止或控制其进程。因此,在正畸治疗前和治疗中进行口腔健康教育和卫生保健十分必要。只有做到预防为主,防治结合的原则,才能最大限度地保证正畸患者牙齿的健康和稳定,提高矫治的整体水平。

（一）口腔健康教育

口腔健康教育已经成为正畸治疗中不可缺少的组成部分,在患者治疗前就应开始进行系统的健康教育。主要是向患者讲解保持口腔健康的重要性,介绍菌斑在牙体牙周疾病中的危害,指导正确的刷牙方法等。在以后的复诊中,主要工作是对患者口腔卫生状况的监控,对其口腔卫生行为的指导。

首先要提高正畸患者对菌斑控制重要性的认识,明确口腔卫生不良的危害。对于未成年患者还应取得家长的理解和配合。对于正畸治疗前口腔卫生状况不佳的患者,更需要在治疗前反复进行口腔卫生宣教和指导,直至口腔卫生状况改善后再开始治疗。正畸治疗中

需要患者养成良好的饮食习惯,即在两餐之间尽可能不进含蔗糖的饮料和食物,睡前刷牙后不进食任何食物或饮料。对于青少年患者需要家长协助教育和监督,使其逐步建立良好的饮食习惯。

在正畸治疗中更要重视对患者的口腔健康教育,在每次复诊时检查患者的口腔卫生状况并在病历上记录,进一步指导其在口内戴有矫治器的情况下如何维护自身的口腔健康。对于总不能配合做好口腔卫生维护的患者,应不断强调口腔卫生不良的危害,同时暂停正畸治疗一段时间。如果患者戴有固定矫治器,可以先拆除弓丝,再次指导患者如何刷牙,直到口腔卫生状况有较大改善后再恢复治疗。对于极少数仍不能配合的患者,正畸医师有权终止其正畸治疗。

(二)口腔卫生保健

1. **正畸治疗前的准备工作** 在正畸治疗前可请相关科室会诊,仔细检查患者的口腔卫生状况和存在的牙体、牙周疾病。牙体牙髓疾病应在矫治前进行完善的治疗;正畸治疗前多需进行牙周洁治,清除龈上结石。

2. **菌斑的控制** 控制菌斑是预防正畸治疗中牙釉质脱矿和牙周组织损害的最有效方法。患者需及时清除牙面和矫治器上滞留的菌斑和食物残渣,如有必要也可以使用一些化学药物辅助控制菌斑。

(1)刷牙:早晚有效刷牙是清除菌斑的首要方法。目前推荐使用的是改良 Bass 刷牙法。由于牙齿唇(颊)面被托槽、带环和弓丝分割成上下两个部分,所以应分两个步骤刷牙。以刷上颌牙为例:第一步将牙刷刷头与牙齿𬌗面成45°角向上,先清洁牙齿的下半部分(托槽𬌗方)表面和牙龈边缘等部位(图9-2);第二步将牙刷刷头旋转向下,但仍与牙齿𬌗面成45°角,方向向下,主要清洁牙齿上半部分(托槽龈方)表面(图9-2)。刷下颌牙的唇(颊)面时也是以上两个步骤,但牙刷放置的方向与刷上颌牙时正好相反。尽可能将牙刷的刷毛伸进托槽与弓丝之间的部位,清除托槽近远中牙面上的菌斑。选用小头牙刷,刷毛要中等硬度。有研究表明电动牙刷比普通牙刷清除菌斑的效率高。某些不易清洁的部位还可以使用间隙刷清理。还可以教患者如何使用牙线来清洁牙齿邻面。应用口腔冲洗器冲洗,也可以清除牙面上堆积的软垢、食物残渣和松散的菌斑。每次复诊时应对患者的口腔卫生状况进行检查,必要时可以应用菌斑染色剂来指导患者刷牙。

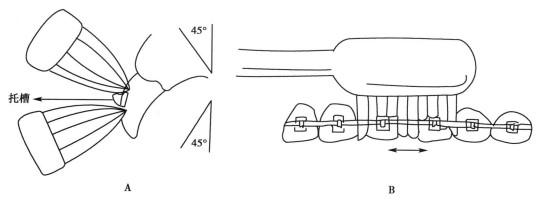

图9-2 戴有固定矫治器的刷牙方法

A. 侧面 B. 正面

（2）专业清洁：正畸治疗中应根据患者的口腔卫生状况，必要时为患者进行专业性的牙周洁治，清除龈上菌斑和牙石。患有牙周疾病的正畸患者如病情变化时，应及时进行牙周基础治疗。

（3）化学药物的局部应用：局部使用一些化学药物可以起到控制菌斑的辅助作用。氯己定（洗必泰）是常用的治疗牙周疾病的药物，能对口腔内的细菌起到一定的抑制作用。对于在正畸治疗中不能很好地清除菌斑的患者，可以在短期内使用来控制菌斑。氟化亚锡也能影响细菌的代谢、生长和黏附。

菌斑控制需要正畸医师和患者都重视这个问题，医师在临床工作中要不断地提醒、督促患者注意口腔卫生的维护，但关键还在于患者能够自觉认真地完成每天的菌斑控制。在正畸治疗前已经患有牙周疾病的患者，其口腔卫生的维护则更加重要。

3. 氟化物的局部使用　氟化物的局部使用可以防止牙釉质脱矿的发生，对已经脱矿的牙釉质能阻止其继续进展，并促进再矿化。正畸治疗中可以采取以下几种措施：

（1）使用含氟化物牙膏刷牙，并配合低浓度含氟溶液漱口。

（2）粘接托槽后，在局部隔湿后使用含氟凝胶、含氟泡沫处理牙面 5 分钟，或将含氟涂料直接涂在牙齿的唇颊面。

（3）使用玻璃离子粘接剂粘接带环或托槽，它在治疗中可以缓慢释氟离子，同时它还能从较高浓度氟化物（含氟牙膏）中吸收氟离子并再次释放。

4. 规范正畸临床操作　正畸治疗中规范的临床操作，有助于减少牙釉质脱矿和牙周组织炎症的发生。

（1）牙釉质酸蚀应严格控制酸蚀的时间和面积，使其面积略大于托槽底板的面积即可，不应将整个牙齿唇颊面全部酸蚀。

（2）粘接托槽后及时将托槽周围的粘接剂"菲边"清除干净，减少菌斑附着。

（3）选择大小合适的带环，尽可能使带环边缘位于牙龈缘以上。

（4）对于已经患有牙周病的患者，尽可能使用直接粘接的颊面管。

（三）脱矿病损和牙周组织损害的治疗

轻度的牙釉质脱矿可以使用较低浓度的氟化物溶液促进牙釉质再矿化。对于较严重的病损，可以磨除表层的少许牙釉质（约 0.1mm）后用氟化物处理。出现龋洞后应及时充填治疗。

当牙龈增生明显影响正畸治疗，或原先的牙周疾病出现反复，病情发展时应暂停牙齿的矫治而进行系统的牙周治疗。待病情好转稳定后再恢复正畸治疗。对于过度增生的牙龈可以采取牙龈切除术切除部分增生的牙龈，恢复牙龈的健康和美观。

三、矫治器的维护

（一）活动矫治器维护

1. 教会患者自行取戴矫治器，掌握正确的摘戴方法，避免损伤口腔黏膜及其他面部组织。

2. 教会患者正确清洁矫治器，每天进食后需要用牙刷蘸牙膏清洁矫治器的各个部位，尤其是与黏膜贴合的组织面，去除存留的食物残渣。但不可用力过猛以防变形、损坏。

3. 注意检查矫治器的各个部位，如有问题应及时与医师联系。

4. 树脂矫治器不宜用沸水烫洗，不宜用有机溶剂擦洗。

5. 在特殊情况下不戴用矫治器时，应妥善保管，防止损坏和丢失。矫治器不可干放，清洗后用凉水浸泡，以防变形。

（二）固定矫治器维护

1. 在安装矫治器前，需要让患者了解矫治器组成，不允许自行扳动或调整矫治器。

2. 为了减少矫治器脱落频率，不要吃过硬、过黏、纤维多的食物，更不要啃食物。

3. 矫治过程中如出现牙齿自发性疼痛、松动或出现托槽、带环的脱落及弓丝变形等情况，应及时请医师进行处理。

知识拓展

戴用固定矫治器的饮食禁忌

（1）过硬的食物：牛肉干、坚果、硬糖、整个苹果、薯片、锅巴、糖葫芦、饼干、芹菜。

（2）较黏的食物：口香糖、太妃糖、爆米花、月饼、年糕。

（3）不要做啃咬的动作，遇到喜爱吃的水果可先切成小块放入口内。

（4）带有骨头的食物可将肉撕下来食用，如鸡腿、排骨。

小　结

成功的正畸治疗离不开患者的密切配合。矫治器的维护和口腔健康教育是正畸治疗整个过程的重要组成部分。正畸医师需要有意识地在患者治疗前就进行系统的讲解和教育，并提醒和督促患者做好口腔卫生保健。

正畸患者以青少年为主，应该尽可能让患者自身及其家长了解口腔卫生不良对牙齿及牙周的损害，使家长能够重视并起到协助教育和监督的作用。

活动矫治器可自行摘戴，正确的摘戴方法和及时的清洗尤为重要。固定矫治器粘接在牙齿表面，影响牙齿清洁，容易诱发牙釉质脱矿和牙周组织炎症，医师需要教会患者正确的去除菌斑的方法，并反复宣教。

思考题

1. 正畸治疗中牙釉质脱矿的原因有哪些？

2. 固定矫治器的维护措施是什么？

3. 戴用矫治器期间怎样进行口腔卫生护理？

（左艳萍　陈　慧）

第十章 矫治后的保持

错𬌗畸形经过矫治后，牙齿或颌骨的位置发生了改变，但它们有退回到原有状态的趋势，即复发。为了让其周围骨质及邻近组织适应性改建，使牙齿、颌骨稳定于该特定位置，需要进行保持。因此，保持已获得的矫治效果应为矫治计划中不可或缺的一部分，在一定程度上决定着正畸治疗的成败。

一、保持的必要性

（一）新的动力平衡尚未建立

在错𬌗畸形形成过程中，唇、颊、舌肌及口周肌肉形成了与畸形相适应的肌动力平衡。错𬌗畸形的矫治，是用矫治器破坏畸形的动力平衡，恢复正常功能。由于畸形形态学的改变往往先于功能和肌动力的改建。这样，在畸形形态矫治完成后，新的形态还可能受到旧的动力平衡的影响而被破坏，导致畸形的复发。所以必须保持矫治后的新位置与新形态，等待肌系统改建完成，以建立新的动力平衡。

（二）牙周膜纤维张力尚未恢复平衡

错𬌗畸形矫治过程中，被矫治牙齿的牙周纤维束扭曲变形。在牙龈结缔组织纤维及牙周膜纤维的张力建立起新的平衡前，牙齿不能稳定于新的位置，尤其是扭转牙矫治后更易复发，因此必须进行保持，使牙周组织得到彻底而稳定的改建。

（三）𬌗关系的平衡尚未建立

在矫治过程中，由于改变了上下颌牙、牙弓或颌骨的位置，建立了新的𬌗关系。在上下颌牙齿的牙尖斜面之间未经咬合调整达到平衡前，这种新建立的𬌗关系是不稳定的，使错𬌗畸形有复发的趋势。因此，在矫治之后，必须通过功能磨耗或人工调𬌗来建立新的平衡，这个过程需要借助较长时间的保持来完成。

（四）口腔不良习惯未破除

由口腔不良习惯导致的错𬌗畸形，在矫治的同时要注意不良习惯的彻底戒除，否则矫治效果就不会稳定。去除因各种口腔不良习惯造成的肌动力不平衡因素，对最终保持矫治疗效、防止复发有重要作用。

（五）生长发育

生长发育有助于许多错𬌗畸形的治疗，但是也可引起错𬌗畸形矫治后的复发。颌骨的生长是长、宽、高三维方向立体发展的，宽度的发育最早完成。正畸矫治通常在恒牙早期进行，颌骨长度和高度的发育会持续到矫治结束后几年的时间。因此，在制订保持计划时，必须充分考虑到生长发育可能对矫治效果产生的不良影响，有针对性地设计保持方法和保持时间。

（六）第三恒磨牙的萌出

上下颌第三磨牙，尤其是前倾和水平阻生的第三磨牙在萌出过程中，对牙弓有向前挤压的力量，这个力量可能与一些错𬌗畸形如上颌前突、下颌前突、前牙拥挤等的复发相关。虽然目前在此问题上还存在一定争议，但我们在制订矫治和保持计划时，应该考虑到第三磨牙的因素，并密切注意第三磨牙的萌出，必要时应及时拔除，以免第三磨牙的萌出对矫治疗效产生不利的影响。

二、影响保持的因素

错𬌗畸形矫治后的保持分为自然保持和机械保持两大类。自然保持是利用口周肌力和咬合力等自然力进行保持，不需要戴保持器。而在未能达到充分的自然保持时，为了形成自然保持状态而应用机械保持装置进行保持称为机械保持。

（一）自然保持因素

1．牙齿的大小、形态和数目　牙齿大小不调或是形态数目异常，可造成上下颌牙齿宽度比例失调，影响矫治效果，应配合减数或义齿修复，以稳固矫治效果。

2．牙齿邻接关系　矫正后如果某颗牙齿邻接关系不良，可危及到牙弓的稳定，进而引起新的错𬌗畸形。建立良好的牙齿邻接关系，能抵抗来自咬合及各个方向肌肉所施加的压力，有利于保持。

3．𬌗关系的平衡　广泛的牙尖交错关系最稳定，而尖对尖的关系不利于矫治后的保持。另外，在矫治过程中要注意调整𬌗关系，消除早接触点，建立𬌗关系的平衡，避免功能性错𬌗的发生。

4．牙弓的大小与基骨的关系　牙弓的大小应与基骨相适合，牙齿只有位于基骨内才能保持稳定。矫治结束后，如牙弓大于颌弓，牙齿位于基骨外，则容易复发。

5．牙周软、硬组织的健康状况　健康的牙周组织是矫治效果稳定的先决条件。如果牙齿受力过大，牙周膜内的代谢紊乱，则不利于牙齿移动后的保持。牙槽骨发生病变，就难以承受正常的咀嚼压力，也就不利于矫治后牙齿的稳定。

6．髁突的位置　正畸治疗过程中，如果下颌位置发生了改变，而髁突和关节窝的改建不足以适应新的下颌位置，一旦髁突回到正常位置，就会导致错𬌗畸形的复发。

7．肌功能状态　恢复咀嚼肌、颜面肌和舌肌的正常功能，使其内外压力协调，有利于保持牙齿位置和咬合关系的稳定,从而达到防止错𬌗畸形复发的目的。

8. 超限矫治　机体组织器官的可塑性是有一定生理限度的,超过这个限度,治疗就会失败。临床矫治时如果超限矫治,采用任何方法进行保持也不会收到稳定的效果,因此在制订治疗计划时就应考虑到其生理限度。

(二)机械保持因素

在形成自然保持状态之前,机械性保持是必要的。临床实践中,几乎所有病例,无论其错位牙被矫治后能否直接进入自然保持状态,都有必要应用不同的机械性方法进行保持。

三、保持器

为了使牙和颌骨稳定于矫治后的特定位置,保持良好的临床矫治效果,一般需要戴用保持器(retainer)进行保持以防止复发。

(一)保持器应具备的条件

1. 尽可能不妨碍每颗牙齿的正常生理活动。

2. 对于处在生长期的牙列,不能影响牙颌的正常生长发育。

3. 不妨碍咀嚼、发声等口腔功能,不影响美观。

4. 便于清洁,不易引起牙齿龋病或牙周组织的炎症。

5. 结构简单,容易调整,摘戴方便,不易损坏。

(二)保持器的种类及应用

1. 活动保持器(removable retainer)

(1) Hawley 保持器标准型:适用于唇侧或舌侧错位牙齿矫治后的保持,以及防止扭转牙的复发,是临床最常用、历史最悠久的活动保持器。为 Hawley 于1920 年设计,由双曲唇弓、一对磨牙卡环及树脂基托组成(图 10-1)。双曲唇弓应与前牙轻轻接触而无压力,卡环应具有良好的固位作用,基托可以覆盖全部硬腭,也可做成马蹄形。这种保持器允许牙齿有生理范围内的调整,唇弓控制切牙位置,曾用于关闭多带环固定矫治器所致的牙间隙。由于直接粘接技术的广泛应用,一般不再需要用它来关闭间隙,偶有需用带环的患者在保持时可考虑选用。

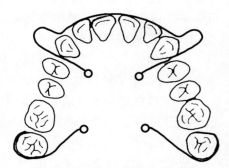

图 10-1　标准 Hawley 保持器

制作 Hawley 保持器时固位卡环的位置非常重要,卡环放置位置不当,会影响牙𬌗关系,破坏正畸治疗结果。在下颌制作 Hawley 保持器时要注意,如果制作时没有去除倒凹,其将很难戴入且摘戴时很易折断。

(2) 改良 Hawley 保持器 I 型:由双曲唇弓、一对磨牙箭头卡环及树脂基托组成。在第一前磨牙拔除的病例中,由于 Hawley 保持器标准型是将双曲唇弓横过拔牙间隙,不能保持已关闭的拔牙间隙,甚至适得其反。因此,对 Hawley 保持器标准型进行改良,将唇弓焊接在磨牙箭头卡环的颊侧桥体上,有利于保持关闭后的拔牙间隙(图 10-2)。

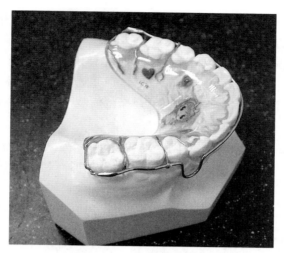

图 10-2　改良 Hawley 保持器 I 型

（3）改良 Hawley 保持器 II 型：其结构简单，由上下颌树脂基托及一个包埋于牙弓两侧最后磨牙远中面基托内的长唇弓组成（图 10-3）。唇弓在牙弓的两侧各弯制一个垂直曲，调节双曲可以关闭牙弓内的少量间隙，而且该双曲唇弓无越过𬌗面的部分，所以不会影响咬合。

（4）改良 Hawley 保持器 III 型：该保持器适用于初诊时尖牙唇侧错位的患者，由唇弓、固位卡环和基托组成。它的特点是唇弓通过侧切牙和尖牙之间由唇侧进入舌侧，并由尖牙卡环来控制尖牙的位置，同时又可提供良好的固位作用（图 10-4）。

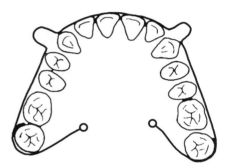

图 10-3　改良 Hawley 保持器 II 型

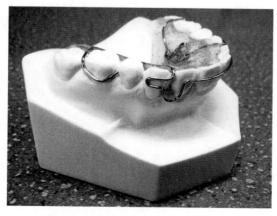

图 10-4　改良 Hawley 保持器 III 型

（5）Hawley 保持器的其他改良型：在 Hawley 保持器的基托上，将前牙的舌侧基托设计为平面导板，使下颌切牙轻微接触平面导板，有利于深覆𬌗矫治后的保持；在 Hawley 保持器的基托上,将前牙的舌侧基托设计为斜面导板,使下颌切牙轻微接触斜面导板,有利于Angle Ⅱ类错𬌗矫治后的保持。

(6)牙齿正位器(positioner):牙齿正位器目前多使用预成品,有多种规格,也可自行设计制作。它是用软橡胶或弹性树脂制成的一种具有可微量调整牙齿位置的保持器,其上下颌连成一体,覆盖所有牙冠,有利于咬合关系及牙位的稳定,适合于有一定生长潜力的患者矫治后的保持。

(7)负压压膜保持器:由弹性塑料制作,覆盖所有牙列的牙冠,用于矫治后的保持,有利于咬合关系及牙位的稳定,效果良好。压膜保持器外形美观,体积较小,目前应用较为广泛(图10-5)。

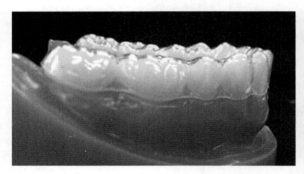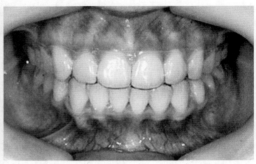

图 10-5　负压压膜保持器

(8)功能性保持器(functional retainer):对于生长发育期已经进行了功能矫治的患者,为了充分保持已取得的骨性和功能矫治的效果,并使肌功能平衡完全建立,又或者为了防止随着生长发育的进行而导致错𬌗的复发时,均可以选用唇挡、生物调节器、前庭盾等进行功能矫治的矫治器,来作为功能性保持器。当治疗结束后,可将原功能矫治器做适当的改动后,作为保持器继续使用,直到生长发育期基本结束为止。在保持时,还应配合其他的一些方法,如肌功能训练、调𬌗等,以便加快肌肉、牙齿对新环境的适应。

2.固定保持器(fixed retainer)　设计和应用各种固定装置直接粘接于牙冠表面来进行保持,其不受患者合作因素的影响,且保持效果稳定、可靠,适用于需长期或终生保持的患者。

(1)下颌前牙区舌侧固定保持器:由于下颌骨差异性持续生长及下唇肌的作用,导致下颌前部牙弓宽度和形态不稳定,矫治后容易复发,因此常常需要较长时期的保持。此类保持器多使用0.7~0.8mm的不锈钢丝,只在两端与尖牙相粘接,和切牙舌侧保持接触。也可在两侧尖牙上制作带环,然后焊接舌弓。

(2)粘接式前牙固定舌侧保持器:可以用麻花丝较容易地制作尖牙间粘接式保持器。可设计为3—3、4—4、5—5等不同长度。为了避开咬合接触,将其在舌侧靠近舌隆突的位置与前牙粘接在一起,以便保持前牙的位置。此类保持器可用于牙列间隙、严重扭转或拔牙矫治等多种牙齿位置不稳定的情况。

（三）保持期限

由于正畸治疗完成后复发趋势可能始终存在，所以一般情况下正畸治疗完成后要求进行至少 2 年的保持，保持的时限受患者的年龄、健康状况及错𬌗畸形的病因、类型及程度，矫治方法和矫治持续的时间等多种因素的不同而有较大的差别。根据矫治类型的不同，保持计划可分三类：①有限期的保持；②永久或半永久保持；③不保持。

一般情况，要求患者在最初的 6～12 个月内，白天晚上都戴用保持器；此后 6 个月内，只每天晚上戴用；再后 6 个月，隔日晚上戴用。如此逐渐减少保持器的戴用时间，直至牙齿稳定，不需再戴保持器为止。个别情况，如患者年龄小、矫治时间短、错𬌗程度轻等可适当缩短保持期限；而成年患者、遗传性错𬌗、扭转牙等的保持则应适当延长期限。

四、复发的预防

保持器去除后，患者几乎都有复发的倾向，针对不同的错𬌗畸形可采取以下预防复发的方法：

1. 牙齿过度矫治　对某些患者常可预防矫治后的复发，如深覆𬌗或开𬌗，应矫正到超过正常覆𬌗的程度，扭转牙也有必要进行过度矫治。

2. 早期治疗　在颌骨生长发育的快速期进行矫治，能获得比较稳定的效果。

3. 牙颈部周围纤维切断　扭转牙矫治后，靠通常的保持方法往往不能得到稳定的效果，可对该牙进行牙颈部周围纤维切断，可减少保持时间并防止复发。

4. 永久性保持　有的病例延长戴保持器的时间也不能防止复发，可采取固定或可摘修复体作为永久性保持器进行永久保持，如畸形钉状侧切牙、上颌中切牙间隙、严重扭转牙及恒牙缺失等。

5. 外科正畸　有些错𬌗畸形仅仅依靠机械矫治治疗难以得到全面改善，往往须配合正颌外科手术治疗，如下颌前突畸形及开𬌗畸形等。

6. 口腔不良习惯戒除　咬唇、吐舌等口腔不良习惯，在保持器去除前必须完全戒除，才能防止复发。

 小　结

保持是正畸治疗中的不可或缺的一个重要环节，对保持问题的关注应该贯穿整个正畸治疗的始终。任何正畸治疗计划都应该包括主动治疗完成之后的保持计划与设计，同时也是评价矫治成败的指标之一。牙齿、颌骨的移动与周围软硬组织的改建过程密切相关，很多原因都可能引起复发，必须对这些原因有深入的了解，才能帮助我们制定合理、有效的保持方法。

保持器有多种类型，临床中可根据患者错𬌗情况进行选择，既要有利于牙齿和骨骼的稳定，又要简单、方便，易于清洗。医师也要充分考虑到患者的配合程度，定期复诊观察，指导其顺利完成保持阶段。

思考题

1. 正畸治疗结束后为什么还需要进行保持？
2. 保持器应具备哪些条件？
3. 常见的正畸保持器有哪些？
4. 标准 Hawley 保持器的构造有哪些？

（左艳萍　陈　慧）

参 考 文 献

1. 左艳萍. 口腔正畸学. 3 版. 北京：人民卫生出版社, 2015.
2. 傅民魁. 口腔正畸学. 6 版. 北京：人民卫生出版社, 2016.
3. 赵志河, 白丁. 正畸治疗方案设计——基础、临床及实例. 北京：人民卫生出版社, 2008.
4. 林珠, 段银钟, 丁寅. 口腔正畸治疗学. 西安：世界图书出版公司, 1997.
5. 赵高峰. 口腔正畸学. 2 版. 北京：人民卫生出版社, 2009.

附录 实训教程

实训一 正畸患者的检查及病历书写（4学时）

【目的和要求】

初步掌握口腔正畸患者的一般检查方法，了解特殊检查方法，学习书写正畸专科病历。

【实训内容】

1. 示教错𬌗畸形患者的一般检查方法和步骤。

2. 根据检查内容，学生相互检查，加深理解。

3. 示教颜面及口腔照相技术。

4. 示教全景片和头颅侧面定位片的拍摄。

5. 学习正畸临床常用X线片的阅读。

6. 初步学习和掌握书写正畸专科病历。

【实训用品】

口腔器械盘（口镜、探针、镊子、消毒棉球）、直尺、游标卡尺、正畸专科病历、各种正畸患者的X线片等。

【方法和步骤】

1. 一般情况

（1）基本信息：姓名、性别、年龄、民族、籍贯、职业、出生地、出生日期、住址、电话、门诊号、记存模型号、就诊日期等。

（2）主诉：患者就诊的主要目的和要求，应简明扼要。

（3）现病史：与主诉有关的疾病发生情况，如萌牙、替牙及龋齿情况，有无早萌、迟萌、乳牙滞留、早失等，有无口腔不良习惯等。

（4）既往史：包括过去健康情况，曾患疾病、治疗情况及生活习惯等。同时询问哺乳方式、颌面部外伤、拔牙史、是否有过正畸治疗史。

（5）家族史：询问患者家属的牙𬌗情况，了解有无遗传因素或先天因素存在。

2. 全身情况

（1）精神状态：有无面色异常、精神不振、痴呆等。

（2）发育情况：身高、体重、胖瘦、营养状况等。

（3）全身性疾病：是否有佝偻病、结核及内分泌等疾病。口腔周围器官有无疾患，如鼻炎、扁桃体肥大等。

3. 牙、殆、牙弓情况

（1）殆的发育阶段：乳牙殆、替牙殆或恒牙殆。

（2）磨牙咬合关系：中性殆关系、近中殆关系或远中殆关系。

（3）牙和牙弓

1）个别牙错位：唇颊向、舌腭向、近中、远中、高位、低位、扭转、易位、斜轴等。

2）牙的发育异常：牙的萌出、数目、形态、结构及乳恒牙替换有无异常。

3）牙弓形态和排列情况：有无牙弓狭窄、腭盖高拱、牙列稀疏、拥挤等。

4）上下颌牙弓关系

近远中关系异常：近中错殆、远中错殆、双颌牙弓前突等。

垂直关系异常：深覆殆、开殆等。

水平关系异常：后牙对刃殆、后牙反殆、后牙深覆盖、后牙正锁殆、后牙反锁殆等。

中线关系：中切牙间的中线以及上下中线与面部中线是否一致。

4. 颌面部软硬组织

（1）上下颌形态、大小、位置：有无上颌前突或发育不足，下颌前突或后缩。牙槽、基骨丰满度及腭盖的高度。

（2）唇舌系带情况：舌系带是否过短，唇系带是否肥厚或过低。

（3）舌及口腔黏膜情况：舌体大小有无异常，口腔黏膜有无病变。

（4）牙周情况：牙龈色泽，牙龈有无充血增生等情况，口腔卫生情况等。

（5）咀嚼、发声、呼吸及吞咽有无异常。

5. 面部检查

（1）面部发育是否正常，左右是否对称，颏部是否偏斜。

（2）侧面观：面中 1/3 是否突出或凹陷，面下 1/3 是否前突或后缩。

（3）面部上、中、下是否协调，有无面下 1/3 高度不足或过高。

（4）唇的形态及功能情况：是否短缩、肥厚、翻起、开唇露齿等。

（5）颞下颌关节情况：开口度、开口型是否正常，关节区有无弹响、压痛，关节活动是否自如、有无绞锁现象。

6. 特殊检查

（1）记存模型：用于错殆畸形矫治前后对比牙殆情况、进行牙弓测量。记存模型要准确清晰，应包括牙齿、牙槽、移行皱褶、唇颊系带和腭盖等。

（2）照相分析

照相机：根据实际条件选择合适相机，以 35mm 单镜头反光式相机为宜，以微距镜头加环形闪光灯最为理想。

辅助工具：口唇拉钩、反光板。

1）面像：包括正面像、侧面像、45°侧面像、微笑正面像。

2）口内像：一般至少需拍摄咬合位正面像、双侧后牙咬合像、上下颌牙弓殆面像共 5 张照片。

拍摄时两眼平视前方，眶耳平面与地面平行，身体放松，耳朵暴露。拍侧面像时，相机应与面部正中矢状面平行；拍正面像时，相机与面部中线保持垂直；拍摄咬合位正面像时应保持上下水平位置投照，双侧后牙咬合像应特别注意显示第一恒磨牙咬合关系，拍摄上下颌牙弓𬌗面像时，应在最大开口位进行，助手用口唇拉钩将口唇尽可能拉开，并借助反光板，以求取得较为正视的拍摄画面。

（3）头颅定位 X 线片的拍摄：X 线头影测量主要是对 X 线头颅定位照相的影像进行测量分析，从而了解牙、颌、颅面软硬组织的结构及其相互关系。头颅定位 X 线片必须借助头颅定位仪定位拍摄。头颅定位仪通过其左右耳塞与眶点指针三者构成的眶耳平面与地面平行，从而保证每次拍摄恒定于此位置，使得各测量结果有比较分析的价值。头颅定位仪的顶盘一般具有刻度并能旋转，当需投照后前位或其他角度时，只需转动 90° 或一定角度即可。

X 线头影测量分析见实训二。

（4）其他 X 线检查

牙片：牙根有无吸收、弯曲，牙根的长度、粗细、髓腔及牙体、牙周、根尖病变等情况。

咬合片：显示多生牙、埋伏牙的位置，牙根病变、腭裂间隙等。

颞下颌关节开闭口位片：检查髁突及关节凹情况。

全景片：①可观察全口牙发育情况，包括显示阻生牙、多生牙、缺失牙、牙长轴倾斜、恒牙胚发育等；②可观察上下颌骨；③可观察髁突形态。

手腕骨 X 线片：通过手腕骨的钙化程度，确定儿童生长发育情况，了解儿童骨龄是否与年龄一致，判断患者生长发育期，并借以决定矫治最佳时期。

CBCT：观察埋伏牙的形状与位置等情况。

7. 诊断和矫治计划　将上述检查所得到的结果填写在正畸病历上，并按照安氏和毛氏分类法进行分类。根据病史和检查所获得的资料，经过综合分析判断，对错𬌗畸形的类型、发病因素和机制作出合乎客观实际的结论。矫治计划的具体内容应向患者交代清楚，对患者有疑虑的问题，如患者不愿拔牙，矫治目标期望过高等，应仔细地沟通，达成共识，并记录在案，最好要求患者签字同意治疗计划。

8. 复诊记录

（1）记录患者对矫治的反应，如有无牙疼、软组织损伤、矫治器固位情况等。

（2）记录患者执行医嘱的情况。

（3）记录客观检查包括牙体和牙周有无不良反应、牙齿移动情况、咬合关系、面型改善情况、口腔卫生状况等。

（4）复诊时所做的处理及对患者的医嘱。

姓名_____ 性别_____ 年龄_____ 民族_____ 出生_____年____月____日

籍贯_____ 住址_____ 病历号_____ 记存模型号码_____

电话号码_____ 初诊日期_____

主诉_____

现病史及既往史_____

家族史_____

续表

A. Angle 分类 1. 尖牙：右侧 I，II，III 左侧 I，II，III	J. 牙槽座 上颌：丰满，欠丰满，凹陷 下颌：丰满，欠丰满，凹陷
2. 磨牙：右侧 I，II，III 左侧 I，II，III	K. 面部：对称，颏右偏____mm 颏左偏____mm 面中 1/3：正常，凹陷，过突 面下 1/3：正常，过短，过长
B. 反𬌗 后牙：单侧 右____左____ 颊唇沟：无，明显 双侧____ 前牙____	
	L. 系带：上颌 低____高____ 下颌 低____高____
C. 上颌中线偏斜 右____mm 左____mm 下颌中线偏斜 右____mm 左____mm	M. 不良习惯 1. 吮指 2. 吐舌 3. 咬唇（上、下） 4. 咬物 5. 偏侧咀嚼 6. 磨牙症 7. 咬指甲 8. 不良姿势（托腮、单侧枕物等）
D. 前牙覆𬌗：正常，I，II，III	
E. 前牙覆盖：正常，I，II，III	
F. 缺失牙_____	
G. 拥挤 上颌，前牙____后牙____ 下颌，前牙____后牙____	
H. 间隙 上颌，前牙____后牙____ 下颌，前牙____后牙____	
I. 颌体 上颌：正常，前突，后缩 下颌：正常，前突，后缩	
N. 软组织侧貌 直____凸____凹____	
O. 特殊检查 1. X 线照相_____ 2. 面部照相_____	
P. 因素机制_____	
Q. 诊断 安氏分类_____ 毛氏分类_____	
R. X 线头颅测量分析（见实训二）	
S. 矫治计划	

实训二　X 线头影测量分析（4 学时）

【目的和要求】

掌握常用标志点的定位，常用的测量平面及测量项目的组成和意义。

【实训内容】

1. 示教头影图描绘、常用标志点定位、常用平面及常用测量项目。

2. 学生完成头影图描绘、标志点确定、常用测量项目的测量。

【实训用品】

口腔正畸学教科书、头颅定位侧位 X 线片、X 线片观片灯、硫酸描图纸、硬质铅笔、橡皮、三角尺、量角器等。

【方法和步骤】

1. 描图示教

（1）将硫酸描图纸固定在头颅定位侧位 X 线片上，一并置于观片灯上。

（2）用硬质铅笔细笔尖（小于 0.2mm）描出以下测量点：

鼻根点（N）：正中矢状平面上鼻额缝的最前点。

蝶鞍点（S）：蝶鞍影像的中心。

耳点（P）：外耳道之最上点。

颅底点（Ba）：正中矢状面上枕骨大孔前缘之中点。

Bolton 点：枕骨髁突后切迹的最凹点。

眶点（O）：眶下缘最低点，通常取两侧眶点影像之中点。

前鼻棘点（ANS）：前鼻棘之尖。

后鼻棘点（PNS）：硬腭后部骨棘之尖。

翼上颌裂点（Ptm）：翼上颌裂轮廓之最下点。

上牙槽座点（A）：前鼻棘与上牙槽缘点间上牙槽突前部外形最凹点。

上牙槽缘点（SPr）：上牙槽突的最前下点。

上中切牙点（UI）：上颌中切牙切端最前点。

髁顶点（Co）：髁突的最上点。

关节点（Ar）：下颌髁突颈后缘与颅底下缘 X 线影像之交点。

下颌角点（Go）：位于下颌下缘与升支后缘交界处。常通过下颌平面和下颌支平面交角的角平分线与下颌角的交点来确定。

下牙槽座点（B）：下牙槽缘点与颏前点间骨部的最凹点。

下牙槽缘点（Id）：下牙槽突之最前上点。

下颌切牙点（Li）：下颌中切牙切端最前点。

颏前点（Po）：颏部的最前点。

颏下点（Me）：颏部的最下点。

颏顶点（Gn）：颏前点与颏下点之中点。

（3）描绘常用测量平面

眶耳平面（FH 平面）：由耳点和眶点的连线构成。

前颅底平面（SN）：为连接蝶鞍点与鼻根点的连线。常作为面部结构与颅底关系的定位平面。

Bolton 平面：由 Bolton 点与鼻根点连线构成的平面。

腭平面（ANS-PNS.palatal plane）：后鼻棘与前鼻棘的连线。

下颌平面（MP.mandibular plane）：在 Downs 分析法中，将下颌下缘最低部的切线定为下颌平面。在 Steiner 分析中，下颌角点（Go）与下颌颏顶点（Gn）的连线为下颌平面。

面平面（N-Po.facial plane）：鼻根点与颏前点的连线。

Y 轴（Y axis）：连接蝶鞍中心点（S）和颏顶点（Gn）的连线。蝶鞍中心点和颏顶点的连线与眶耳平面的前下交角即为 Y 轴角。

（4）常用硬组织测量项目：SNA 角、SNB 角、ANB 角、NP-FH（面角）、NA-PA（颌凸角）、FMA（下颌平面角）、Y 轴角、上中切牙 -SN 角、上下中切牙角、下中切牙 - 下颌平面角、上中切牙倾角、上中切牙突距、下中切角倾角、下中切牙突距。

2．学生按示教内容完成绘图、定点、测量等工作。

3．教师对学生描图结果进行评定，检查常用标志点、平面的确定是否正确，测量值是否准确。在教师的指导下，学生分组对测量值展开讨论。

实训三　活动矫治器常用固位装置的制作（4 学时）

【目的和要求】

通过示教和实验制作，初步掌握活动矫治器固位装置的弯制方法，并熟悉其结构、功能与使用。

【实训内容】

1．示教单臂卡环、邻间钩、箭头卡环的制作过程，同时讲解各装置的制作要点及其功能和应用。

2．指导学生制作完成单臂卡环、邻间钩、箭头卡环。

【实训用品】

梯形钳、尖头钳、三齿钳、切断钳、雕刻刀、蜡刀、红蓝铅笔、酒精灯、石膏模型、直径分别为 0.8mm 和 0.9mm 的不锈钢丝、砂石针、技工打磨机、常用蜡片、打火机或火柴等。

【方法和步骤】

1．示教单臂卡环的制作　常用于乳磨牙、恒磨牙、前磨牙，也可用于尖牙。

（1）模型准备：弯制前用雕刻刀在石膏模型基牙上，修整颊侧颈缘线，再将基牙邻间隙接触点稍下方的石膏刮除约 0.5mm，以增强单臂卡环的固位。

（2）卡环臂的形成：截取一段直径为 0.9mm 的不锈钢丝，长度约为 5cm，将一端调磨圆钝，用尖头钳将钢丝弯成与基牙颊面颈缘线形态一致的圆滑弧形，再在石膏模型上比试调整，使弧形大小适度，并与基牙紧密贴合。

（3）连接体的形成：卡环臂形成后，将钢丝沿基牙颊外展隙转至殆外展隙，使钢丝与模型紧密贴合，再转至舌外展隙，但不能进入舌侧倒凹区，最后用三齿钳使钢丝与舌侧黏膜均匀离开约 0.5mm 的间隙，末端弯制成曲，以增强卡环与树脂基托的连接强度。

2．示教邻间钩的制作　常用于第一、第二前磨牙之间或前磨牙与磨牙之间的固位装置，又称颊钩；有时也可用于前牙之间，称为唇钩。

（1）模型准备：在要安放邻间钩的两邻牙之间的龈乳头处，即接触点稍下方的石膏用雕刻刀刮除约 1.0mm，目的是增强其固位。

（2）唇（颊）钩的形成：截取一段直径为 0.8mm 的不锈钢丝，长度约为 4cm，用尖头钳夹住钢丝末端，弯成近似于直角的钩，插入接触点稍下方近龈端，钩住邻接点，钩的长度为 0.6～0.8mm，钩末端调磨圆钝或焊锡球。

（3）连接体的形成：钩形成以后，用尖头钳将钢丝沿两牙的（唇）颊外展隙转至殆外展隙，注意此段钢丝应与石膏模型贴合，然后再由殆外展隙转至舌外展隙，但不能进入舌侧倒凹区。钢丝向前延伸形成连接体，连接体部分应离开黏膜约 0.5mm，末端弯制成钩曲状，以增强其与树脂基托的连接强度。

3．示教箭头卡环的制作　又称亚当斯（Adams）卡环，常用于磨牙，也可用于前磨牙、尖牙以及切牙。

（1）模型准备：用雕刻刀在放置改良箭头卡环的基牙颊面近远中邻间隙，接触点稍下方的龈乳头处，轻轻刮除深约 0.5mm 的石膏，以加强卡环的固位。

（2）卡环桥部的形成：截取一段直径为 0.8mm 或 0.9mm 的不锈钢丝（乳牙钢丝直径可稍小至 0.6mm），长度大约在 8cm，将钢丝置于基牙颊面比试，使钢丝中点与基牙颊面中点相一致，在钢丝上略短于颊面近远中宽度的位置，用红蓝铅笔作出标记，然后用梯形钳在标记处将钢丝两端向同一方向弯折，使内角略小于 90°，形成卡环桥部，使之与基牙面平行，并且位于基牙颊面、中 1/3 交界处，离开基牙颊面约 1.0mm 的间隙。

（3）箭头的形成：桥部形成之后，用红蓝铅笔在钢丝上距离两内角顶端 2～3mm 的位置作标记，用尖头钳夹住该标记向相反方向弯折 180°，形成两箭头，再用尖头钳夹住箭头平面，向基牙颊侧近远中邻间隙弯折，使箭头分别与基牙牙长轴和卡环桥部成 45°。应注意：两箭头要与基牙颊面近远中轴角处的牙面贴合紧密，以利于固位。

（4）连接体的形成：两箭头形成后，用尖头钳将钢丝两游离端沿基牙近远中转至 希外展隙，此段钢丝应与石膏模型贴合，再将钢丝沿 希外展隙转至舌外展隙，但勿进入舌侧倒凹区。钢丝向前延伸形成连接体，连接体部分应离开黏膜约 0.5mm，末端弯制成钩曲状，以增强其与树脂基托的连接强度。

4．学生根据示教方法，完成上述各固位装置的制作。

实训四　活动矫治器功能装置的制作（4 学时）

【目的和要求】
通过示教和实验制作，初步掌握活动矫治器功能装置的结构和弯制方法。
【实训内容】
1．示教弯制双曲舌簧、分裂簧和双曲唇弓。
2．指导学生制作完成双曲舌簧、分裂簧和双曲唇弓。
【实训用品】
石膏模型、三种直径（0.5mm、0.7mm、0.9mm）的不锈钢丝、梯形钳、鹰嘴钳、切断钳、日月钳、蜡刀、雕刻刀、蜡片、红铅笔、酒精灯及火柴等。
【方法和步骤】
1．示教双曲舌簧的制作　用于矫治舌向或腭向错位的牙。取一段直径为 0.5mm 不锈钢丝，将一端磨圆钝，用梯形钳弯成第一个曲，该曲与错位牙颈缘外形应一致，宽度约窄于舌侧颈部近远中宽度约 1.0mm。再用梯形钳弯第二个曲，曲要保持圆钝，不能成锐角，然后用平头钳夹住此两个曲形成的平面，把钢丝向下弯成圆滑的直角后形成连接体，平面应与被矫治牙的牙长轴垂直，舌簧的连接体全包埋于基托内。

2．示教分裂簧的制作　用于扩大牙弓。取一段直径为 0.9mm 不锈钢丝弯制成菱形，由口、体、底三部分组成，斜边形的两锐角相当于簧的口部和底部，而钝角则相当于簧的体部，各个角均应圆钝，以防止加力时折断。菱形口部张开 1～2mm，口对准腭中缝，体部左右宽

6～8mm，长 10～20mm。簧距组织面 3～4mm，便于加力时调整，连接体转弯处正对尖牙和第一前磨牙的接触点，最后形成与腭部曲线一致的连接体。

3. 示教双曲唇弓的制作 用于保持、内收切牙等。由唇弓的水平部分及两个垂直弯曲及连接体组成，取一段直径为 0.7～0.9mm 不锈钢丝，弯制双曲唇弓的中部使其与切牙接触呈弧形，弓丝位于前牙切 1/3 与中 1/3 交界处，在两侧尖牙近中 1/3 处，将钢丝向牙龈方向弯成两个 U 形曲，曲的宽度是尖牙宽度的 2/3，高度应距前庭底 2～3mm 并离开组织面约 1.0mm，钢丝末端经尖牙与第一前磨牙的颊外展隙、殆外展隙到腭部形成连接体，埋于基托内。

4. 指导学生制作完成双曲舌簧，分裂簧和双曲唇弓。

实训五 上颌平（斜）面导板矫治器的制作（4 学时）

【目的和要求】

通过实训操作，初步掌握上颌平（斜）面导板矫治器的结构、制作及其临床应用。

【实训内容】

1. 示教上颌平（斜）面导板矫治器的制作，并讲解其结构和功能。

2. 指导学生制作完成上颌平面导板矫治器。

【实训用品】

日月钳、梯形钳、三齿钳、切断钳、蜡刀、石膏调刀、橡皮碗、简单殆架、调杯、酒精灯、火柴或打火机红蓝铅笔、前牙深覆殆的全牙列石膏模型、直径为 0.7mm 不锈钢丝、模型石膏、蜡片、自凝牙托粉、自凝牙托水、技工打磨机、磨头等。

【方法和步骤】

1. 示教上颌平（斜）面导板矫治器的制作 上颌平面导板矫治器可压低下颌前牙，促进上下颌后牙垂直萌出；斜面导板同时还有导下颌向前的作用。

（1）确定殆关系，上殆架：首先将深覆殆的上下颌石膏模型按照其咬合关系对好，再用水浸湿模型，调好石膏固定于简单殆架上。将殆架的升降螺丝转动数周使上下颌前牙切嵴间的垂直距离为 2～4mm。

（2）涂分离剂：用红蓝铅笔于上颌模型腭侧画出基托的伸展范围，并且均匀涂上一层分离剂。

（3）在要安放邻间钩的两邻牙之间的龈乳头处，即接触点稍下方的石膏用雕刻刀刮除约 0.5mm，目的是增强其固位。

（4）固位装置的制作：可设计上颌双侧第一磨牙为单臂卡环或箭头卡环，前磨牙处邻间钩，根据需要可于上颌模型弯制双曲唇弓，有增强固位的作用（方法见实训四）。

（5）上颌平面导板与基托的形成

1）取适量自凝牙托水与自凝牙托粉调拌均匀，至稀糊期时，用蜡刀取适量树脂涂布于基托范围内，并在前牙腭侧黏膜区域形成一半月形的平面板，其前后径宽度应以下颌牙尖交错位最后退位时仍能咬合在平面导板上为宜，宽为 7.0～8.0mm（临床实际应根据前牙覆盖大小决定），左右达两侧尖牙之远中，使该平面导板与殆平面平行（斜面导板则与殆平面约呈 45°），然后关闭殆架进行咬合，使下颌前牙咬在平（斜）面板上，致上下颌后牙殆面之间打开 1.5～2.0mm 的间隙。用蜡刀蘸单体修整平（斜）面导板与基托，使之均匀、光滑、边缘清楚。

2）打磨抛光：待树脂完全硬固后，取下矫治器按照程序打磨、抛光，制作完成。

（6）试戴：将矫治器于模型上试戴，关闭𬌗架，进一步检查调整。

2．学生根据示教，独立完成上颌平面导板矫治器的制作，并熟悉其临床应用及功能。

实训六　上颌双侧后牙𬌗垫式活动矫治器的制作（4 学时）

【目的和要求】

通过实验，初步掌握上颌双侧后牙𬌗垫式矫治器的结构及制作方法，并且了解其主要功能。

【实训内容】

1．由教师示教上颌双侧后牙𬌗垫式矫治器的制作步骤，并且讲解其主要功能及与单侧后牙𬌗垫的制作差异。

2．指导学生独立制作完成上颌双侧后牙𬌗垫式矫治器。

【实训用品】

细丝钳、梯形钳、蜡刀、切断钳、石膏调刀、橡皮碗、酒精灯、调杯、前牙反𬌗石膏模型、直径为 0.5（或 0.6）mm、0.9mm 的不锈钢丝、红蓝铅笔、毛笔、分离剂、模型石膏、简单𬌗架、自凝牙托粉、自凝牙托水、红蜡片、火柴或打火机、技工打磨机、砂石针、磨头等。

【方法和步骤】

1．示教上颌双侧后牙𬌗垫式矫治器的制作

（1）确定咬合关系，固定上下颌石膏模型

1）首先将前牙反𬌗石膏模型用水浸透。

2）再将简单𬌗架平放在台面上，调整并固定各部位螺丝。

3）将已浸过水的石膏模型按照上、下颌咬合关系对好，调和石膏，将模型固定于简单𬌗架上。

4）重新调整、固定固位螺丝，升高咬合，其高度以脱离前牙锁结关系为标准，使上、下颌前牙间保留 1～2mm 的间隙。

（2）各固位装置及功能附件的弯制

1）固位装置的弯制：可设计上颌双侧第一磨牙为单臂卡环或箭头卡环（方法见实训三）。

2）双曲舌簧的制作：具体方法见实训四。

（3）用蜡将已弯制好的单臂卡环、邻间钩固定于颊侧，双曲舌簧固定于被矫治牙的舌侧靠近舌隆突处。

（4）用红蓝铅笔在石膏模型上标出基托的伸展范围，并且在双侧后牙𬌗面及基托范围内均匀涂抹一层分离剂。

（5）𬌗垫与基托的涂塑：常规调和自凝树脂。稀糊期时，开始涂塑基托部分，将单臂卡环、邻间钩及双曲舌簧的连接体均包埋于基托内，并将基托涂抹光滑。待树脂达面团期时，取适量树脂置于上颌双侧后牙𬌗面上轻轻加压，涂塑形成𬌗垫雏形，其厚度以解除前牙锁结后再升高 1～2mm 为宜。根据需要将树脂涂抹成光滑的平面式𬌗垫或与对颌牙形成尖窝关系的解剖式𬌗垫。

（6）打磨、抛光：待树脂完全硬固后，取下矫治器按照程序打磨、抛光，制作完成。

（7）试戴：将制作好的上颌双侧后牙𬌗垫式矫治器在石膏模型上试戴，并进行仔细检查其固位与贴合情况。

2. 学生根据示教，独立制作完成上颌双侧后牙𬌗垫式矫治器，并熟悉其临床应用及功能。

实训七　横腭杆及 Nance 腭托的制作（4 学时）

【目的和要求】

通过实验操作，初步掌握横腭杆及 Nance 腭托的结构、制作及其临床应用。

【实训内容】

1. 示教横腭杆及 Nance 腭托的制作，并讲解其作用。

2. 指导学生制作完成横腭杆及 Nance 腭托。

【实训用品】

三德钳、三齿钳、切断钳、蜡刀、石膏调刀、橡皮碗、调杯、调刀、酒精灯、红蓝铅笔、上颌石膏模型、成品带环、直径为 1.0mm 不锈钢丝、模型石膏、石英砂、红蜡片、白合金片、焊媒、银焊合金、焊枪、技工打磨机、砂石针、磨头等。

【方法和步骤】

1. 示教横腭杆及 Nance 腭托的制作

（1）成品带环的试戴、印模制取及灌注石膏模型：在第一磨牙上试戴成品带环，带环试装完成后，常规取印模，然后将带环转移到印模上，为便于在焊接时能达到较高的焊接温度，最好在灌注模型前在带环腭侧内面滴蜡，以保证焊接时的热传导性及焊件的牢靠。滴蜡后用石英与硬质石膏的混合材料（3∶1 的比例）灌制石膏工作模型。

（2）弯制横腭杆及 Nance 腭托连接体部分

1）采用直径 1.0mm 的不锈钢丝弯制横腭杆，在上颌石膏模型的腭侧从一侧第一恒磨牙至对侧第一恒磨牙，在近腭中缝处形成 U 形曲，曲朝向远中。

2）取直径 1.0mm 的不锈钢丝弯制带环和腭托之间的连接体部分，弯制时应注意钢丝部分与腭黏膜离开一定的距离，避免钢丝压迫黏膜。连接体在基托处需要弯制 U 形或 W 形曲以增强对腭托的把持作用。

（3）包埋、焊接：用蜡将焊接区保护，然后用石英与硬质石膏的混合材料（3∶1 的比例）固定住钢丝曲进行常规焊接。

（4）调拌自凝树脂铺装腭托。常规打磨、抛光，完成制作。

2. 学生根据示教，独立制作完成横腭杆及 Nance 腭托，并熟悉其临床应用及功能。

实训八　直丝弓托槽的定位和粘接（直接粘接法）（4 学时）

【目的和要求】

初步掌握直丝弓托槽在牙面上的正确位置及粘接方法。

【实训内容】

1. 简单介绍正畸专用粘接剂的特性。

2. 强调托槽在牙面上位置正确的重要性。

3. 在石膏模型上示教直丝弓托槽的粘接。

4. 学生实践直丝弓托槽的粘接方法。

【实训用品】

石膏模型、直丝弓托槽、氧化锌糊剂、铅笔、持托槽镊子、探针、调板、调刀等。

【方法和步骤】

1. 托槽定位　直丝弓托槽应放置在牙齿的临床冠中心，所以应先确定每颗牙齿的临床冠中心。在牙齿唇颊面的近远向中线（牙长轴）上，用铅笔画一条纵线，在纵线上标出中点，通过中点画出与牙长轴垂直的水平线。两线交点处即为托槽中心点。

2. 粘接剂的调制　将氧化锌调制成糊状备用。

3. 托槽的粘接　调制适量的粘接剂置于托槽的背面，逐个分别粘接在牙面的准确位置上后，稍加压，用探针去除多余的粘接剂，待干。开始固化前若托槽位置不当，可稍做调整，一旦粘接剂开始固化后，则不能移动托槽的位置，否则会造成粘接失败，影响粘接效果。在粘接剂未完全固化前用探针将托槽周围多余的粘接剂去除，以免固化后不易清除。粘接剂种类不同，其固化时间差异较大。

说明

1. 本实践操作是在石膏模型上模拟临床操作，因此省略了牙面清洁和酸蚀处理，粘接剂也没有使用临床上常用的复合树脂粘接剂，而用氧化锌糊剂取代。

2. 托槽的粘接有直接粘接法和间接粘接法两种，直接法较常用。

实训九　Hawley 保持器的制作（4 学时）

【目的和要求】

学会 Hawley 保持器的制作方法。

【实训内容】

1. 教师讲解 Hawley 保持器的基本结构及制作要点。

2. 学生独立制作完成 Hawley 保持器。

【实训用品】

Hawley 保持器模型及挂图、上颌牙列石膏模型、直径为 0.7mm 及 0.9mm 不锈钢丝、红蓝铅笔、尖头钳、日月钳、切断钳、蜡刀、酒精灯、红蜡片、自凝牙托粉、自凝牙托水、分离剂、砂石针、技工打磨机、磨头等。

【方法和步骤】

1. 教师展示 Hawley 保持器模型及挂图，讲解其主要结构及制作要点。

2. 教师示教 Hawley 保持器的制作步骤。

3. 学生进行操作

（1）修整石膏模型，用红蓝铅笔画出单臂卡环、双曲唇弓及基托的位置。

（2）用直径为 0.9mm 不锈钢丝在最后磨牙上弯制单臂卡环，卡环的游离端位于近中。

（3）用直径为 0.7mm 不锈钢丝弯制双曲唇弓，钢丝经尖牙和第一前磨牙之间转向腭侧形成连接体。

（4）在石膏模型上基托的位置范围内薄而均匀地涂布分离剂。

（5）用蜡将卡环及双曲唇弓在唇颊侧固定于石膏模型上。

（6）调制自凝树脂，于稀糊期开始涂布于模型上制作树脂基托。

（7）待树脂凝固后，从模型上取下保持器，打磨、抛光，完成制作。

实训十 负压压膜保持器的制作（2学时）

【目的和要求】

学会负压压膜保持器的制作方法。

【实训内容】

1. 教师讲解负压压膜保持器的基本结构及制作要点。

2. 学生独立完成负压压膜保持器的制作。

【实训用品】

真空成型机、负压压膜保持器模型、0.20mm 厚的模片、红蓝铅笔、剪刀、砂石针、台式牙钻、磨头等。

【方法和步骤】

1. 取印模。

2. 灌石膏，待石膏模型干后修整模型，去除部分硬腭及舌底部分，最好使其成 U 形。

3. 在真空成型机上放置模片，夹紧，抬至加热处。将做好的模型放到真空成型机真空吸盘上。

4. 用真空机加热器对模片加热，让其凹陷 2cm 左右。凹陷越深，保持器会越薄。将其下移放到模型上，直到完全到位。

5. 用真空成型机抽吸 15～20 秒以确保成型。将加热器移开，待模片变凉后将其取下。

6. 用剪刀将多余的模片修剪掉，或用车针直接沿龈缘下 2～3mm 处将其磨下，修整边缘，保留龈缘下约 0.5mm。

7. 保持器修剪完毕后，再次放至模型上，检查是否吻合。这样负压压膜保持器就制作完成了，如果发现边缘不密合，可以用酒精灯烘烤一下，并向内弯，直到密合。

（胡景团 赵洪波）